PROCEDURES IN COSMETIC DERMATOLOGY

미용외과 최신지견 시리즈

Treatment of Leg Veins

하지정맥술

Murad Alam and Tri H. Nguyen

대한미용외과학회 편찬위원회

SAUNDERS
ELSEVIER

도서출판
정담

This edition of ***Procedures in Cosmetic Dermatology Series: Treatment of Leg Veins, 1e*** by **Murad Alam, Tri Nguyen** is published by arrangement with Elsevier Limited.

Original Edition ISBN : 978-1-4160-3159-8
Translated Edition ISBN : 978-89-8085-466-0
Publication Date in Korea : 2010. 7. 30

Translated by JUNGDAM Publishing Co.
Printed in Korea

미용외과 최신지견 시리즈
PROCEDURES IN COSMETIC DERMATOLOGY

Treatment of Leg Veins
하지 정맥술

Edited by

Murad Alam MD

Chief, Section of Cutaneous and Aesthetic Surgery, Departments of Dermatology and Otolaryngology-Head and Neck Surgery, Northwestern University, Chicago, IL USA

Tri H. Nguyen MD

Associate Professor, Dermatology and Otolaryngology: Director, Mohs and Dermatologic Surgery, MD Anderson Cancer Center, The University of Texas, Houston, TX, USA

Series Editor

Jeffrey S. dover MD FRCPC

Associate Professor of Clinical Dermatology, Yale University School of Medicine, Adjunct Professor of Medicine (Dermatology), Dartmouth Medical School, Director, SkinCare Physicians of Chestnut Hill, Chestnut Hill, MA, USA

대한미용외과학회 편찬위원회

역자 서문

삶의 질이 높아지면서 좀 더 아름답고 좀 더 젊어지려는 인간의 욕구 또한 높아지기 마련이다. 이와 함께 미용외과 분야도 빠르게 발전하고 있다. 미용외과 의사들은 환자들이 가급적 절개를 하지 않거나, 최소 절개로 수술 외상을 줄이고 싶어 하면서 보다 안전하고 자연스러우며 회복 또한 빠른 '최소절개 최대효과'의 미용수술을 원하고 있다는 것을 감안하지 않을 수 없다. 이러한 환자들의 기대에 부응하려는 미용외과 의사들의 고민이 여기에 있다.

미용외과는 특성상 피부과, 외과, 안과, 이비인후과, 산부인과, 비뇨기과, 가정의학과, 치과 등 많은 전문 분야의 영역을 폭넓게 아우르고 있다. 따라서 각 전문과 의사들은 미용외과 발전에 기여하고 있으며 이는 세계적인 추세이기도 하다. 하지만 미국이나 일본 등 의료 선진국에서는 미용외과가 진료과목으로 정해져 있는데 비해 우리나라에는 미용외과가 진료과목으로 정해져 있지 않아 미용외과 정립이 시급한 실정이다. 우리의 미용외과 의사들과 국민들을 위해서도 미용외과의 정립은 필요하다.

이러한 맥락에서 대한미용외과학회(Korean Society of Aesthetic Surgery: KSAS)가 이 시리즈를 번역, 편찬하게 된 것은 매우 의미있는 일이라 하지 않을 수 없다. 이 시리즈의 원제는《Procedures in Cosmetic Dermatology》이지만 한글제목을《미용외과 최신지견 시리즈》로 하였다. 미용외과의 거의 전 분야에 걸쳐 기초부터 응용까지를 기술한 단계적이면서 실제적인 안내서로 국내 미용외과 의사들에게 많은 도움을 줄 것으로 믿기 때문이다. 실제로 외국에서는 이 시리즈에 담겨있는 내용들의 진료는 미용외과에서 주로 담당하고 있다.

이 시리즈를 번역, 편찬함에 있어 우선 원저자들의 노고에 깊은 감사를 드린다. 원저자들은 그들이 공부하고 연구한 미용외과 지식을 구체적인 증례를 들어 자세히 기술함으로써 독자들인 우리 의사들에게 훌륭한 스승이 되어 주었다.

바쁜 시간을 내서 번역, 편찬 작업을 기꺼이 수행해주신 대한미용외과학회 편찬위원회 위원들에게도 진심으로 감사를 드린다. 의학 서적 번역은 전문가들에게도 결코 만만치 않은 작업이다. 우리말로 쉽게 옮기기 위해 의학용어사전을 들추고, 선배나 동료 의사들에게 자문을 구하면서 이루어질 수밖에 없는 어려운 작업이기 때문이다. 그럼에도 불구하고 부족하고 미비한 점은 넓은 아량으로 이해해 주시기 바라며 재판 출간시 보완할 것을 약속드린다.

도서출판 정담에도 감사의 말씀을 드린다. 어려운 출판 시장에서 방대한 시리즈를 펴낸다는 것이 쉬운 일이 아닐 터인데 기꺼이 출판을 결정하고, 대한미용외과학회에 번역, 편찬 작업을 맡긴 뒤에도 많은 수고를 해주셨다.

다시 한번 이 시리즈가 국내 미용외과 의사들에게 많은 도움이 되기를 소망하며, 국내 미용외과의 발전과 정립에 기여하기를 기대한다.

대한미용외과학회 회장 임 종 학

저자 서문

최근 들어서 피부과 전문의들은 안면부의 가시적 노화현상을 줄이기 위한 치료법 개발에 노력을 경주하고 있다. 하지만 노화현상은 신체의 다른 부위에도 영향을 미치고 있다. 그것은 하지와 하지 표면 및 심부 혈관들이다. 미세한 적색의 모세혈관확장증(fine red-purple telangiectasia), 청색의 망상정맥(blue reticular vein), 그리고 돌출형의 정맥류(bulging vein) 등의 발생은 환자들에게 괴로움을 안겨준다. 안면부의 상흔과 마찬가지로 미용적으로 문제가 있고 기능부전과 통증이 동반된 하지로 인해서 환자의 사회생활이 방해 받을 수 있고, 옷 입는 습관이 변화되며, 동네 약국에서 미용 관련 약물을 찾게 된다.

하지 정맥은 다루기 까다로운 분야다. 몇몇 환자들은 이에 대해 급격한 불편을 호소하는 경우도 있지만 그렇지 않은 경우도 많다. 비슷하게 몇몇 의사들은 하지 정맥류 치료를 매우 중요하게 생각하지만 한편으로는 큰 의미를 두지 않는 사람들도 있다. 대개 의사들이 하지 정맥류 치료를 꺼리는 이유는 치료 시행을 어떻게 해야 할지 정확히 알지 못하기 때문이다. 작은 모세혈관확장증을 치료하기 위해서 경화요법(sclerotherapy)을 이용하는 것은 비교적 널리 알려지고 시행되고 있으나 큰 혈관의 치료는 아직 대중화되지 못하고 있다. 복잡한 하지 정맥류를 치료하려면 표면 정맥(superficial vein)과 심부 정맥(deep vein)의 연결 관계에 대해 잘 숙지하고 있어야 하며 하지의 임상적 해부 구조에 대해서도 자세히 알고 있어야 한다. 도플러나 DUS는 아직 피부과 전문의 의원에서는 거의 갖추지 못한 장비이지만 사실 정맥류의 통상적인 사전 평가를 위해서 필요한 장비들이다.

물론 하지정맥류 치료가 항상 간단한 것은 아니다. 유의한 치료효과를 보기 위해서는 다양한 치료법을 이용하여야 하며, 동시에 시행하거나 순차적으로 행해야 한다. 정맥류 치료를 위해 특별한 진단법 및 치료법을 동원해야 하지만, 일단 성공적으로 치료가 되면 환자와 의사 모두 큰 만족을 하게 된다.

이 책의 목적은 정맥류 치료에 대해 임상적인 해설을 하고자 하는 것이다. 자세한 임상적인 사항들 중에서 시술자가 직접 활용할 수 있는 실용적인 정보들을 강조하여 간단한 형식으로 만들었다. 임상 검사를 위한 설비들과 진단법 및 시술 장비에 대한 설명들이 자칫 건조하게 보일 수 있으나 성공적인 치료를 위해 꼭 필요한 내용들로 구성되어 있다.

우리는 원고를 주신 전문가 선생님들에게 감사드린다. 그 분들은 정맥류 치료에 있어서 선구자적인 역할을 하신 분들이다. 독자 여러분들께서 부디 이 책을 읽고 잘 활용해주길 바란다.

Murad Alam MD and Tri Nguyen MD

서 문

피부 · 미용외과의 전문화가 시작된 이래 피부 · 미용외과 의사들이 이 분야의 시술에 관심을 갖게 되면서 특히 지난 사반세기 동안 급격한 변화가 일어났다. 동결절편(frozen section) 기술의 출현과 함께 Mohs 피부암 수술의 황금시대가 열리면서 피부 · 미용외과가 피부학 커리큘럼에 정식으로 편입되었다. 최근에는 최소 침습 시술 분야에서 비약적인 발전이 이루어져 나이 든 사람들에게 손상된 피부 외모를 개선시킬 수 있는 새로운 선택의 기회를 제공하게 되었다.

환자들은 피부 회춘을 위한 시술을 적극적으로 요구하고 있다. 중요한 것은 피부 · 미용외과 의사들이 앞장서서 이와 관련된 기구와 시술, 그리고 약물을 개발하면서 이 분야가 빠른 속도로 지속적인 발전을 하고 있다는 사실이다.

피부 · 미용외과 의사들은 실제로 모든 피부레이저 시술과 광원기초 시술(light-source based procedures), 보툴리늄 외독소(botulinum exotoxin), 연조직 확대술, 희석 마취 지방흡입술, 하지정맥 치료, 화학 박피, 모발 이식을 포함한 피부 · 미용외과 분야에서 수 많은 중요한 성과를 거두었다. 각종 피부 · 미용 시술을 고안하고, 발전시키고, 확장시켜온 것이다. 그들은 시술에 대해 이해하고 있으며, 피부의 구조와 기능, 작용에 대해 특별한 식견을 갖고 있다. 그들은 겁 많은 환자들에게 안전성을 강조하고 수술 외상을 줄여줌으로써 쉽게 회춘술에 접근하도록 하고 있다. 환자들의 요구를 충족시키기 위해서는 피부 · 미용외과보다 더 나은 전문 분야는 없다.

피부 · 미용외과가 전문분야로 성장함에 따라 이 분야에 종사하는 의사들도 꾸준히 늘어나게 될 것이며 이들은 각종 다양한 시술을 전수받게 될 것이다. 그러나 피부 · 미용외과 의사들이 모든 시술을 다 할 수는 없을 것이다. 하지만 많은 시술을 경험하지 않은 의사라 할지라도 환자들을 안내하고 교육시킬 수 있는 세부내용에 대해서는 잘 알고 있어야만 한다. 자신의 수술 분야를 좀 더 확장키는 데 관심이 있는 숙련된 의사이든, 몇 가지 간단한 시술만을 배우기 원하는 수술 초보자이든, 아니면 그 가운데에 있는 의사이든 이 시리즈의 책들은 큰 도움이 될 것이다.

이 책은《미용외과 최신지견》이란 제목의 시리즈 중 하나이다. 시리즈의 각 권은 피부 · 미용외과의 중요한 주제에 따라 실제적인 입문서로 만들어졌다.

자신의 요구에 맞는 책을 갖고 싶은 사람에게 과연 이 책이 적당한지 아닌지 알고 싶을 것이다. 이 책은 이론적 토대에 기초를 둔 포괄적인 교과서도 아니며 철저하게 참고서로 만들지도 않았다. 주제를 다루는 데 있어 세계의 문헌을 편견없이 완전히 재검토하자는 의도로 구상한 것도 아니다. 동시에 누군가 실제로 시술할 수 있도록 특별한 정보 제공 없이 보편적인 미용 시술에 대한 개요를 모아놓은 것도 아니다. 중요한 것은 이 책이 접근성이 용이하여 임상 시술서로서 늘 가까이 하기에 적당하다는 것이다.

이 책을 포함한 전체의 시리즈는 피부 · 미용외과 시술을 위한 단계적이며 실제적인 안내서이다. 이 시리즈의 분야별 저서들은 세계의 권위자들이 편집하였다. 각 권의 편집자는 각 장을 쓰기 위해 실용성을 중시하여, 현장의 경험을 바탕으로 숙련된 기술을 지닌 의사들을 저자로 초빙하였다. 대부분의 장은 서로 다른 연구와 폭넓은 의견을 통합하기 위해 두 명의 저자가 담당하였다.

그러나 두 명의 저자와 편집자는 총체적으로 일관된 논조를 보여주고 있다. 각 장마다 동일한 모형이 사용되고 있어 독자는 이 시리즈의 모든 책들을 쉽게 독파할 수 있을 것이다. 모든 장에서 저자들은 간결하게 말하고 있다. 주안점은 치료 기술이다. 적절한 적응증, 부작용, 특별한 증례에 주의하여 치료 방법을 논의하고 있다. 마지막으로 이 책은 전문교육을 받은 의사라면 누구나 가벼운 마음으로 내용을 숙지할 수 있기 때문에 이런 간결한 책이 역설적으로 좀 더 많은 정보를 완성도있게 전달할 수 있다고 믿는다.

우리는 독자 여러분이 이 책을 포함한 전체 시리즈의 나머지 책들을 즐겁게 읽어, 많은 시간과 정성을 들여 만든 이 책 속의 임상적 지식을 통해 많은 것을 얻기를 바란다. 그리고 필요할 때 언제든지 볼 수 있도록 바로 곁에 이 책을 두었으면 한다.

Jeffrey S. Dover MD, FRCPC and Murad Alam MD

List of Contributors

John J. Bergan MD, FACS, FRCS, Hon(Eng), FACPh
Medical Director, Vein Institute of La Jolla; Department of Surgery, University of California, San Diego, CA, USA

Melissa A. Bogle MD
Director, Laser and Cosmetic Surgery Center of Houston, TX, USA

Joseph A. Caprini MD, MS, FACS, RVT
Louis W. Biegler Professor of Surgery and Bioengineering, Department of Surgery, Evanston Northwestern Healthcare, Evanston IL; Professor of Biomedical Engineering, Robert R. McCormick School of Engineering and Applied Sciences, Evanston, IL; Professor of Surgery, Northwestern University Feinberg School of Medicine, Chicago, IL, USA

David M. Duffy MD
Clinical Professor of Medicine, Department of Dermatology, University of Southern California (USC), Torrance; Assistant Clinical Professor of Medicine, Department of Dermatology, University of California, Los Angeles, CA, USA

Jeffrey T.S. Hsu MD
Director of Vein Treatment Center, SkinCare Physicians of Chestnut Hill, Chestnut Hill, MA; Assistant Professor of Medicine, Department of Dermatology, Dartmouth Medical School, Hanover, NH, USA

Girish S. Munavalli MD, MHS
Medical Director, Private Practice, Goslen Aesthetic and Skin Care Center, Chalotte, NC; Clinical Instructor of Dermatology, Johns Hopkins University School of Medicine; University of Maryland-Baltmore School of Medicine, Baltmore, MD, USA

Andreas Oesch MD
Specialist for Surgery, Vein Surgery, Hirslanden Clinic, Berne, Switzerland

Luigi Pascarella MD
Postdoctorate Ressearcher, Department of Bioengineering, University of California, San Diego, CA, USA

Albert-Adrien Ramelet MD
Private Practice, Lausanne, Switzerland

Neil S. Sadick MD, FACP, FAACS
Clinical Professor of Dermatology, Department of Dermatology, Weill Medical College of Cornell University, New York, NY, USA

Joseph R. Schneider MD, PhD
Senior Attending, Department of Surgery, Evanston Northwestern Healthcare, Evanston; Professor Division of Vascular Surgery, Northwestern University Medical School, Chicago, IL, USA

Robert A. Weiss MD
Director, Private Practice, Maryland Laser, Skin and Vein Institute, Hunt Valley; Associate Professor, Department of Dermatology, Johns Hopkins University School of Medicine, Baltimore, MD, USA

Steven E. Zimmet MD, FACPh
Director, Private Practice, Zimmet Vein and Dermatology Clinic, Austin, TX, USA

Contents

1 정맥 해부학, 생리학, 병태생리학

Venous Anatomy, Physiology and Pathophysiology

John J. Bergan, Luigi Pascarella

서론

다양한 정맥성 질환의 치료를 이해하기 위해서는 정상을 벗어난 경우를 더 잘 파악하기 위한 정상적인 해부학과 하지의 정맥 체계의 기능을 아는 것이 필요하다.

하지정맥에 관한 정의와 의미에 관한 통일된 의견 없이 논의 하는 것은 어렵기 때문에, 명명법(nomenclature)은 특별히 중요하다. 2001년에, International Union of Phlebology(IUP)와 International Federation of Anatomical Associations의 회장들은 하지정맥에 관한 공식적인 해부학적 용어(Terminologia Anatomica)를 새롭게 정리하기 위해 국제학제위원회(International Interdisciplinary Committee)를 지명하였다. 이전의 공식적인 해부학적 용어는 표준화 되지 않은 해부학적 명명법으로 인해 임상 문헌을 통한 국제적인 정보 교환을 까다롭게 만들었으며 또한 정맥성 질환의 부적절한 치료를 초래하기도 했다. 국제학제위원회는 해부학적 명명법 제정 국제연합위원회(Federative International Committee for Anatomical Nomenclature: FICAT) 회원들의 참여 속에 제14회 IUP 세계 대회에 즈음해서 로마에서 개최된 모임에서 용어통일안(Consensus Document)를 공표했다. 이 용어통일안에 따라 이 책에서는 새롭기도 하고 때론 익숙하지 않은 용어들을 쓰고 있음을 밝혀둔다.

해부학

하지의 정맥 체계는 이해하기 쉽게 세 개의 체계로 나누어질 수 있다. 정강뼈(tibia)와 넙다리뼈(femur)에 평행하게 되어 있는 심층 체계(deep system), 심층 근육의 근막(fascia)과 피부 사이에 있는 표면의 조직 구획에 존재하는 표면의 정맥 체계(superficial venous system), 그리고 표면의 체계와 심층 체계를 결합하는 관통정맥들(perforating veins) 또는 연결 정맥들(connecting veins)들이다. 관통정맥들은 그것들이 해부학적 장벽을 관통하기 때문에 이름 붙어졌다. 비록 표면의 정맥들이 대다수 치료법의 표적이지만, 하지에서 나오는 혈류의 일차 환류(return)는 심층 정맥들을 통해 이루어진다. 장딴지(calf)에서, 이런 심층 정맥들은 그들과 동행하는 동맥들과 짝을 이루며 이름이 붙여진다. 특별히, 앞정강동맥(anterior tibial artery), 뒤정강동맥(posterior tibial artery)과 종아리동맥(peroneal artery)들은 그들과 짝이 되는 정맥들과 동행하면서 상호 연결된다. 이런 각정맥(crural vein)들은 오금정맥(popliteal vein)을 형성하기 위해 결합한다. 때때로, 오금정맥과 넙다리정맥(femoral vein)은 짝을 이룬다. 오금정맥이 올라감에 따라 그것은 공식적으로는 표면넙다리정맥(superficial femoral vein)이라 불리는 넙다리정맥이 된다. 샅고랑부위(groin) 근처의 넙다리 정맥은 깊은 곳의 넙다리 정맥과 결합하고, 그 두 정맥들은 샅고랑인대(inguinal ligament)에 인접하는 바깥엉덩정맥(external iliac vein)이 되기 위해 올라가는 총(common)넙다리정맥이 된다. 초음파 영상을 보면 하지의 표면상 구획이 사실은 두 개의 구획들로 구성되어 있음을 알 수 있다. 하나의 구획은 근육의 근막과 피부 사이에 있는 모든 구조들을 둘러싸고 있고, 또 하나의 구획은 표면의 구획 내에 존재하면서 두렁정맥(saphenous vein, SV)을 둘러싸고 있다. 그 구획의 아래쪽은 근육의 근막에 의해 둘러싸여 있고, 그 구획의 위쪽은 표면의 근막에 의해 둘러싸여 있다. 그 구획은 '두렁구획(saphenous compartment)' 라고 부른다(그림 1.1). 이 해부학적 구조, 즉 두렁구획의 중요성은 그 구획이 정맥 내의 도관(catheter)들을 경피(percutaneous) 삽입하는 동안과 튜

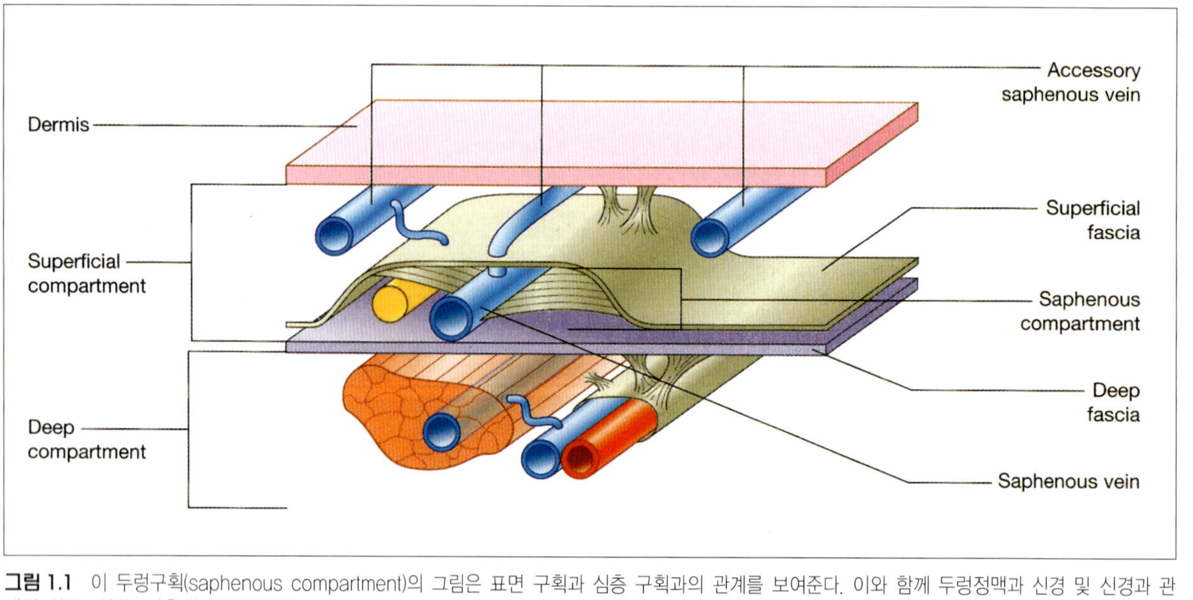

그림 1.1 이 두렁구획(saphenous compartment)의 그림은 표면 구획과 심층 구획과의 관계를 보여준다. 이와 함께 두렁정맥과 신경 및 신경과 관계된 안쪽, 앞쪽, 가측의 덧두렁정맥(accessory saphenous veins, ASVs)과의 관계도 보여주고 있다(Redrawn from Caggiati A, Bergan JJ, Gloviczki P, Jantet G, Wendell-Smith CP, Partsch H 2002 International Interdisciplinary Consensus Committee on Venous Anatomical Terminology. 하지의 정맥의 명명법: an international interdisciplinary consensus statement. Journal of Vascular Surgery 36:416-422)

메선트 마취(tumescent anesthesia)에서 점적주입(instillation)하는 동안에 표적이 됨으로써 강조된다. 주요 표면의 정맥들은 큰두렁정맥(great saphenous vein, GSV)과 작은 두렁정맥이다. 각각은 교통정맥(communicating vein)이라고 불리는 많은 상호 연결된 지류들을 가지고 있다. GSV는 발등에서 시작되는데 그곳에서부터 앞쪽에서 안쪽 발목의 복사뼈(malleolus)와 정강뼈의 앞안쪽 면까지 올라간다. 무릎에서 GSV는

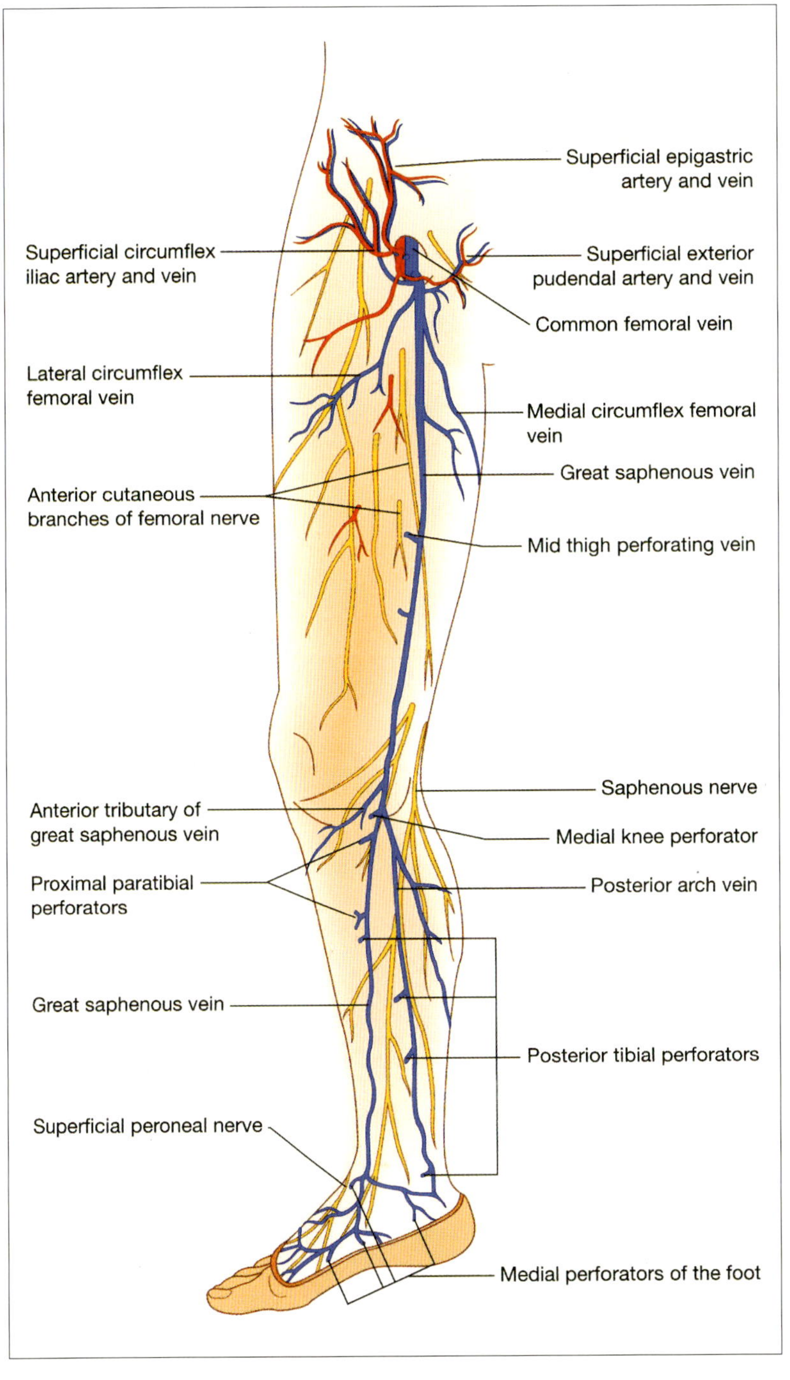

그림 1.2 이 GSV의 그림은 관통정맥과 뒤고리(posterior arch)정맥과의 관계를 나타낸다. (Redrawn from Mozes G, Gloviczki P, Kadar A, Carmichael SW 1998 Anatomy of the perforating veins in Gloviczki P and Bergan JJ (eds) Atlas of endoscopic perforating vein surgery. Springer, London

다리오금(popliteal space)의 안쪽 면에서 발견되는데, 그것은 샅고랑인대 아래에 있는 총넙다리정맥과 결합하기 위해 넓적다리의 전내측을 통해 올라간다. GSV의 경로에서, GSV는 두렁구획 내에 존재한다.

작은 두렁정맥은 발등정맥활(dorsal venous arch of foot)에서 가측으로 시작되어 발목의 가측 복사뼈 뒤에서 피부 밑으로 돌아다닌다. 작은 두렁정맥은 장딴지에서 올라오면서, 깊은 곳의 근막을 지나 무릎 뒤의 오금정맥과 결합하기 위해 장딴지근(gastrocnemius muscle)의 머리들 사이를 지나온다(그림 1.2). 오금정맥, 머리쪽이 확대된 두렁정맥, 그리고 뒤안쪽의 휘돌이정맥(circumflex vein: vein of Giacomni)과의 연결지점과 관련하여, 작은 두렁정맥의 착상방향(orientation)은 해부학적으로 매우 상당히 다양하다. 정맥 체계를 관통하는 정맥의 세 번째 체계는 표면의 정맥 체계와 심층 정맥체계를 연결해준다. 관통정맥 내 액체의 흐름의 방향은 직관에 비추어 분명하지 않을 수 있다. 관통정맥의 일부는 표면에서 심층까지 순환하는 정상적인 흐름을 만들어내는 반면, 다른 관통정맥들은 소위 관통정맥 역류(reflux)라 불리는 심층에서 표면까지 순환하는 비정상적인 유출을 수행한다. 실제로, 어떤 관통정맥들은 양방향의 흐름을 발생시킬 수 있다(Box 1.1, 그림 1.3). 이 안쪽의 관통정맥들은 심각한 만성 정맥부전증(venous insufficiency) 치료의 표적이 될 수 있다.

근육사이막(intermuscular septum)들을 따라 발견되는 더 작은 관통정맥들은 표면의 정맥들로부터 심층 정맥 체계들로 혈액이 직접적으로 유

하지 정맥의 명명법에서 바뀐 중요한 용어	
옛용어	**새용어**
넙다리정맥(femoral vein)	온넙다리정맥(common femoral vein)
표면넙다리정맥(superficial femoral vein)	넙다리정맥(femoral vein)
장딴지정맥(sural vein)	장딴지정맥(sural vein)
가자미근정맥(soleal vein)	
장딴지정맥(gastrocnemius vein) (안쪽과 가쪽<Medial and lateral>)	
Huntarian perforator	중간넙다리천공지(Mid-thigh perforator)
Cockett's perforators	paratibial perforator
뒤정강뼈천공지(posterior tibial perforators)	
May's perforator	
gastrocnemius point	Intergemellar perforator

Box 1.1 하지 정맥의 명명법에서 바뀐 중요한 용어

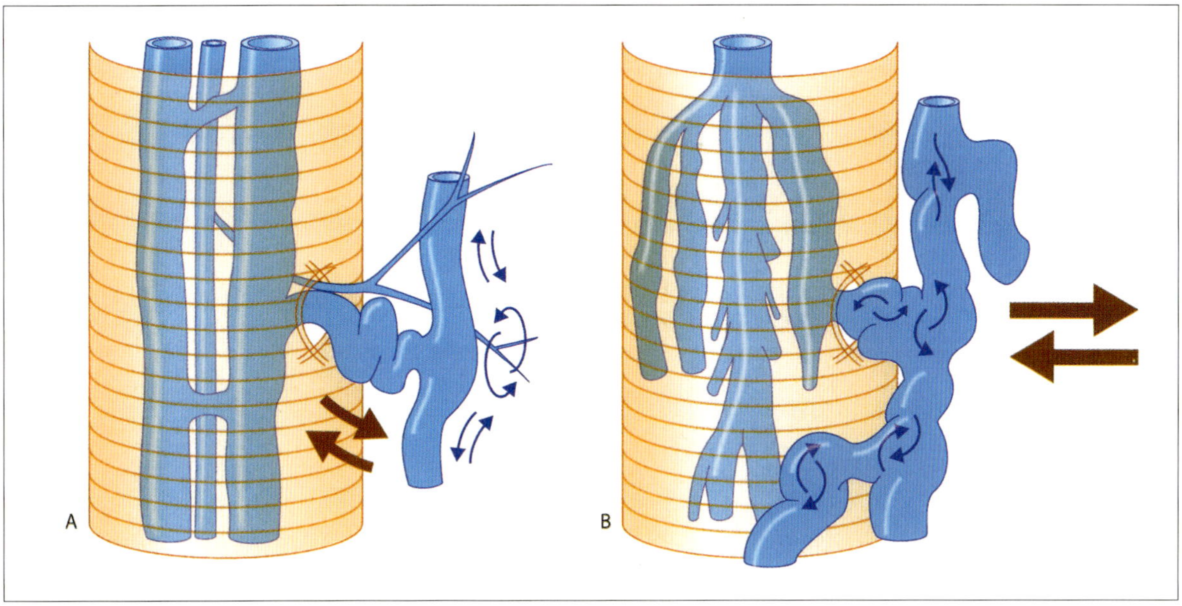

그림 1.3 (A) 비기능성의 표면정맥과 정강정맥의 순환을 연결하는 관통정맥. 이것은 흐르는 양의 증가에 의해 길어지고 확장된 재입(reentry) 천공지이다. (B) 표면의 정맥들의 신장과 확장을 야기하는 비기능성의 유출(outflow) 천공지 또는 사출(exit) 천공지.

출될 수 있게 해준다. 거꾸로, 그 관통정맥들의 기능에 장애가 생기면 이 작은 천공지(perforator)들은 근육의 구획 압력이 피부와 피부 밑의 정맥들과 세정맥들로 직접적으로 전달되게 한다.

정맥 생리학

몸속 혈액량의 60~75%가 정맥에서 발견된다고 추정된다. 이 중에서도 약 80%는 직경이 200 ㎛보다 더 작은 정맥들에서 발견된다. 그러므로 작은 정맥들은 체내의 많은 혈액량을 저장해주는 저장소의 기능을 한다.

그리고, 근육정맥들이 교감신경계(sympathetic nervous system) 섬유들에 의한 신경자극을 거의 전달받지 못하고 있을 때, 내장(splanchnic) 정맥순환(venous circulation)과 피부정맥들은 교감신경계섬유들에 의해 신경자극을 풍부하게 제공받는다. 반면에 골격근(skeletal muscle)에 있는 정맥들은 카테콜라민(catecholamine)에 반응한다.

비록 동맥의 압력은 심장의 근육수축에 의해 발생하지만, 정맥 체계의 압력은 중력에 의해 크게 좌우된다. 수평자세를 취하고 있는 몸에서 하지 정맥의 압력들은 복부, 흉부, 그리고 뻗은 팔에서 생기는 압력과 유사하다. 그러나 곧게 선 자세(upright position)를 취하는 것은 정맥의 압력에 엄청난 변화를 불러온다. 압력이 일정하게 유지되는 유일한 지점은 가로막(diaphragm) 바로 아래에 있는 안정된 지점이다. 이 지점에서 떨어져 있는 모든 압력들은 우심방으로부터 생기는 혈액 기둥의 무게로 인하여 증가한다. 곧게 선 자세에서, 주로 판막이 없는 대정맥(vena cava)과 엉덩정맥(iliac vein)을 통한 역류 때문에, 하지에 대략 500 ml의 혈액이 축적된다. 조직으로 확산된 혈액의 일부는 림프계에 의해 모아지고, 결국 정맥체계로 돌아오게 된다. 하지에서 심장으로 혈액을 전달하는데 있어서 정맥의 판막들은 중요한 역할을 한다. 혈액이 위쪽으로 이동하려면 판막의 닫힘을 조건으로 하는데 판막의 닫힘이 일어나기 위해서는 정상적인 판막경유(transvalvular) 압력차의 역전이 있어야만 한다.

30cm/second를 넘어서는 역압은 판막의 닫힘을 일으킨다(그림 1.4). 특수한 초음파 장치를 통한 인간 정맥 판막의 직접적인 관찰은 정맥의 흐름이 항정상태가 아니라 박동성이 있을 때 정상적이란 것을 보여주었다. 정맥의 판막들은 규칙적인 열림과 닫힘 순환을 겪는다. 심지어 완전히 열려있을 때, 첨판(leaflet)들 사이의 횡단면 부분은 판막에서 떨어진 정맥의 횡단면보다 작은 35%이다. 판막을 통한 흐름은 가까운 쪽의 직접적인 흐름과 판막첨판(valve cusp)에 인접하는 굴주머니(sinus pocket)으로 가는 먼 쪽의 흐름으로 나누어진다.

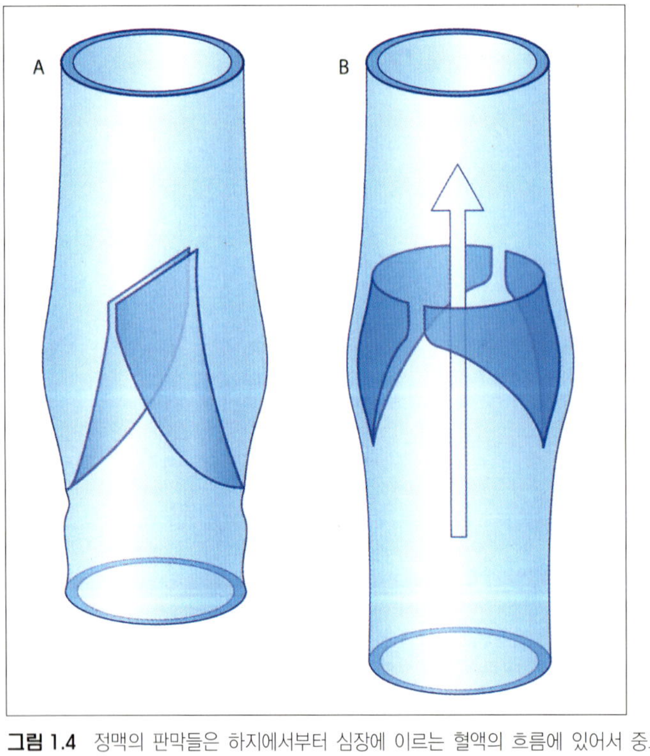

그림 1.4 정맥의 판막들은 하지에서부터 심장에 이르는 혈액의 흐름에 있어서 중요하다. 몸 쪽으로 이동하기 위해서는 판막의 닫힘이 필요하다. (A) 판막의 닫힘이 일어나기 위해서는, 정상적인 판막경유 압력차의 역전이 일어나야만 한다. 30 cm/second를 넘어서는 역압은 판막의 닫힘이 일어나게 한다. (B) 판막 첨판들이 위쪽으로의 흐름을 허용하며, 완전히 열린 것을 보여준다. Redrawn from Tibbs DJ 1992 Varicose veins and related disorders. Butterworth Heinemann, London

선회하는 흐름은 statis를 막고 판막의 모든 표면들이 층밀리기변형력(shearing stress)에 확실히 노출되게 한다. 직관적으로, 근육 운동 중에 정맥 판막들이 하는 역할은 반대방향의 역행 운동을 막으면서, 표면 정맥들에서 심층 정맥들까지의 선행 흐름을 촉진시킨다.

정상적으로 기능하는 관통정맥 판막들은 100~130 mmHg까지 증가할 수 있으며, 표면의 순환에서 액체의 저류를 일으킬 수 있는 근육 수축 압력으로부터 피부와 피하조직을 보호한다. 특별히, 장딴지 안에 있는 정맥에서 용적과 압력의 변화는 근육 활동과 함께 일어난다. 바닥 위에 발을 평평히 편 상태의 안정위(resting position)에서 근육으로 유발되는(muscle-instigated) 흐름은 생기지 않는다. 그러나 뒤축딛기(heel strike) 자세에서, 뒤꿈치와 발바닥(plantar surface of the foot)(Bejar' s plexus) 아래의 정맥얼기(venous plexus)는 몸 쪽으로 비어있다.

적절하게 기능하는 판막들은 발과 발목으로부터 장딴지의 심층 정맥들까지 혈액의 흐름을 확실하게 한다. 그러고 나서, 장딴지의 수축은 이 혈액이 넓적다리의 심층 정맥들로 이동하게 한다. 그 때부터 혈액의 흐름은 오로지 하지 근육 수축의 영향 때문에, 골반(pelvic) 정맥들, 대정맥, 그리고 궁극적으로 심장까지 나아간다. 개별적으로 정체상태에 있는 정맥 판막들의 역할은 아직 파악되지 않고 있다. 정체 상태 동안 표면과 심층에 있는 정맥들의 압력은 이론적으로 같아야만 한다. 그러나 Arnoldi가 발견했듯이 심층 정맥들의 압력이 1 mm가 더 높았고, 이것은 관통정맥 안의 판막들을 닫힌 상태로 지속시키는 경향이 있다.

병태생리학

하지 정맥들의 비정상적인 기능은 정맥의 기능장애 또는 더 일반적인 정맥부전증을 통해 임상적으로 알 수 있다. 피부 모세혈관확장들과 피하정맥류성 정맥들은 보통 적색 '일차정맥부전증(primary venous insufficiency)' 상태에서 무리를 짓는다.

반면에 과다색소침착(hyperpigmentation), 부종(edema), 그리고 치료되거나 개방 정맥 궤양화(ulceration)를 가진 하지는 만성정맥부전증(chronic venous insufficiency, CVI)을 나타낸다.

일차 정맥부전증

정맥부전증의 병태생리학에 대한 이해는 지난 몇 년 동안 향상되어왔다. 현재, 기능장애 정맥 체계는 정맥벽들과 정맥 판막들의 손상에 기인

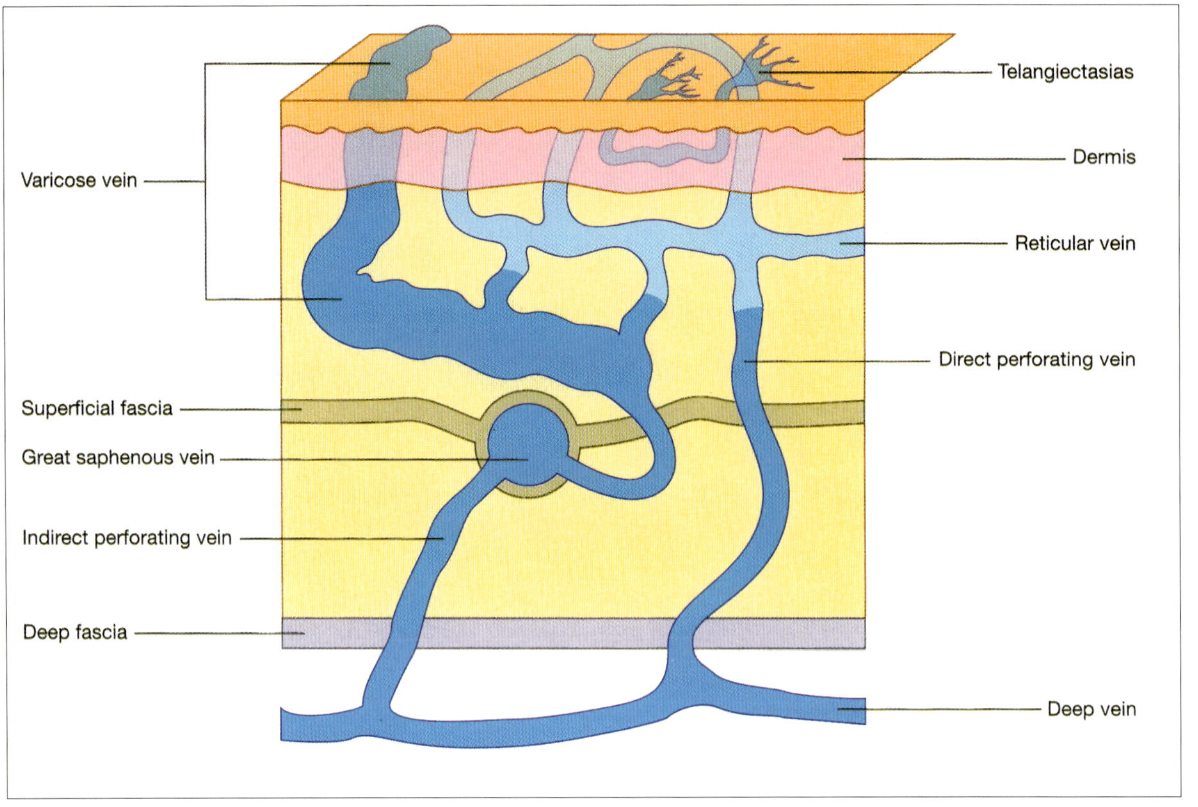

그림 1.5 정맥 고혈압이 축 정맥들(GSV)로부터 진피와 피하조직의 지지되지 않은 정맥들과 근육 구획 깊은 곳의 정맥들로 진행되는 과정을 보여주는 그림. (Redrawn from Somjen GM 1995 Anatomy of the superficial venous system. Dermatologic Surgery 21:35–45)

한다고 믿어진다. 이런 종류의 손상은 유전, 비만, 여성이라는 성, 임신 그리고 서서 일하는 직업과 같은 다른 요소들에 의해 악화되는 후천 중증 염증(inflammation)을 수반한다. 정맥벽 손상은 정맥이 연장되고 확장되게 하고, 따라서 정맥 직경의 증가, 판막 기능장애, 역류, 그리고 정맥류성 정맥의 시각적 징후를 나타나게 한다. 특정하게, 축정맥들(axial veins)을 통한 지속적인 역류 효과는 먼 쪽의 정맥 압력의 만성적인 증가를 일으킨다. 이 정맥의 압력은 무릎에서부터 발목을 지나는 샅고랑 인대에서부터 증가한다. 정맥의 압력으로 인한 지속되는 정맥 고혈압은 하지 부종, 고통, 가려움(itching), 피부 변색(discoloration) 그리고 궤양화와 같은 증후들의 병리학적 연쇄반응을 촉발시킨다.

정맥부전증의 초기 징후는 보통 표피와 진피 내의 연장되고 확장된 정맥들이다. 이것들은 모세혈관확장이라고 불린다. 약간 깊고 피부 아래에 있는 것은 평평한, 그물 체계의 청녹색(blue-green) 정맥들이다. 이것들도 또한 확장되고 연장될 수 있다(그림 1.5). 마지막으로, 더 깊지만 여전히 표면의 근막 위에 있는 것은 정맥류성 정맥들이다. 모든 이 비정상적인 정맥과 세정맥들은 그것들이 연장되고, 구불구불하고, 그리고 기능장애인 정맥 판막들과 연결되어 있다는 점들에서 유사하다.

만성 정맥부전증

염증 후 과다색소침착, 이전 궤양화로 인한 흉터 형성, 그리고 활동성 궤양화는 '만성 정맥부전증(chronic venous insufficiency)' 이란 용어로 함께 묶을 수 있다. CVI의 원인과 정맥 궤양화의 원인과 관련하여 수많은 불완전하고 믿을 수 없는 이론들이 가설로 제기되었다.

초기 예는 1916년 John Homans of Harvard에 의해 처음으로 원고로 제안된 정맥 정체의 이론이다. CVI로 인한 피부 변화를 표현하기 위해 '정맥염후 증후군(post-phlebitic syndrome)' 이란 용어를 처음으로 만들어낸 Homans 박사는 '정맥벽의 과한 늘림과 판막의 파괴… 피부의 영양을 저해하는… 그러므로, 압력 하에서 울혈성 정맥혈로 적셔지는 피부는 영구적인 개방 상처(sore)나 궤양(ulcer)을 형성한다.' 라고 제안했다.

이러한 잘못된 이론에 의해 '정체궤양(stasis ulcer)' 이란 단어와 '정맥울혈(venous stasis) 질환', '정체피부염(stasis dermatitis)' 과 같은 말들이 등장하게 되었다.

심장 수술 분야의 선구자인 Alfred Blalock은 정맥류성 정맥들과 정상적인 정맥들로부터 산소 함량을 연구함으로써 정체 이론의 그릇됨을 증명했다. 그는 만성 정맥부전증 환자들의 넙다리 정맥의 산소 함량이 반대쪽 영향받지 않은 팔다리의 산소 함량보다 훨씬 더 크다는 것을 관찰했다. 이 발견은 몇몇 연구자들에게 동정맥샛길(arteriovenous fistula)들이 정맥 정체와 정맥류성 정맥을 야기시킨다는 결론을 내리도록 했다.

비록 극단적으로 단순화되었지만, 그 설명은 팔다리의 열 조절 장치가 동정맥지름길(arteriovenous shunt)의 열림과 닫힘에 달려 있기 때문이라는 사실에 근거한다. 정맥을 지나가는 경화제가 동맥체계로 보내지고 재분배될 때, 동정맥지름길의 존재는 몇몇 경화요법 중에서 일어나는 부작용을 설명해준다.

그러나 비록 이런 동정맥지름길이 실제로 존재하고 정맥성 고혈압 조건 하에서 열리지만, 미세구(microsphere)들을 사용한 연구는 동정맥샛길이 정맥류성 정맥을 야기시킨다는 이론을 입증하는데 실패했다.

저산소증(hypoxia)과 CVI를 야기하는 저산소증의 부분은 20세기의 마지막 20년 동안 조사되어왔다. 연구자들은 조직학적으로 관찰된 섬유소(fibrin) 띠(cuff)가 산소의 운반을 막고, 발목과 말초에서의 CVI로 인한 피부 변화에 책임이 있다는 사실을 믿게 되었다.

비록 진정한 periarteriolar cuff는 쉽게 조직학적으로 구분할 수 있었지만, 그 이론은 폐기되었다.

오늘날 하지 정맥부전증의 표현은 정맥성 고혈압과 관련된 다음 2개의 현상으로부터 나온다고 생각된다. (1) 정맥 판막과 정맥 벽의 기능장애. (2) 발목에서의 피부 변화.

정맥 벽과 판막의 기능장애

저자의 연구 결과는 정맥성 고혈압이 만성 염증에 의해 특징지어지는 층밀리기변형력(shearing stress)에 의존적인 백혈구-내피 상호작용을 야기한다는 사실을 암시한다. 현미경적 사건들은 백혈구 롤링(rolling), 내피에 대한 확고한 부착, 그리고 뒤이어 일어나는 내피 장벽을 통한 실질(parenchyma) 판막들과 정맥 벽들로의 세포 이동을 포함한다.

포식세포(macrophage)들은 엘라스틴(elastin)과 콜라겐(collagen)까지를 파괴하는 기질 금속단백분해효소(matrix metalloprotease)를 정교하게 만들어낸다. 정맥 벽들은 잡아당겨지고 연장된다. 정맥 판막들은 관통되고, 찢어지고 심지어 전체 절제 가까운 지점까지 상처가 난다.

결국 현미경적으로 혈관조영술적으로 변화를 관찰할 수 있게 된다. 사람에게 생기는 정맥성 고혈압을 모방하기 위해 동정맥샛길을 만들어냄으로써 유사한 변화들을 동물 모델에게 생기게 한다.

피부 변화들

CVI의 두 번째 증상은 피부변화이다. 아마도 정맥성 고혈압과 관련되어 있을 피부의 백혈구 활성화가 CVI 병태생리학에 있어서 중요한 역할을 수행한다는 증거가 있다. Dormandy와 함께 연구한 Thomas는 이 과정에 비정상적인 백혈구 활동이 연루되었음을 최초로 발견했다. 그들은 정상인과 비교했을 때, 정맥성 고혈압을 가진 환자들이 의존하는 발에 25%보다 적은 수의 백혈구와 혈소판이 존재한다고 보고했다.

발을 올렸을 때, 혈소판을 제외하고 상당한 백혈구 세척이 일어나는데, 이것은 의존하는 발의 미세순환 내 혈소판의 소비를 암시한다. 연구자들은 백혈구 감소의 시작은 정맥성 고혈압의 부차적인 정맥성 미세순환에서발생하는 백혈구 포착 때문이라고 결론을 내렸다. 그들은 더 나아가 포착된 백혈구가 활성화될 수 있고, 그 결과 미세순환과 겹쳐진 피부에 손상을 야기시키는 독성 대사물을 방출할 수 있다고 추측했다. 외관상으로, 피부에서의 초기 손상으로 적혈구 분해물들과 단백질들이 피부사이질(dermal interstitium)로 분출된다. 이 분출된 물질들은 백혈구 보충을 책임지는 초기 만성 염증 신호를 나타내는 강력한 화학유인물질들이다.

Coleridge Smith와 그의 동료들은 피부 교체의 진전에 있어서 백혈구의 중요성에 대해 더 발전된 연구를 했다. 일차 정맥류성 정맥, 지방피부경화증(lipodermatosclerosis)과 치료된 궤양을 가진 환자들에게서 펀치 생검(punch biopsy)을 얻어낸 후, 그들은 각각의 집단에서 고배율의 시야당 백혈구의 중앙값를 세었다. 백혈구의 종류를 확인하려는 시도는 없었다. 일차 정맥류성 정맥, 지방피부경화증, 치료된 궤양을 가진 환자들에게 있어서, 각각 세제곱 밀리미터마다 6 , 45 그리고 217의 중앙값을 가졌다. 이에 따라 임상적인 질환의 심각성과 CVI를 가진 환자들 피부의 백혈구 숫자 사이에 상호관련성이 있음을 알 수 있었다.

정맥성 stasis 피부 변화에 있어서 어떤 종류의 백혈구가 가장 활동적인지는 아직 확실히 알려지지 않았다. T-림프구들, 포식세포들과 비만세포(mast cell)들을 포함하는 몇 종류의 백혈구들은 면역조직화학적인 전자 현미경적 검사로 관찰되어 왔다. 이런 변이의 부분은 환자의 차이로 설명할 수 있다. 더 많은 습진 피부 변화를 가진 환자들은 그들의 CVI에 자가면역 성분들을 가질 것이고, 반면에 피부 섬유증을 가진 환자들은 만성 염증과 교체된 조직 재형성에 더 일치하는 소견들을 가질 것이다. 세포외공간으로의 백혈구 침윤은 비조직화된 콜라겐 침착을 동반한다.

요약과 결론

하지의 정맥 체계의 일반적인 해부학과 하지 정맥 체계 구성요소의 정상적인 기능을 아는 것은 정맥 기능장애의 병리학적 과정을 이해하는 데 필수적이다. CVI의 진전된 피부 변화들뿐만 아니라 판막과 정맥 벽 손상은 무균 염증 반응들의 결과이다.

두 현상 모두 정맥성 고혈압에 의해 유발되고 따라서, 치료법은 그러한 정맥성 고혈압을 치료하는데 집중되어야 한다.

참고문헌

Arnoldi CC 1965 Venous pressures in the leg of healthy human subjects at rest and during muscular exercise in the nearly erect position. Acta Chirurgica Scandinavica 130:520-534

Ballard JL, Bergan JJ 2000 Chronic venous insufficiency: Diagnosis and treatment. Springer-Verlag, London Berlin Heidelberg

Bergan JJ, Weiss RA, Goldman MP 2000 Extensive tissue necrosis following high-concentration sclerotherapy for varicose veins. Dermatologic Surgery 26:535-542

Blalock A 1929 Oxygen content of blood in patients with varicose veins. Archives of Surgery 19:898-904

Brewer AC 1950 Arteriovenous shunts. British Medical Journal 2:270

Browse NL, Burnand KG 1998 The cause of venous ulceration. Lancet ii:243-245

Bundens WP, Bergan JJ, Halasz NA, Murray J, Drehobl M 1995 The superfical femoral vein: a potentially lethal misnomer. JAMA 274:1296-1298

Bush RG, Hammond KA 1999 Tumescent anesthetic for long saphenous stripping. Journal of the American College of Surgery 189:626-628

Caggiati A, Bergan JJ, Gloviczki P, Jantet G, Wendell-Smith CP, Partsch H 2002 International Interdisciplinary Consensus Committee on Venous Anatomical Terminology. Nomenclature of the veins of the lower limbs: an international interdisciplinary consensus statement. Journal of Vascular Surgery 36:416-422

Coleridge Smith PD 2001 Microcirculation disorders in venous leg ulcer. Microcirculation in CVI. Microcirculation 1-10

Federative International Committee for Anatomical Terminology 1998 Terminologia anatomica. George Thieme Verlag, Stuttgart

Gardner AMN, Fox RH 1993 The return of blood to the heart. 2nd edn. John Libbey Publisher,

London, p 81

Homans J 1916 The operative treatment of varicose veins and ulcers based on a classification of these lesions. Surgical Gynecology and Obstetrics 22:143-158

Homans J 1917 The etiology and treatment of varicose ulcer of the leg. Surgical Gynecology and Obstetrics 24:300-311

Hoshino S, Satokawa H, Ono T, Igari T 1992 Surgical treatment for varicose veins of the legs using intraoperative angioscopy. In: Raymond-Martimbeau P, Prescott R, Zummo M (eds) Phlebologie 92. John Libbey Eurotext, Paris, pp 1083-1085

Lurie F, Kistner RL, Eklof B, Kessler D 2003 Mechanism of venous value closure and role of the valve in circulation: a new concept. Journal of Vascular Surgery 38:955-961

Pappas PJ, DeFouw DO, Venezio LM, et al 1997 Morphometric assessment of the dermal microcirculation in patients with chronic venous insufficiency. Journal of Vascular Surgery 26:784-795

Piulachs P, Vidal Baraquer F 1953 Pathogenic study of varicose veins. Angiology 4:59-100

Schmid-Schönbein GW, Takase S, Bergan JJ 2001 New advances in the understanding of the pathophysiology of chronic venous insufficiency. Angiology 52(Suppl 1):S27-S34

Scott HJ, Smith PDC, Scurr JH 1991 Histological study of white blood cells and their association with lipodermatosclerosis and venous ulceration. British Journal og Surgery 78:210-211

Somjen GM 1995 Anatomy of the superficial venous system. Dermatologic Surgery 21:35-45

Takase S, Lerond L, Bergan JJ, Schmid-Schönbein GW 2000 The inflammatory reaction during venous hypertension in the rat. Microcirculation 7:41-52

Takase S, Pascarella L, Lerond L, Bergan JJ, Schmid-Schönbein GW 2004 Venous hypertension, inflammation and valve remodeling. European Journal of Vascular and Endovascular Surgery 28:484-493

Takase S, Schmid-Schönbein G, Bergan JJ 1999 Leukocyte activation in patients with venous insufficiency. Journal of Vascular Surgery 30:148-156

Thomas PR, Nash GB, Dormandy JA 1988 White cell accumulation in dependent legs of patients with venous hypertension: a possible mechanism for trophic changes in the skin. British Medical Journal (Clin Res Ed). 18;296:1693-1695

Weiss RA, Weiss MA 2002 Controlled radiofrequency endovenous occlusion using a unique radiofrequency catheter under duplex guidance to eliminate saphenous varicose vein reflux: A 2-year follow-up. Dermatologic Surgery 28:38-42

Wilkerson LS, Bunker C, Edward JCW, Scurr JH, Coleridge Smith PD 1993 Leukocytes, their role in the etiopathogenesis of skin damage in venous disease. Journal of Vascular Sugery 27:669-675

2 정맥성 질환의 증상들

Presentations of Venous Disease

Girish S. Munavalli, Robert A. Weiss

서론

정맥성 질환은 증상이 없는 다리의 거미정맥(spider veins)에서부터, 무릎을 가로질러 뻗어있는 큰두렁정맥(greater saphenous vein)의 간헐적으로 부푼 가지와 오랜 서 있은 후 뒤쪽의 종아리에 둔하게 느껴지는 아픔에 이르기까지 넓은 범위의 임상 증상들을 포함한다.

정맥성 질환의 치료 과학인 정맥학(phlebology)의 뿌리는 정맥성 질환이 바람직하지 못하고 보기 흉한 것으로 여겨졌던 기원전 400년 고대 그리스시대로 거슬러 올라간다. 정맥에 상처를 입히는 기구의 사용을 포함한 시술은 기원전 4세기에 히포크라테스(Hippocrates)에 의해 기술되었고, 정맥 제거와 같은 치료 과정은 그 후로 관례적으로 실행되었다.

오늘날, 정맥성 질환은 여전히 진단과 치료에 있어서 만만찮은 도전이다. 심부 정맥계나 표면 정맥 계의 판막 부전에 의한 정맥부전증(Venous insufficiency)은 가장 일반적인 정맥성 질환의 형태이다. 정맥성 질환은 다리의 고통, 부종(swelling), 그리고 피부 변화와 같은 일반적인 증상을 보이며 인구의 40~55%에 영향을 준다. 표면의 정맥부전증은 심부(deep system)와 표층부(superficial system) 사이나 표층부 내에서 고압의 누출이 발달했을 때 발생하며 표면 정맥의 정맥성 판막들의 순차적인 기능상실이 뒤따른다. 표층부의 두 가지 주된 분류는 큰두렁정맥(great saphenous vein, GSV)과 작은두렁정맥(small saphenous vein, SSV)이다.

표층부에서 생기는 정맥부전증은 정맥혈이 정상적인 흐름에서 벗어나게 하고, 이미 울혈한 다리로 내려가는 역행성의 방향으로 흐르게 한다. 이것이 오래되면, 기능을 상실한 표면 정맥들은 팽창되고 비틀린 전형적인 모습의 정맥염주(varicosity)로 나타난다. 더욱이, 부전증은 하지에서의 궤양과 부종성의 피부변화 형태를 띠는 만성 이환(morbidity)으로 이어질 수 있다.

또 흉하거나 증상이 있는 작은정맥확장증(venulectasis)과 모세혈관확장증(telangiectasia)과 같은 작은 가지 혈관들과 관련된 변화인 '하류(downstream)'는 표면의 정맥성 판막 부전증의 주된 결과이다. 정맥염주

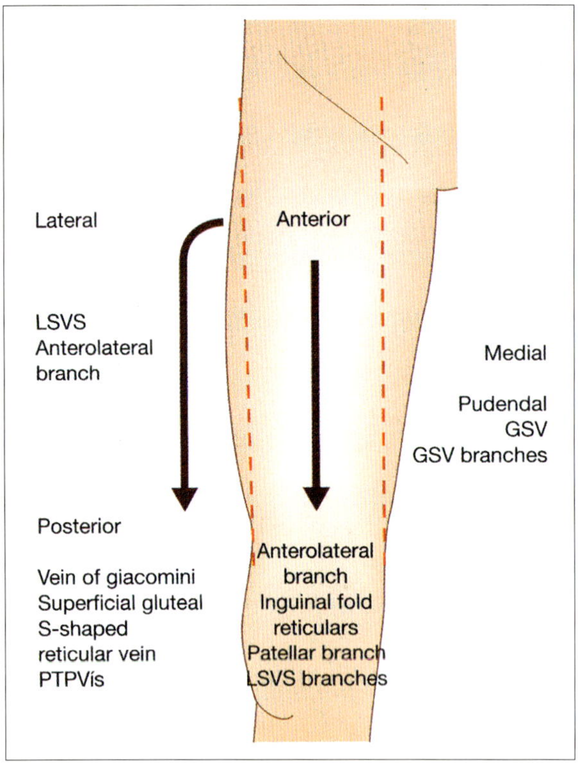

그림 2.1 넓적다리 부위

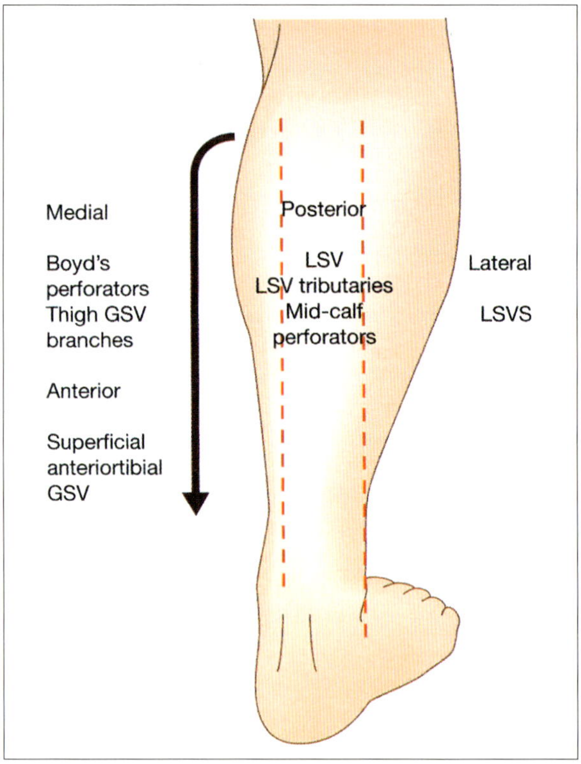

그림 2.2 장딴지 부위

들과 모세혈관확장증의 치료를 극대화하기 위하여, 일반적인 임상 증상들의 패턴 인식이 강력히 추천된다. 정맥류(varices)를 일으키는 부분에 대해 해부학적으로 이해하기 위해서, 넓적다리와 장딴지를 8개의 사분역(quadrant)들로 나누는 것이 도움이 된다. 즉, 가측(lateral), 내측(medial), 앞(anterior)과 뒤(posterior) 구역이 그것이다(그림 2.1, 2.2).

많은 정맥들이 많은 부분을 통과해 뻗어 있거나 많은 경계를 지나는 지맥(tributary)을 가지기 때문에 국소적인 접근은 어쩔 수 없이 일부를 반복하게 된다. 단순화된 도해를 동반한 임상 사진들은 익숙하지 않은 역류 패턴의 근본 원인을 알아보는데 있어서 도움이 된다.

정상적인 정맥 해부학의 이해는 정맥성 질환의 철저한 이해를 위해 필수적이다(그림 2.3, 2.4). 심부 정맥계와 표면의 정맥계를 이어주는 주요 관통정맥들의 위치에 관한 지식은 또한 정맥염주 패턴의 병인학(etiology)을 결정하는 데 있어서 중요하다(그림 2.5).

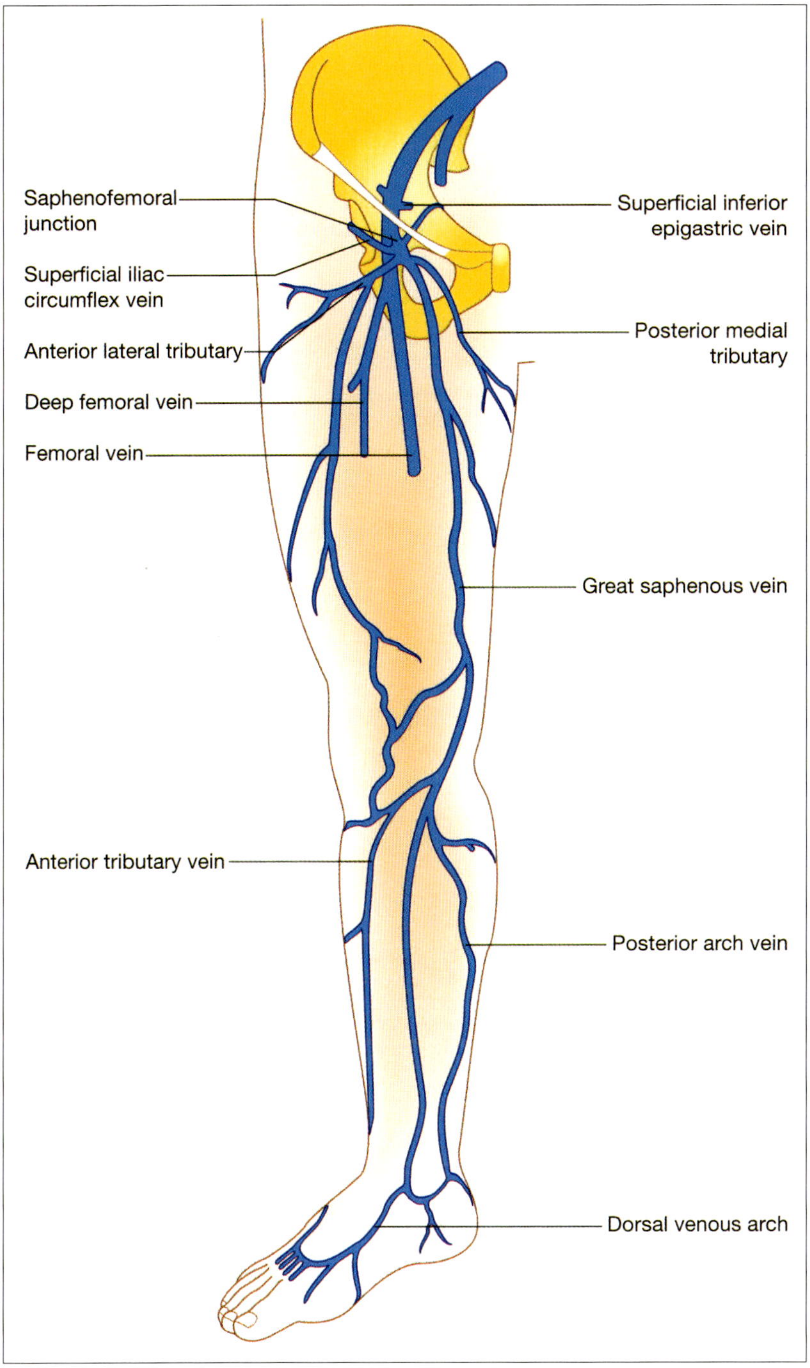

그림 2.3 GSV와 그것의 주 가지들을 보여주는 다리의 앞모습

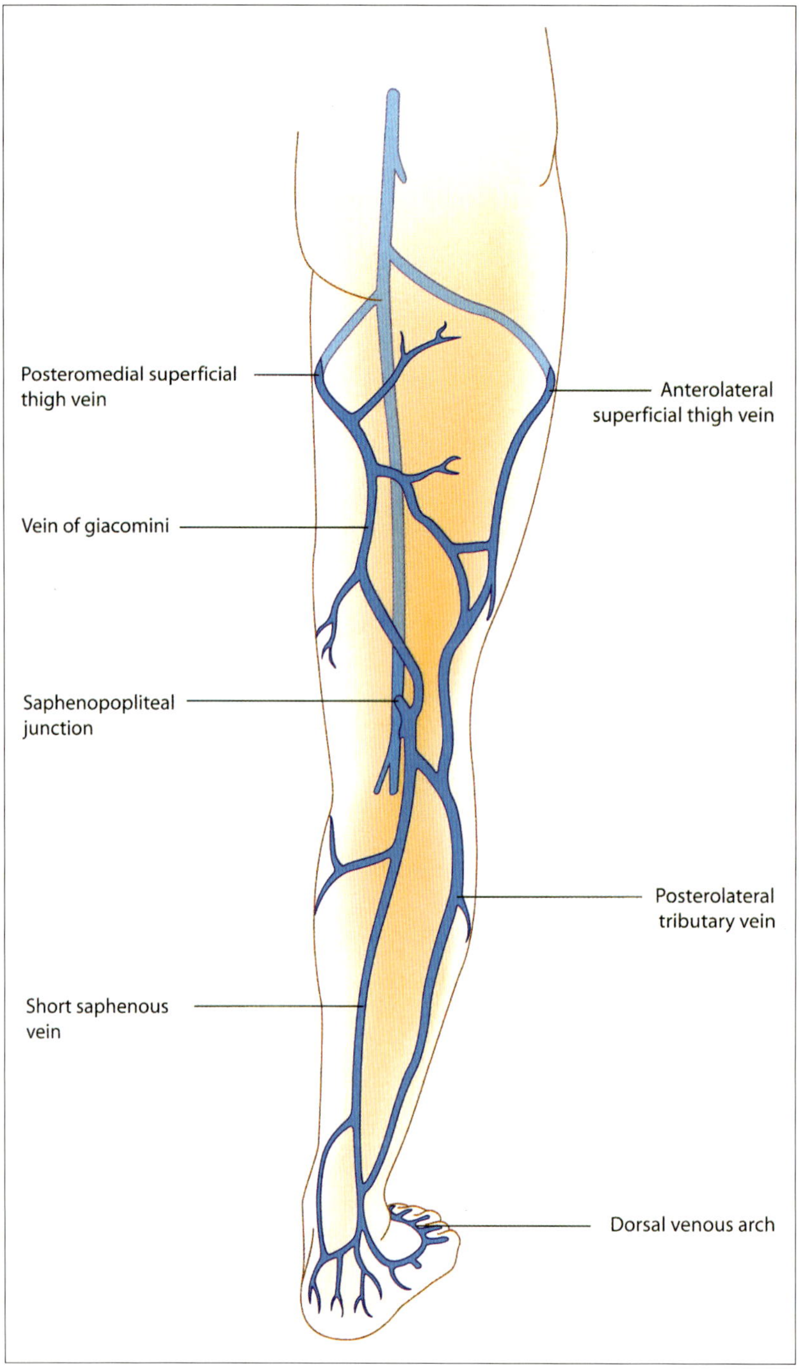

그림 2.4 LSV와 그것의 주 가지들을 보여주는 다리의 뒷모습

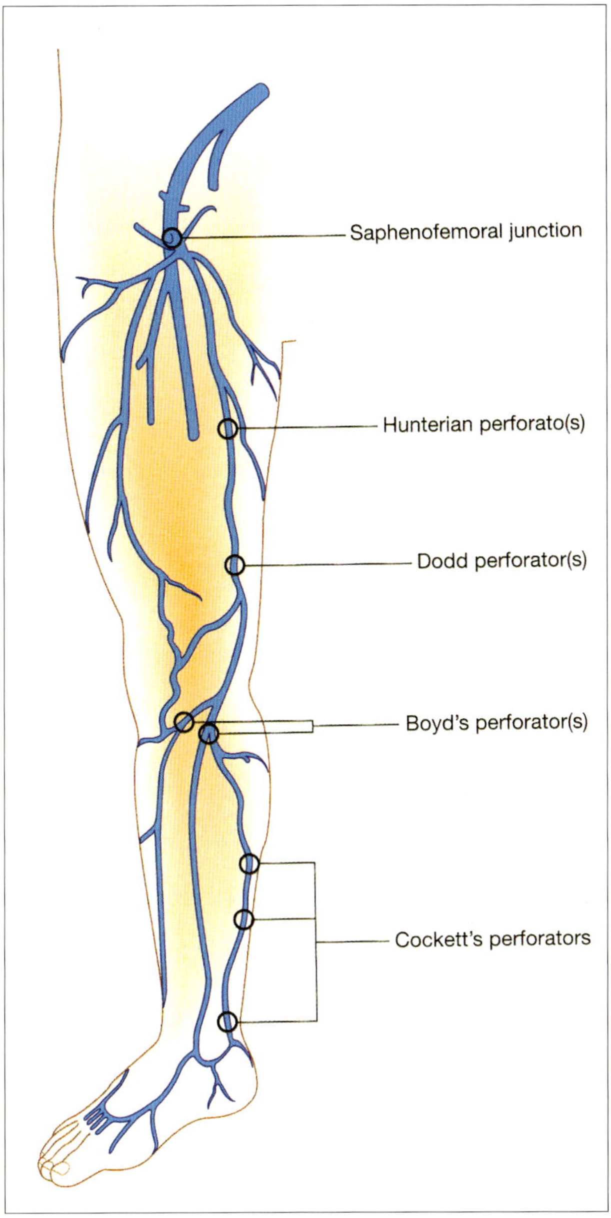

그림 2.5 하지에서 임상적으로 중요한 관통정맥들

치료 접근

정맥성 질환의 임상 연구에 있어서, 위 넓적다리에서 장딴지까지 시작하고 발목으로 끝나는, 하지를 위에서부터 아래까지 시각화하는 것이 가장 좋은 접근 방식이다. 무릎 위와 아래에 4개의 구획으로 나누는 것은 앞 평면과 뒤 평면에 의해 만들어 질 수 있다. 넓적다리를 생각해 볼 때, GSV에서 생기는 역류의 존재는 내측 넓적다리 부위에서 정맥 염주를 발생시킬 수 있다(Box 2.1).

넓적다리 사분역들		
정상 흉터	**비대 흉터**	**켈로이드 흉터**
7~10일 후 발달	몇 주 내 발달	몇 개월 내 발달
전연령대	젊은 층	전연령대, 10~30세 발병률 높음
무증상	가계 유전	가계 유전
비혈관성	무증상	압통, 소양감
편평함	고 혈관성	고 혈관성
상처경계 내	상처 경계 내	상처 경계 밖까지 확장
수축	융기	융기
자연 소실	수축	수축 없음
과소-과다색소침착	붉어지거나 과소/과다 색소침착 가능성 있음	붉어지거나 과소/과다 색소침착 드묾

Box 2.1 넓적다리 사분역들

음부정맥(pudendal vein)들은 외부의 생식기에서부터 뻗어있는 것을 볼 수 있는 3~4 mm의 푸른 구형의 정맥염주들이다. 이 정맥염주들은 GSV의 음부 지맥에서 역류를 일으키고, 이 정맥염주들이 성적 활동을 하는 동안 일어나는 것처럼 충혈되었을 때 고통이 생길 수 있다. 이 정맥염주들은 두렁넙다리이음부(saphenofemoral junction) 부전을 없앰으로써 쉽게 치료된다.

GSV는 전형적으로 깊은 곳에 있고 근막 층(fascial layer)들에 둘러 싸여 있기 때문에, 이 해부학적 부위에서의 역류를 동반한 융기(prominence)를 임상적으로 이해하는 것은 어렵다. 두렁넙다리이음부 역류의 경우, 대개 duplex ultrasound(DUS)가 역류를 확인하기 위해 필요하다.

지속적으로 서 있는 자세는 GSV의 시각화를 촉진한다(그림 2.6). GSV 경로가 멀어짐에 따라, 표면의 지맥들은 위와 아래로부터 역류를 받아들임으로써 정맥류(varicose)가 될 수 있다. 대부분의 넓적다리의 먼 측면에서 내측으로, 무릎 바로 위에, GSV는 근막 층들로부터 나타날 수 있고 확장된 망울 부분으로 나타날 수 있다(그림 2.7). 역류하는 GSV의 임상 증상들은 역류 정도와 가지의 관련 정도에 따라 다를 수 있다(그림 2.8).

넓적다리 중간 안쪽(mid-medial) 부위에 있는 정맥류성 정맥들은 표면의 계와 심부의 계 사이를 통하게 하는 넓적다리-관통정맥(thigh-perforating vein)이 될 수 있다. 이것들은 이른바 Hunterian perforator라

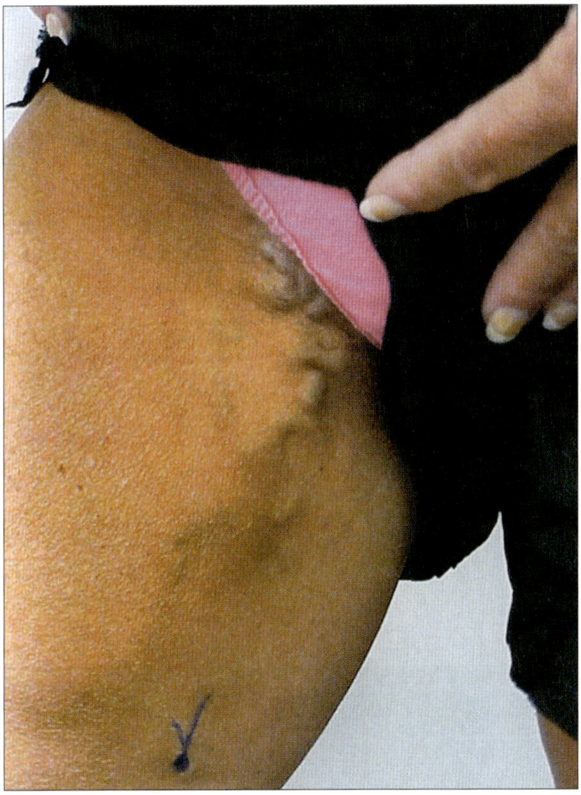

그림 2.6 두렁넙다리이음부(saphenofemoral junction)의 기능상실로 인한 충혈된 몸쪽 GSV

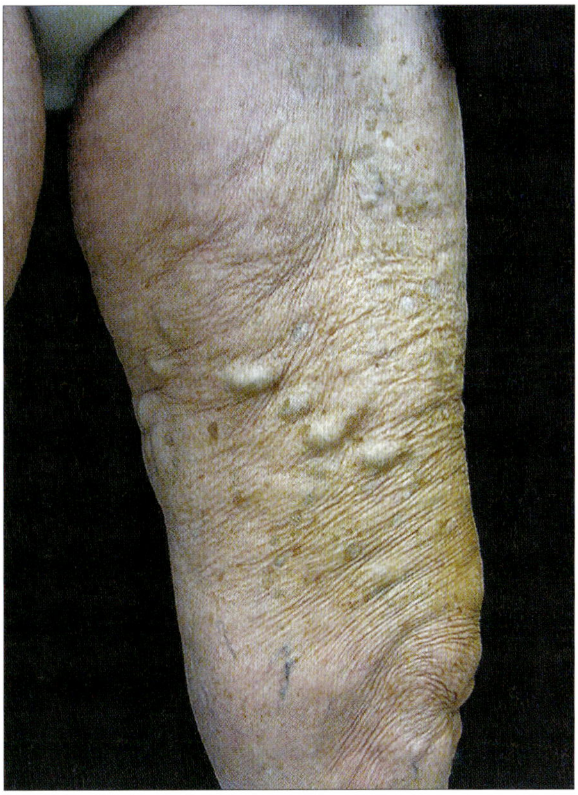

그림 2.7 커진, 기능을 상실한 GSV에서의 포낭 확장(saccular dilatations)

불리는 기능을 상실한 존재가 되거나, 아래에 있는 기능을 상실한 Dodd's perforator의 결과가 될 수 있다. 경화요법이 맞지 않는 무릎 바로 위에 발생하는 안쪽 넓적다리 모세혈관확장증은 또한 이 천공지(perforator) 속의 역류가 원인일 수 있고, 좀 더 폭넓은 평가를 해야만 한다(그림 2.9).

GSV의 분포에서 안쪽 넓적다리를 따라 발생한 지속적인 모세혈관확장증은 기능을 상실한 GSV의 평가를 촉진시킨다(그림 2.10).

뒤쪽 넓적다리 부위에서, 표면에 발생한 정맥성 질환이 가장 널리 퍼진 형태의 기원은 볼기부위(gluteal region)인 중앙의 우회하는 망상정맥(central circuitous reticular vein)이다. 종종 이 정맥은 진피 바로 아래를 지나면서 볼기주름(gluteal fold) 아래에 직접적으로 나타나고, 표면에 있는 아래볼기정맥(inferior gluteal vein)의 가지로 생각된다.

그것의 길이를 따라 복합(multiple) 모세혈관확장증이 일어날 수 있고, 환자들에게 치료를 하도록 만든다. 뒤쪽 측면 넓적다리 관통정맥들(Posterior lateral thigh perforating veins, PTPVs)은 뒤쪽 넓적다리에 깊게 들어가 있고, 넙다리정맥(femoral vein) 지맥들과 합류한다(그림 2.11). 그물 정맥들은 이 정맥들과 서로 연결될 수 있고, 위치와 길이에 있

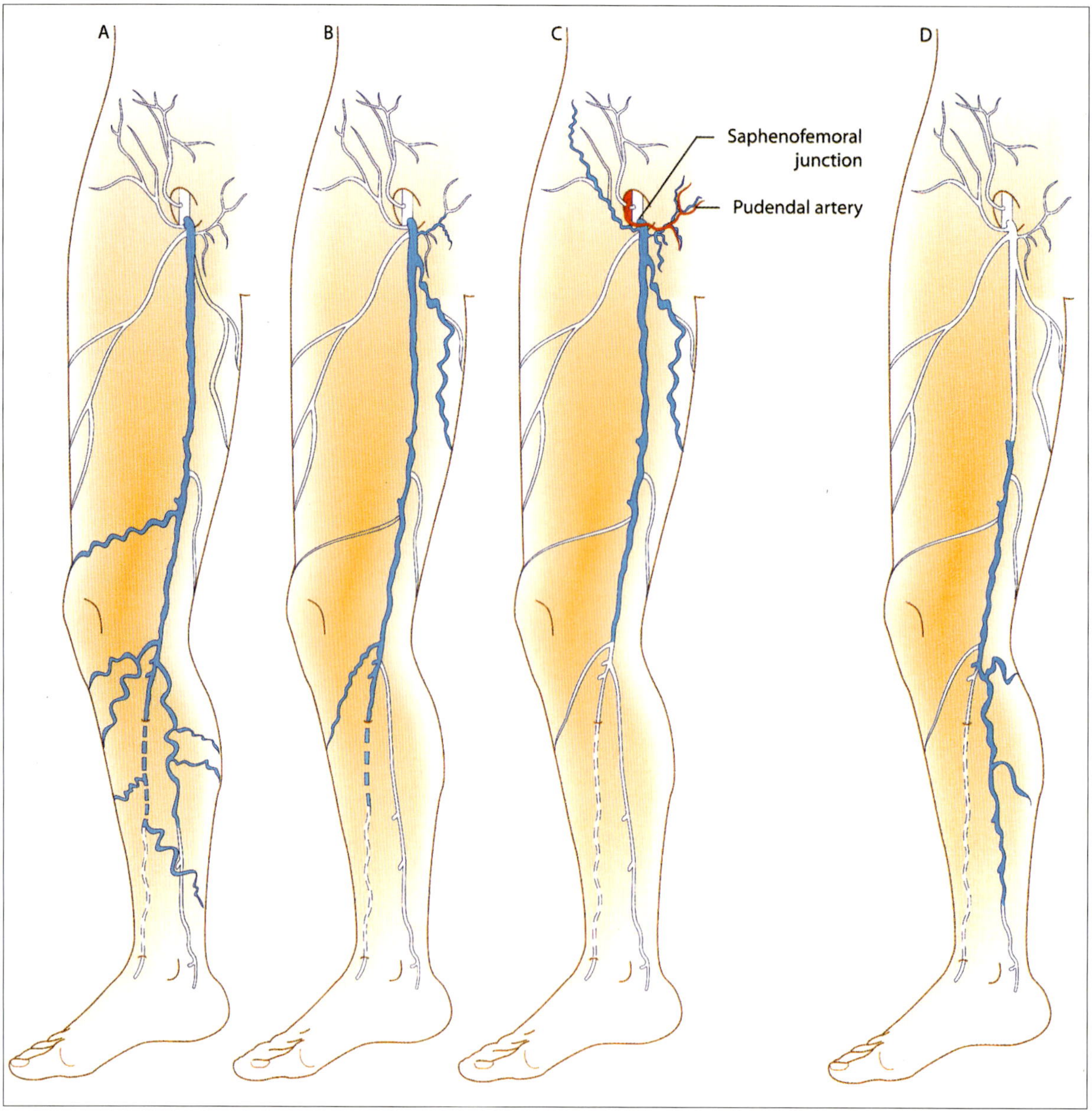

그림 2.8 관련된 가지를 가진 경우와 가지지 않은 경우, 안쪽 넓적다리에서의 GSV 역류 형태

어서 꽤 다양하다. 만약 SSV의 역류가 다리오금(popliteal fossa)의 1~2 cm이내에 일어나면, 기여 요소로서의 SSV 역류는 치료가 시작되기 전에 Doppler/Duplex examination에 의해 차단되어야만 한다.

S 형태의 그물 정맥은 뒤쪽 넓적다리를 따라 지나므로 구분 할 수 있다. 이 정맥은 지속적으로 앉아 있을 때 고통을 야기할 수 있고, 측면 정맥계의 뒤쪽 구성요소로서 생각되어야만 한다.

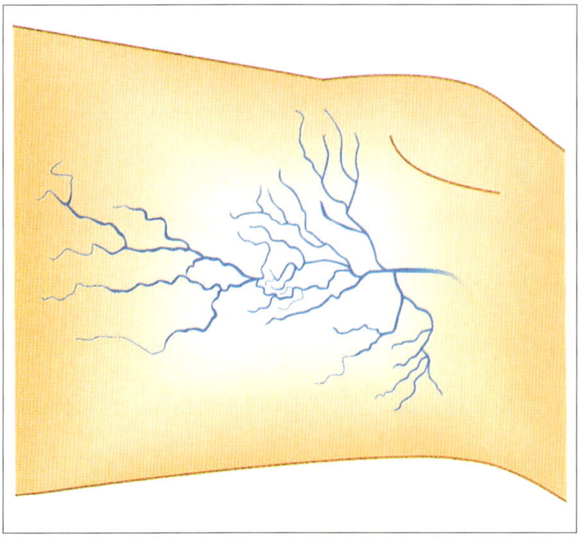

그림 2.9 모세혈관 확장에 둘러싸인 안쪽 넓적다리 천공지

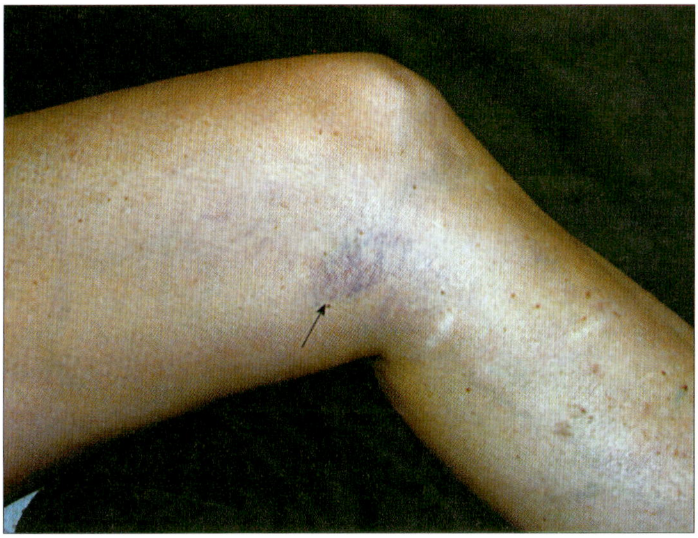

그림 2.10 GSV 역류로 인한 지속적인 모세혈관 확장 덩어리(cluster)

Giacomini vein

Giacomini 정맥은 뒤쪽 넓적다리 부위의 안쪽 부분에 위치하고 있고, 역류와 함께 존재할 수 있다(그림 2.12). 기능적인 측면에서 보면, 이 정맥은 두렁넙다리이음부(saphenofemoral junction)에서의 역류를 작은두렁줄기(lesser saphenous trunk)로 옮길 수 있다. 작은두렁줄기(Lesser saphenous trunk)는 이 과부하의 결과로서 종속적으로 기능을 상실하게 될 수 있다. 반대로, 작은두렁망(lesser saphenous network)의 역류는

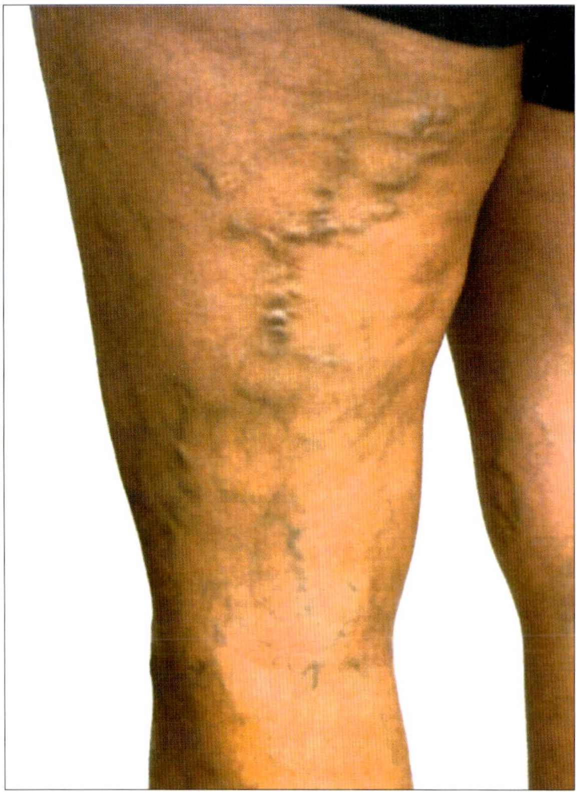

그림 2.11 중년 여성에게 발생한 PTPVs로 인한 역류

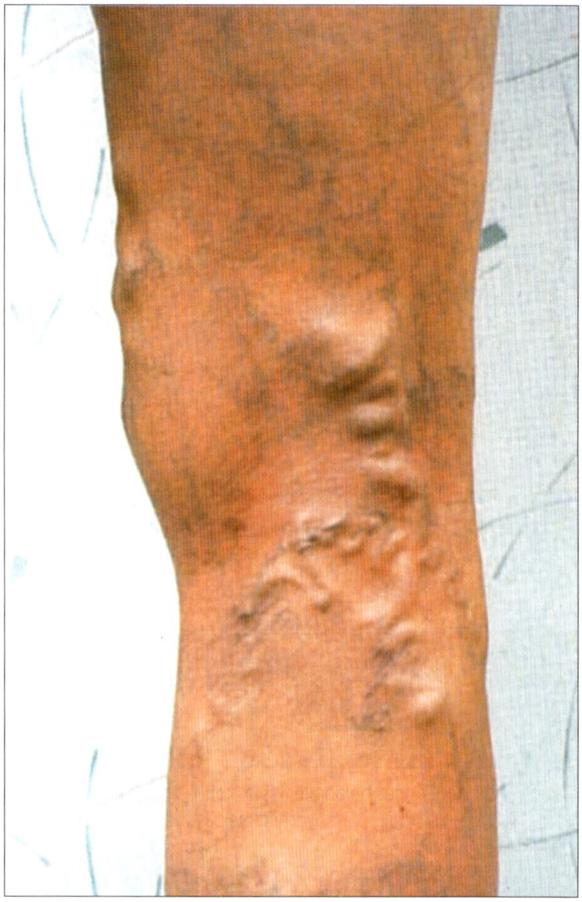

그림 2.12 뒤쪽 넓적다리 부위의 Giacomini 정맥

대두렁정맥 망의 과부하를 줄일 수 있다. 심하게 기능을 상실한 GSV는 매우 드물게 무릎 위의, 뒤쪽 넓적다리의 안쪽에 보일 수 있다. 더 전형적인 이 위치의 더 큰 정맥은 GSV의 역류하는 가지이다.

측면 피부 아래의 정맥 계 (Lateral subdermic venous system)

측면 넓적다리에 있는 정맥성 질환의 고전적인 출현 형태는 lateral subdermic venous systerm of Albanese(LSVS)로 인해 야기된 모세혈관확장 망(telangiectatic webs)이다. 이 별모양의 그물 정맥 망을 통한 역류는 이 정맥들의 몸 쪽으로 흐르는 일반적인 형태가 아닌 중력에 의해 말단 쪽으로 흐르는 정상적인 무릎에서의 이동 때문에 역행할 수 있다. 젊은 여성에게서 가장 일반적으로 보이는 LSVS 역류의 형태는 중앙의 그물 정맥과 관련된 모세혈관확장의 브리지(bridge) 형태이다(그림 2.13). 이 임상 패턴은 알아야만 하고, 완전히 치유하기 위해서 전체적으로 다루어야

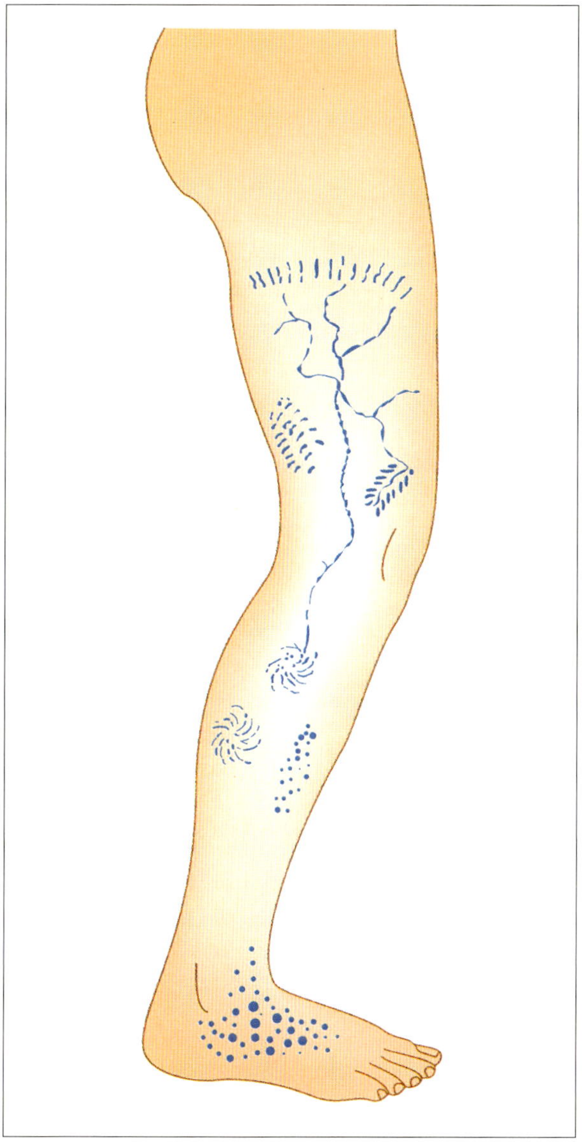

그림 2.13 LSVS zone의 영향력 도식

만 한다(그림 2.14). 무릎의 측면이나 뒤쪽에서 기원한 잠재적인 역류를 평가할 때 신중하게 생각을 해야만 한다. 그러나 절반의 경우 역류는 기능을 상실한 측면 중간 넓적다리나 PTPV를 기원으로 한다. GSV는 종종 넓적다리의 앞쪽 표면을 따라 가측으로 흐르는 anterolateral tributary (ALT) 가지를 발생시킨다. 결국, 이 가지는 LSVS와 상호작용을 할 수 있고 이 계의 임상 증상을 나빠지게 한다.

앞쪽 넓적다리 부위의 정맥은 때때로 GSV의 역류 결과로서 발생하기도 한다. 앞에 언급했던 것처럼, ALT는 GSV와 LSVS 사이에서 직접적으로 통하게 해준다. 드물게, 역류하는 ALT는 고립된 형태로 발생할 수 있지

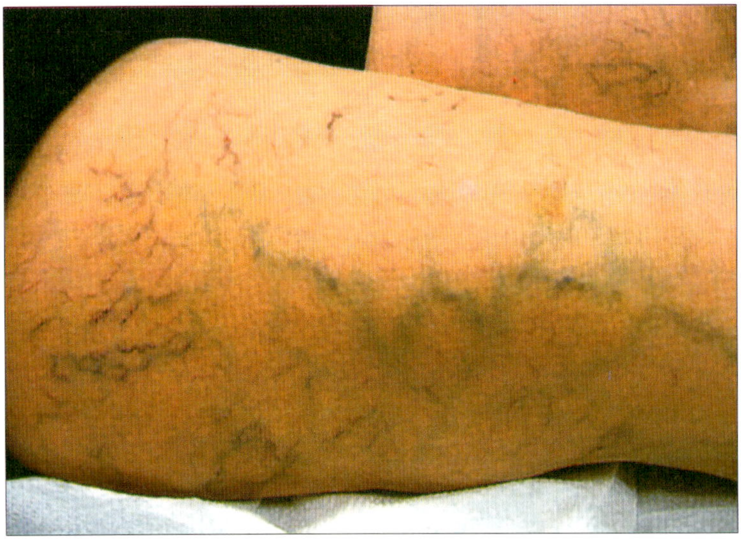

그림 2.14 고전적인 LSVS를 나타내는 젊은 여성 환자

만, 그러나 보통 GSV로부터 이동한 역류이다(그림 2.15). 샅굴부위(inguinal area) 근처의 3~4 mm 정맥염주들은 GSV의 음부 가지들을 통한 역류를 암시할 지도 모른다. 무릎 정맥염주들은 종종 GSV 지맥과 LSVS와 통하고 있는 그물 정맥 사이의 연결을 나타낸다.

무릎 아래의 정맥들

무릎 아래의 장딴지 부위의 부분들은 또한 유사하게 배열되어 있다(Box 2.2). 뒤쪽 부분에 있는 정맥염주들은 보통 SSV system에서의 기능 상실로 인한 결과이다. 심지어 역류할 때, SSV는 다리오금에서부터 시작하여 장딴지근(gastrocnemius muscle)의 두 갈래로 나뉘어서 중간-장딴지(Mid-calf)에 이르는 경로를 따라 드물게 보인다. 만약 어떠한 의심이라

장딴지 사분역들		
정상 흉터	**비대 흉터**	**켈로이드 흉터**
7~10일 후 발달	몇 주 내 발달	몇 개월 내 발달
전연령대	젊은 층	전연령대, 10~30세 발병률 높음
무증상	가계 유전	가계 유전
비혈관성	무증상	압통, 소양감
편평함	고 혈관성	고 혈관성

Box 2.2 장딴지 사분역들

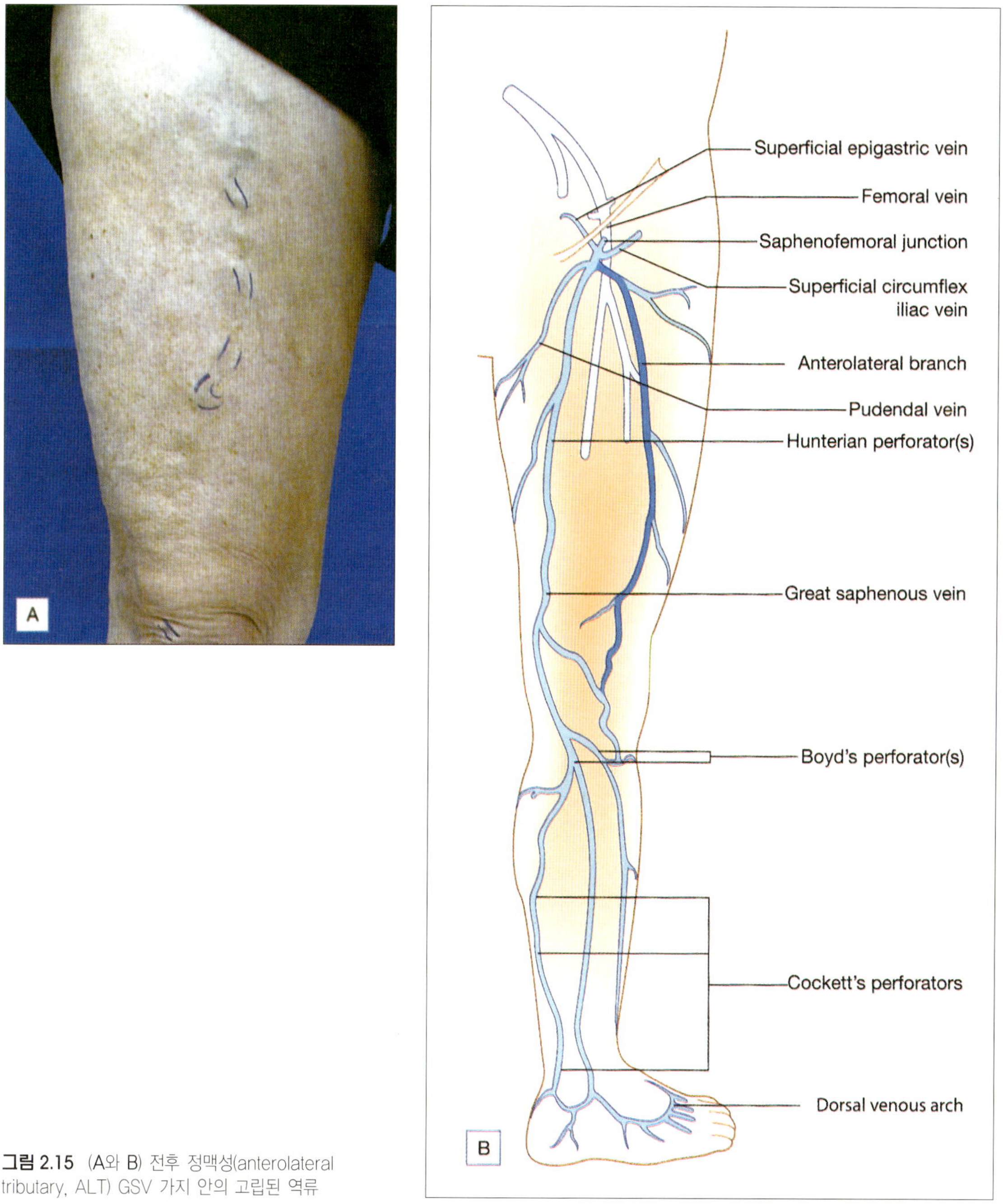

그림 2.15 (A와 B) 전후 정맥성(anterolateral tributary, ALT) GSV 가지 안의 고립된 역류

도 생긴다면, Doppler 또는 duplex examination은 이 계의 역류를 증명하는데 필요하다(그림 2.16). 이 부위에서 LSVS 그물 정맥들의 영향을 제거하기 위해 치료가 이루어져야만 한다. 부가적으로, SSV의 주요 역류하는 지맥들은 발꿈치힘줄(Achilles tendon)의 옆면에 발현할 수 있다.

중간-장딴지 천공지(Mid-calf perforator)들은 Cockett's perforator들과 별개일 수 있고, 때때로 중앙 장딴지에서 부푼 상태로 SSV 역류의 다음 역류와 뚜렷이 다른 고립된 채로 나타날 수 있다.

비록 그것들은 공식적인 명칭을 가지지 않지만, 뒤쪽 부분의 중간-장딴지 천공지들은 모든 장딴지 천공지들 중에서 가장 일반적이다(그림 2.17). LSVS 그물 정맥들은 뒤쪽 장딴지까지 뻗을 수 있고, SSV 역류와 구별되

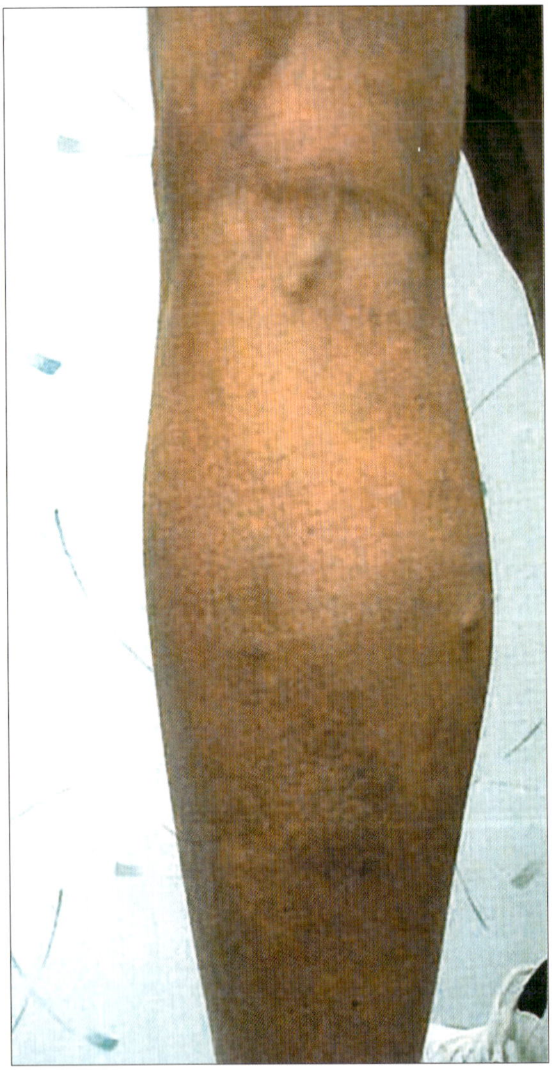

그림 2.16 젊은 여성에게 나타난 LSV 역류의 임상 증상

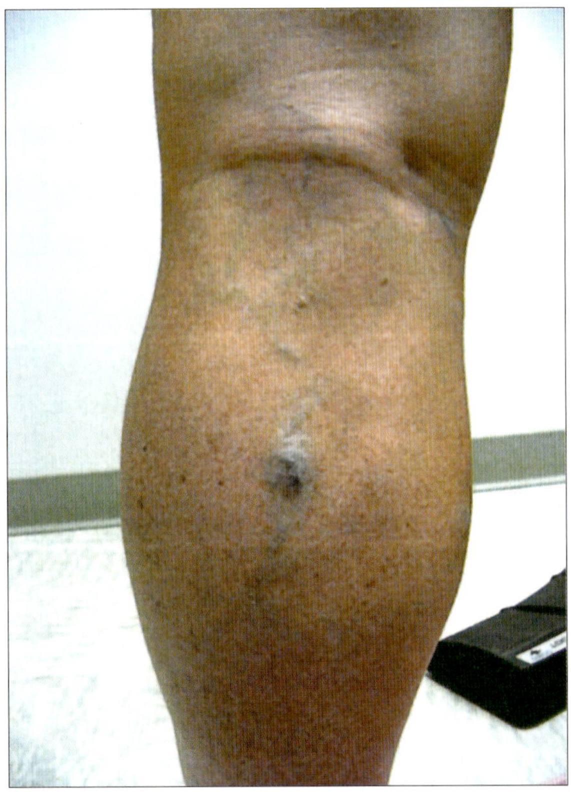

그림 2.17 중간-장딴지 천공지

어야만 한다. 마지막으로 심하게 역류하는 GSV나 가지를 친 지맥은 장딴지 아래로 흐르는 넓적다리의 뒤쪽 중간 면에서 구분될 수 있다.

LSVS 가지들은 장딴지 측면의 표면 정맥성 질환으로 우세하게 나타난다. 영양그물정맥(feeding reticular vein)은 이 계를 효과적으로 치료하기 위해서 구분되어야만 한다. 만약 ALT가 GSV와 통하고 있다면, 이 계는 임상 검사에서 더 크게 나타날 것이다.

장딴지 중간에서, GSV 기능상실은 가지 정맥염주들로서 나타날 수 있다. 이 가지의 시각화는 역류 지역을 구분하기 위해 GSV 전체 길이의 Doppler/duplex examination를 시작하게 한다. Perforator-fed 정맥

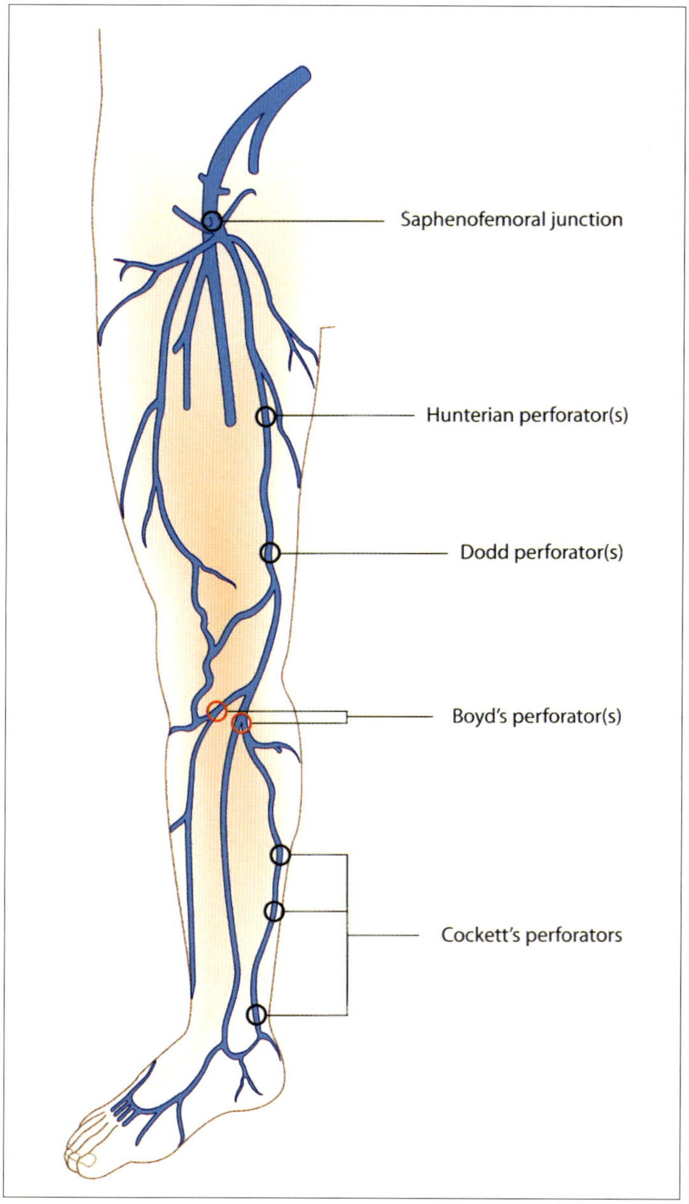

그림 2.18 Boyd's 관통 정맥들의 일반적인 위치

류는 또한 이 부위에 일반적이고, 이른바 Boyd' s perforator라고 나타나는데 표면의 근막(fascia)을 죽게 하고 GSV를 각정맥(crural veins)과 연결시킨다고 생각된다(그림 2.18). 이 정맥들은 정맥류성 정맥의 첫번째 자발적인 발생에서 가장 일반적인 위치라고 불린다.

장딴지 앞쪽 부분에서, 표면의 앞쪽 정강망상정맥(tibial reticular vein)은 역류를 표시할 수 있다. 비록 그것은 GSV를 가운데로 흐르지만, 그것은 GSV에서 어떤 역류도 없을 때 전형적으로 발생한다.

이 정맥은 역류가 존재할 때 자발적인 박동이 일어나는 증상을 보일 수 있다. 발목 바로 위의 GSV 역류는 그 부위의 rope-like 지맥들의 돌출을 따라 부품으로써 알 수 있다.

앞쪽 장딴지 부분의 발목은 뚜렷한 부분으로 나타나 보인다. Cockett' s perforator 역류는 심한 정맥부전증의 전조로서 복사뼈(malleolus) 뒤쪽에서 가운데까지 나타날 수 있다. 두 주요 표면의 정맥 계로부터 역류는 발목 부분에서 분명할 수 있다. 진전된 GSV 역류가 위안쪽(superior-

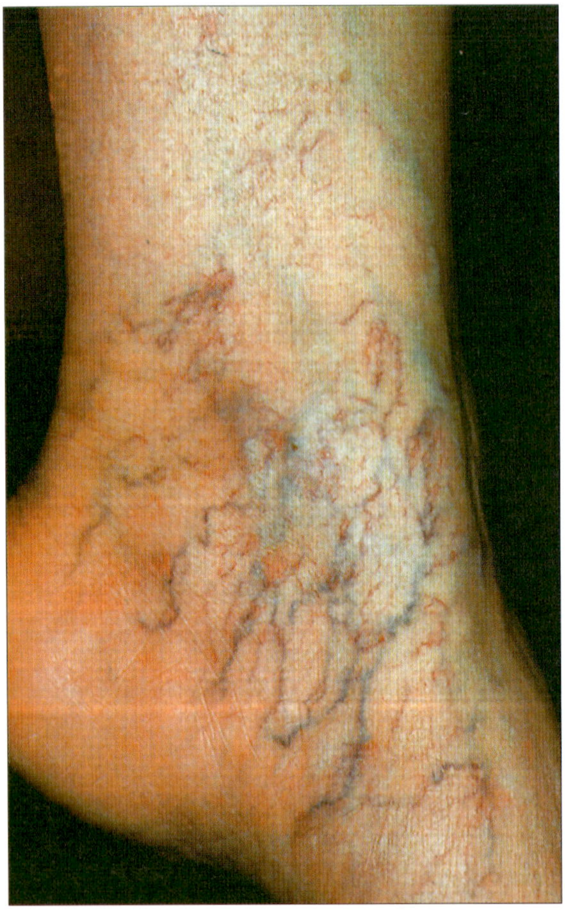

그림 2.19 다년간의 GSV 역류에서 보여지는, 관상 정맥확장증(corona phlebectasia)으로 알려진 안쪽복사모세혈관확장증(medial malleolar telangiectasias)의 밀집한 덩어리(cluster)

medial) 복사뼈 부위에 보이는 반면에, 진전된 SSV 역류는 복사뼈 부위 옆쪽에서 주로 보일 수 있고, 종종 피부의 과다색소침착(hyperpigmentation) 또는 '심장정맥확장증(corona phlebectasia)'으로 알려진 푸른 별 모양의 모세혈관/그물덩어리(/telangiectatic/reticular mass)의 발달과 연관될 수 있다(그림 2.19).

결국, 앞쪽 등쪽 정맥은 어느 쪽 계의 역류도 일어날 수 있다. 그것은 등쪽 발목에서 등쪽 정맥성 궁(arch)에 이르기까지 가로질러 횡단한다. 이 정맥은 정맥절제술(phlebectomy)을 통해 제거될 손꼽히는 후보이다.

결론

반복과 연습으로, 비정상적인 정맥류성 정맥과 모세혈관확장증의 일반적인 패턴을 알아차리는 것이 가능하다. 알아차리는 것은 증거 자료와 초기 평가에 있어서 중요하지만, 그러나 알아차리는 것만으론 치료를 행하는데 충분하지 못하다. GSV와 SSV의 표면 정맥성 질환은 피부 표면에 보이지 않는 많은 정맥들과 관련되어 있어서 매우 복잡하고 매우 다양할 수 있다. 구획화(compartmentalization)는 적절한 검사와 진단상의 평가를 지시해주고, 올바른 진단과 치료 계획을 쉽게 해줄 것이다.

참고문헌

Callam MJ 1994 Epidemiology of varicose veins. British Journal of Surgery 81:167-173

Goldman MP 1991 Sclerotherapy: Treatment of varicose and telangiectatic leg veins. Mosby, Baltimore

Weiss RA 1993 Evaluation of the venous system by Doppler ultrasound and photoplethysmography or light reflection rheography before sclerotherapy: Seminars in Dermatology 12:78-87

Weiss RA, Feied CF, Weiss MA 2001 Vein diagnosis and treatment: A comprehensive approach. McGraw-Hill, New York

Weiss RA, Weiss MA 1993 Doppler ultrasound findings in reticular veins of the thigh subdermic lateral venous system and implications for sclerotherapy. Journal of Dermatologic Surgical Oncology 19(10):947-951

Weiss RA, Weiss MA 1995 Continuous wave venous Doppler examination for pretreatment diagnosis of varicose and telangiectatic veins. Dermatologic Surgery 21:58-62

3 환자 평가 : 과거력 평가와 신체 검사

Patient Evaluation: History and Physical Examination

Robert A. Weiss

서론: 의학적 검사의 구조

환자의 현재 병력과 질병 과거력을 평가하기 위한 첫 번째 방법은 환자의 일반 의무 기록 및 혈관 관련 의무기록을 살펴보는 것이다. 신체검사(도플러 청진 포함)는 환자를 눕힌 상태나 혹은 세운 상태에서 실시한다.

초기 평가로는 원발성 정맥류의 위치와 그 전개 범위를 파악해야 한다. 심도 있는 조사를 통해 기능 및 미용적 손상 정도, 그리고 이 때문에 발생할 수 있는 부작용을 알아보고, 이를 치료하기 위한 적절한 치료를 선택할 수 있다. DUS(duplex ultrasound)를 같이 이용한 환자 검사는 현재 표준 치료로서 간주된다.

과거력

정맥류가 있는 환자를 평가하기 위해서는 환자의 의무 기록을 살펴보아야 한다. 일반적인 의무기록뿐만 아니라 외과적, 혈관 관련 사항을 찾아보아야 한다. 현재 환자의 불편 사항 자체를 아는 것도 중요하지만, 증상의 발생 시기, 정맥 장애(venous difficulty)의 징후, 진행 속도 등을 파악하는 것도 중요하다. 증상을 악화시키는 요소가 있으면 꼭 기록한다.

환자에게는 다음과 같은 정맥부전(venous insufficiency) 증상을 물어보아야 한다. 즉 다리가 무겁게 느껴짐(leg heaviness), 정맥류를 따라가는 통증, 운동불내성(exercise intolerance), 가려움증, 하지불안('restless' leg), 수면 중 경련(night cramps), 부종, 감각이상(paresthesias) 등등.

현재 불편 사항

환자는 각종 불편한 증상과 미용학적 문제로 인해 피부외과의의 진단을 받으러 올 수 있다. 그들은 정맥류의 증상 및 치료, 특히 비침습적 치료에 많은 관심이 있으며 도움을 받으려 할 것이다.

몇몇 환자의 경우는 정맥류 부작용이 발생해서야 방문하는 일이 있다. 정맥류 파열과 그에 동반한 궤양형성, 연조직염(cellulitis), 혈전정맥염(thrombophlebitis) 등이 그것이다. 이러한 환자의 일차적인 불편 사항을 고려치 않은 치료는 만족스런 치료 효과를 얻기 어렵다. 또 환자에게 특별한 지지방법이나 장치 없이 장시간 서있는 자세로 있는 것이 새로운 정맥류를 형성할 수 있음을 주지시켜야 한다.

일반 과거력

다음은 일반적 의무 기록을 살펴볼 때 꼭 파악해야 할 점들이다.

- 성별, 나이, 키, 몸무게
- 고혈압, 당뇨, 알레르기, 흡연 여부, 류마티스 관련 과거력, 그 외 각종 질병들에 대한 의무 기록
- 외과적 수술 기록
- 산부인과 기록 : 차후의 임신 계획 및 임신 횟수와 기간, 유산 경력, 호르몬 대체 요법 후 생긴 정맥 질환, 월경 주기에 따른 정맥류 양상의 변화 등

혈관 질환의 과거력

이미 앓고 있는 혈관 질환에 대해 자세한 병력 (동맥 및 정맥 질환, 이전의 특이 사항 등)을 기록하여야 한다.

- 정맥부전(venous insufficiency) 경력 : 비정상적인 혈관들이 보이기 시작한 날짜, 증상이 발생한 날짜 등
- 질환 발병 소인의 존재여부 : 유전적 소인, 다리의 손상, 장시간 서 있는 자세를 유지해야 하는 직업 혹은 스포츠 활동 등
- 부종의 경력 : 발생 일자, 유발 인자의 존재, 위치, 심각한 정도, 딱딱한 정도, 하룻밤 자고 난 뒤의 변화 등
- 정맥 질환에 대해 받은 이전의 진단 및 치료 : 약제, 주사, 외과적 수술, 압박 요법 등
- 표면(superficial) 또는 심부(deep) 혈전정맥염(thrombophlebitis)의 경력 : 발생일자, 위치, 유발인자, 예후 등
- 다른 혈관 질환에 대한 기록 : 말초 동맥 질환, 관상 동맥 질환, 림프대부종, 림프염 등

■ 각종 혈관 질환에 대한 가족력

활성화된 증상

정맥 질환의 증상은 대부분 다리의 안쪽 측면(medial side)에 국한 되어 있다. 증상은 열이나 장시간의 서 있는 자세, 프로게스테론 분비가 많은 여성의 생리 등에 의해 악화될 수 있다. 보통 위치 변경, 온도를 낮추기, 다리를 올리고 휴식하기, 압박 스타킹을 신음으로써 증상을 완화 시킬 수 있다.

정맥 통증의 특징은 소양감 및 작열감, 무딘 통증(dull ache)이다. 대개 통증은 돌출된 정맥류 및 망상 정맥에 국한 된다. 쿡쿡 쑤시는 통증(sharp stabbing pain)과 둔부 뒤쪽으로 전사되는(radiating) 양상은 드물다.

놀랍게도, 정맥류를 앓는 많은 환자들이 호소하는 수면 중의 근육경련(muscle cramping)이 정맥내 테크닉(endovenous technique)으로 치료했을 때 완화되었다.

정맥부전(venous insufficiency)이 하지불안(restless leg)을 일으킨다고는 생각되지 않는다. 정맥 질환의 원발 부위와 진행 양상에 대한 내용이 Box 3.1에 정리 되어 있다.

정맥증상들

■ 여성의 50%
■ 남성의 20%
■ 많은 여성들이 바깥 활동을 하지 못한다
■ 미용적 문제 이상이다
■ 쑤시고, 피곤하고, 붉어지고, 가렵고, 붓고, 궤양화가 된다
■ 압도적으로 진단되지 않는 여성의 다리 통증의 원인이다

Box 3.1 정맥증상들(venous sympoms)

신체검사/ 의학적 평가

신체검사의 중요성이 Box 3.2에 나와 있다. 몇몇 특이적인 사항이 치료 선택에 가이드 역할을 하며, 치료 성공의 정도를 예측하는데도 도움을 준다. 두꺼워진 혈관벽을 지닌 정맥류에 통원정맥절제술(ambulatory phlebectomy)을 실시하는 것은 많은 시간이 걸리고 지리멸렬한 시술이 될 수 있으나, 이런 정맥류의 경우에는 대개 경화요법이 잘 듣지 않기 때문에 이용하고 있다. 작은 광섬유를 이용한 정맥내 테크닉(endovenous technique)이 이러한 경우의 치료를 위한 방법으로 활발히 연구되고 있다.

정맥류 환자에 대한 의학적 검사를 통해 차후의 진단 방법과 치료 선택에 기초를 마련할 수 있다. 환자의 현재 불편 사항과 환자가 원하는 치료 목표를 확실히 정하고 이해시켜주어야 한다.

환자의 의학적, 사회적, 직업, 가정환경에 대한 기록을 살펴보는 것도 중요하다. 현재 정맥 질환의 심각도와 부작용의 정도를 파악하면 이후 질병과 관련된 부작용(vascular -SVT, prehemorrhagic bulla, ulceration/trophic - eczema, cellulites, leg ulcers)을 예측하는 데에 큰 도움이 된다.

예를 들어 부종은 급성 정맥 폐쇄에 기인하거나(DVT 의 경우), 심층 또

정맥 역류와 관련된 신체검사 소견

■ 사진의 비대칭(asymmetry of limb)
■ 사이즈, 길이, 복사뼈 직경
■ 흉터
■ 이전의 정맥 수술
■ 이전의 정맥 궤양
■ 만성정맥부전(chronic venous insufficiency)의 피부 표시
■ 포도주색반점과 같은 표면 혈관 기형
■ 근육긴장 및 발전
■ 정맥의 비대 및 정맥 벽의 두꺼워짐

Box 3.2 정맥 역류와 관련된 신체검사 소견

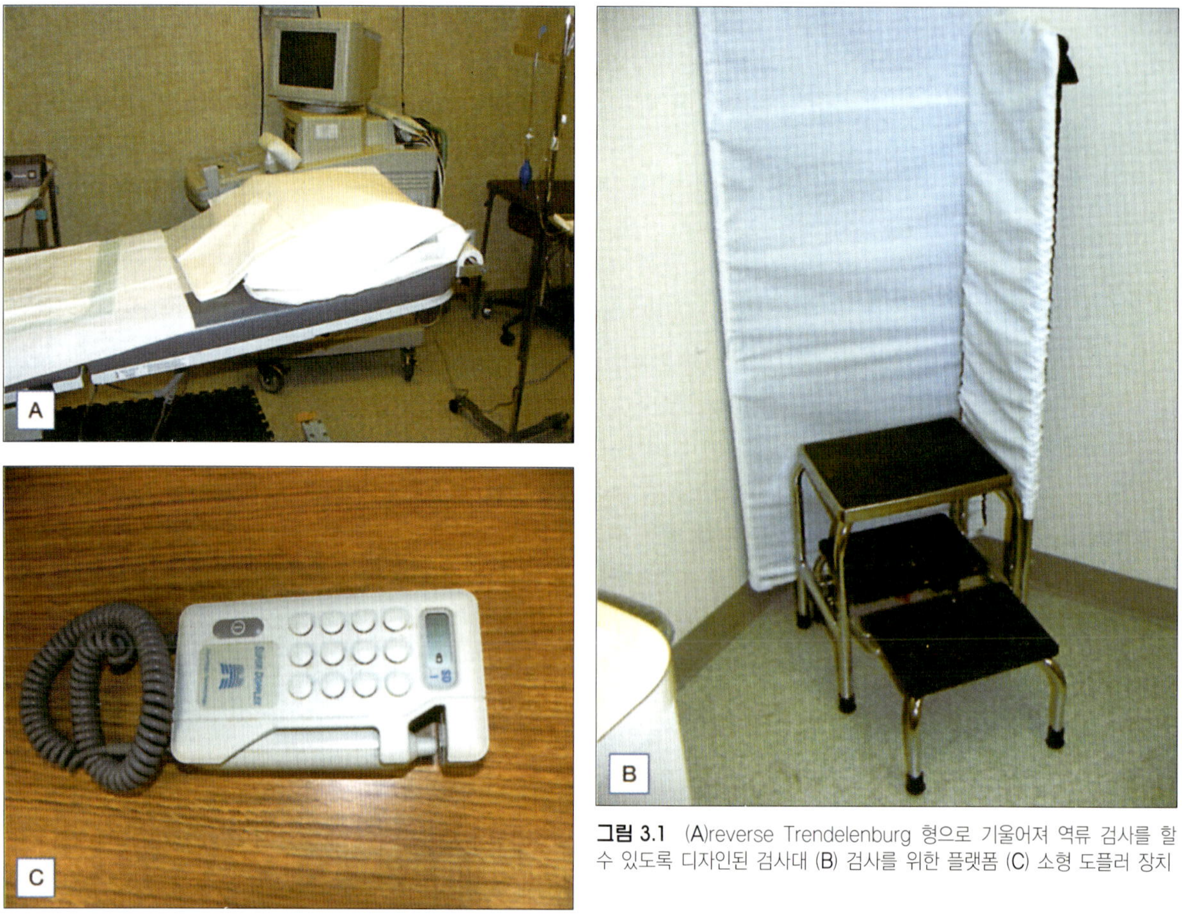

그림 3.1 (A)reverse Trendelenburg 형으로 기울어져 역류 검사를 할 수 있도록 디자인된 검사대 (B) 검사를 위한 플랫폼 (C) 소형 도플러 장치

는 표면 정맥역류(vein reflux) 때문일 수 있으며, 또 다른 비정맥적 질환에 의해 발생된 것일 수도 있다. 간 부전(hepatic insufficiency), 신부전(renal failure), 심장 보상 실패(cardiac ecompensation), 감염, 손상, 환경적 요소 등은 정맥 폐쇄에 기인한 부종과 구별하기 어려운 양상의 함요부종을 일으킨다. 림프액의 흐름에 일차적인 폐쇄가 있을 경우 림프계 이상에 의한 부종이 올 수도 있다.

특별한 다른 진단법을 고려하는 것보다는 도플러를 이용한 청진법이 정맥류 질환자를 검사하는데 필수적이면서도 가장 효과적인 방법이다. 이것은 통상적인 신체검사에서 사용되는 청진기와 같은 역할을 한다.

소형 도플러를 이용하여 신체검사에서 발견된 사항을 확인할 수 있으며, 육안으로는 볼 수 없는 큰샅고랑정맥(greater saphenous vein)의 표면하 역류를 평가할 수 있어 좋다. 도플러는 정맥류의 분포 양상을 파악하고, 심부 정맥계(deep venous system)를 혈역동학적으로 평가하는데도 효과적이다. 지속적으로 도플러 검사를 하면 치료 효과를 판정하거나 질병의 자연 경과를 알아보는 대도 쓰일 수 있다.

장비

의학적 검사를 위해서는 의무 기록 자료와 검사대, 좋은 조명, 혈관 평가를 위한 검사대, 연속 파동(continuous-wave) 도플러 장비, 다른 보조적 장비들이 필요하다(그림 3.1)

검사대

환자를 2~3 걸음 정도 위의 테이블 위에 올려 세워 놓으면 의사가 좀 더 편하게 환자의 다리를 잘 살펴 볼 수 있다. 의사가 굳이 무릎을 굽히거나 목을 과도하게 뻗어 검사하지 않아도 된다.

조명

조명은 균일하고 지속적으로 유지되어야 한다. 가장 간단한 방법은 75

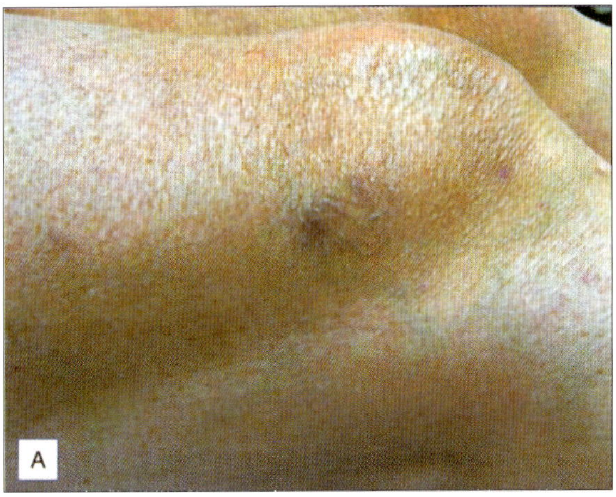

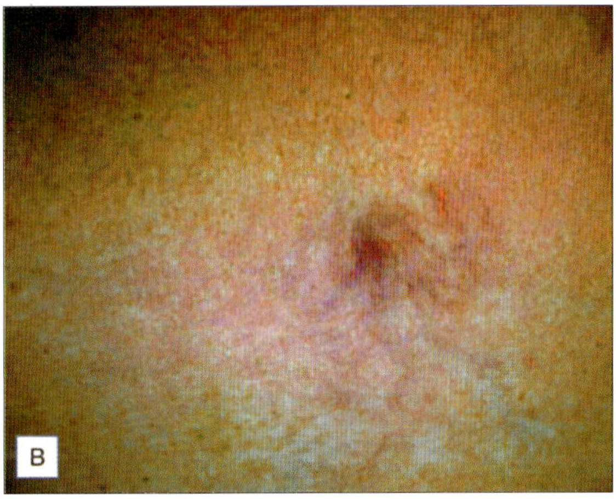

그림 3.2 모세혈관 확장증의 모습 (A) 일반 형광 조명 (B) Syris v600을 이용했을 때

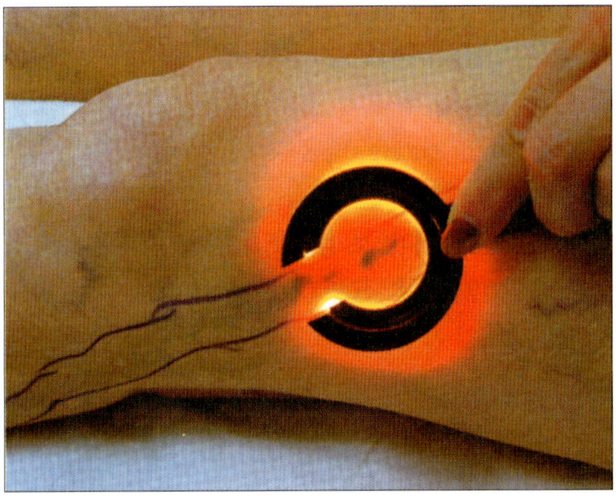

그림 3.3 망상 정맥류를 투과조명법으로 본 모습

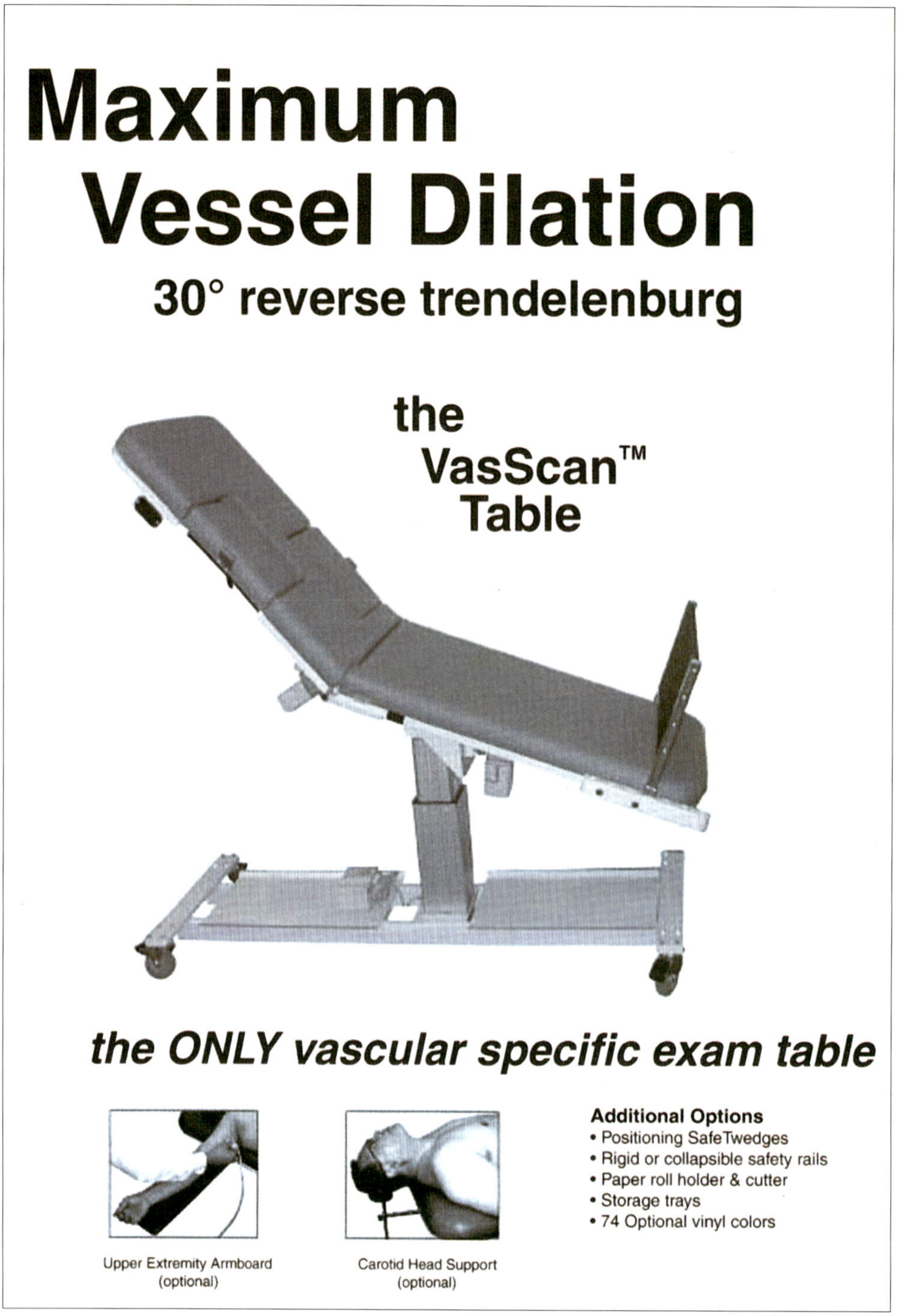

그림 3.4 Trendelenburg 검사를 위한 검사대의 홍보책자

와트 조명을 환자 각 측면에 배치하는 것이다. 머리 위의 균일한 형광등 정도면 충분하다. 할로겐 램프는 빛이 너무 강해서 작은 망상 형태의 청색 정맥을 가려버릴 수 있기 때문에 권장하지 않는다.

표면 반사를 일으키지 않고 모세혈관확장증 등을 잘 살펴볼 수 있는 방법으로는 Syris Scientific (LLC, Grey, MA)에서 출시된 cross-polarized visualization system을 이용하는 것이 좋다.

그림 3.2와 같이 이러한 장치를 이용하면 미세한 혈관 확장증이나 보기 힘든 망상 형태의 정맥을 볼 수 있다. LED 혹은 할로겐 램프를 이용한 투과조명법(transillumination)을 이용하면 피부 아래 1~2 mm 정도에 위치한 망상 정맥을 관찰할 수 있다(그림 3.3).

검사대

검사대는 간단하고 저렴하게 마련하면 되지만, 환자를 반쯤 앉은 상태 혹은 완전 누운 상태에서 검사할 수는 있도록 가능해야 한다.

수압식 검사 테이블을 이용하면 환자를 검사자가 검사하기 편한 높이로 조절 할 수 있고, 기울일 수도 있어서 Trendelenburg 혹은 Reverse Trendelenburg 검사를 필요에 따라 시행 할 수 있다. 또한 바로 치료를 행하기에도 편하며 의사의 목과 척추 건강에도 좋다(그림 3.4).

도플러 장치

'Continuous-wave Doppler' 검사는 가장 간단하고 값싸며, 빠르게 만성 정맥병증을 지닌 환자를 검사 할 수 있는 방법이다.

병리생리적 지식을 갖추고 해부학적인 구조에 대해 잘 알고 경험이 많은 검사자가 행할 경우 시진 및 촉진과 함께 매우 좋은 방법이다.

기립 상태에서 신체검사 방법

신체검사는 처음에 환자를 세운 상태에서 행하게 되며, 이후 똑바로 누운 상태나 엎드린 형태로 하여 반복 검사하게 된다. 똑바로 선 상태에서는 정맥 혈관의 확장에 최대로 일어나게 되는 반면, 누운 상태에서는 정수압이 사라져서 정맥류도 보이지 않게 된다. 앞에서 언급했듯이, 신체검사는 시진, 촉진, 타진의 과정으로 시작하며 후에 도플러 청진을 하게 된다.

이 과정에서 환자들이 현기증을 느끼거나 심지어는 기절하는 경우가 드물지 않다. 진찰실 안을 시원하게 유지하는 것이 이러한 위험을 줄이는데 도움이 된다. (특히 vasovagal symptom의 이력이 있었던 환자들에게) 그리고 환자들에게 반드시 검사 중 어지러움을 느낄 경우 바로 의사에게 말하도록 교육해 주어야 한다.

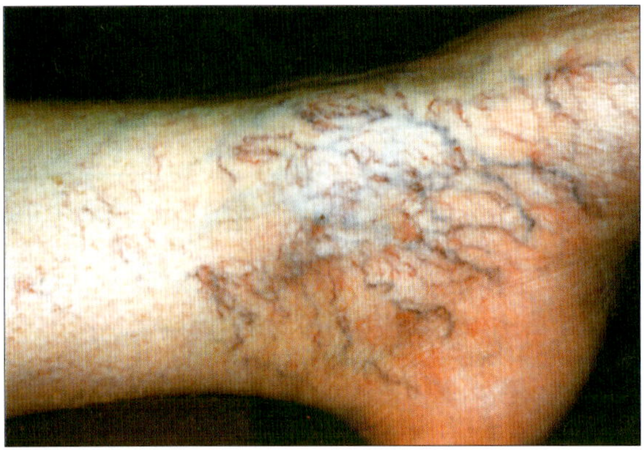

그림 3.5 Telangiectatic groups at the ankle indicative of venous disease in the great saphenous vein

시진 (Inspection)

시진은 환자를 진찰대의 가장 높은 계단에 세운 상태에서 원위부에서 근위부로, 전면에서 후면으로 시행하게 된다. 조명은 모든 부분에서 균일해야 하며 그림자가 지게 해서는 안 된다. 각 다리를 검사하면서 양측을 서로 비교하며 진행한다. 다리 검사 외에 회음(perineal) 쪽이나 음부(pubic) 쪽, 복벽 쪽도 함께 살펴본다. 그러므로 여자 환자를 검사할 때는 다른 여성 보호자가 옆에 대동하도록 하는 것을 권장한다.

시진을 통해 비정상적으로 큰 발가락, 부어오른 다리, 모래시계형 다리, 무릎 관절 형태의 이상, 하지의 길이나 두께의 비교 등을 충분히 할 수 있다. 더 심화된 시진을 통해 다음과 같은 표면적인 이상을 감별해 낼 수 있다. (1) 궤양 (2) 모세혈관 확장증 (3) 말단청색증 (4) 습진 (5) 갈색 반점(기미) (6) 오커피부염(ochre dermatitis) (7) flat angiomata (혈관종) (8) 두드러진 정맥류 (small, large, rectilinear, tortuous) (9) 이전 수술로 인한 흉터 (10) 이전의 경화제 주입 흔적 등이 있다. 특히 회음, 음부위, 복부 쪽에 다른 정맥 확장의 소견이 없는지 주의해야 한다.

통상의 정맥 혈관은 발과 발목 쪽, 특히 다리오금(popliteal fossa) 쪽에서 확장되어 보인다. 다른 다리 부위의 정맥 확장 소견은 질병을 암시한다. 피부가 얇고 색소가 적을 경우에는 정상의 정맥 혈관이 피하 부위에 망상 형태로 푸르게 보일 수도 있으나. 확장된 정맥이 아주 많이 나타나는 형태이거나 발목 위쪽으로 나타나는 것이라면 질병의 증거가 된다(그림 3.5).

시진의 일차적 목표 중 하나는 '영향범위(zone of influence)'를 찾아내는 것이다. 검사자는 반드시 정맥류의 발생 근원이 GSV인지 SSV인지 혹은 외측 정맥계(lateral venous system)인지 알아내야 한다. 어둡고 변색된 피부, 특히 하지의 내측부와 발목 내측부에 국한된 경우는 만성 정맥정체(chronic venous stasis)에서 잘 나타난다. 이 부위는 GSV와 이에 연결된 관통정맥(perforating vein)에 의해 순환되기 때문에 GSV의 이상이 있을 경우에 위와 같은 현상이 잘 발생하게 된다. 이 부위에서 치유가 되지 않는 궤양이 보이는 경우도 정맥 혈류의 정체 때문이다. 반면 하지 외측부와 발목 외측부에 나타나는 피부의 변색과 궤양은 순수한 정맥 혈류의 문제라기보다는 이전의 손상이나 동맥 혈류의 이상과 연관된 경우가 많다.

새로운 정맥류의 출현 및 모세혈관 확장은 임신 중일 때도 잘 나타난다. 자궁이 커지면서 골반의 정맥 혈관을 압박하면서 생기는 정맥유출(venous outflow)의 감소가 원인으로 생각되었던 때도 있었으나, 현재는 임신 중 정맥류 발생의 주원인은 아니고 드문 경우로 생각되어지고 있다.

지금은 호르몬 분비의 변화가 가장 큰 원인이라고 보고 있다. 호르몬의 변화는 정맥 벽과 밸브를 좀 더 유연하게 변화시키고 이로 인해 순환 혈류의 양을 증가하게 만든다. 이렇게 함으로써 하지의 정맥이 증가된 혈액의 저장고 역할을 하게 된다. 그러나 임신 중에 나타나는 급작스런 정맥류는 여전히 급성 DVT의 위험성을 안고 있기에 자세한 검사를 해야 한다.

가벼운 촉진

가벼운 촉진은 시진을 시행하면서 보통 함께 하게 된다. 손가락 끝으로 하지 피부를 가볍게 눌러주면서 눈으로는 보이지 않는 확장된 정맥류를 촉진 할 수 있다.

촉진을 통해 정상적인 정맥의 가벼운 허탈감(soft collapsibility)과 정맥염주의 '팽창된 내부 관(distended inner tube)' 의 감각을 비교해가면서 느낄 수 있다. 환자가 서 있을 때만 촉진 검사가 효력이 있다.

몇 분 정도 환자를 서 있게 하면 마른 환자들의 경우, 특히 연결부위에 역류가 존재할 경우 긴복재정맥(long saphenous vein)을 만져 볼 수 있다. 샅고랑인대(inguinal ligament)밑으로 손가락 2개 두께 정도 아래쪽, 넙다리동맥(femoral artery) 바로 내측 쪽에서 가장 잘 만져진다. 고복재정맥부전증(saphenofemoral incompetence)이 있는 환자의 경우에는 강제로 기침을 시키면 이 부위에서 급작스런 확장와 떨림 소견을 보일 수 있다. SSV는 잘 관찰하기 어려운 편이나, 마른 환자를 오래 서있게 한 다음에 보거나 역류가 있는 경우에서 관찰 할 수 있다. 다른 정상적인 표피쪽 정맥 들은 오랫동안 서 있은 후에도 촉지 되지는 않는다.

심부 촉진

하지의 통증 부위나 압통(tenderness)이 있는 부위를 촉진하면 단단하고 두꺼워진 형태의 혈전증에 걸린 정맥을 만져볼 수 있다. 이런 정맥은 대개 전부 표면정맥(superficial vein)들이다.

그러나 이러한 표면 쪽의 혈전을 가볍게 넘어가서는 안 된다. 이러한 혈전은 잘 발견되지 않는 심층 정맥 혈전이 있을 때도 같이 잘 동반되기 때문이다. 오금다리(popliteal fossa)에서 완전히 혈전증에 걸린 오금정맥(popliteal vein)을 촉진하면, 샅 부위에서 온넙다리정맥(common femoral vein)이 똑같이 혈전으로 막혀 있을 수도 있는 것이다. 심부 혈전을 촉진으로 찾아내는 것은 어렵다. 대부분의 DVT 케이스에서 강한 압력으로 촉진해도 특별한 이상은 발견해낸 적이 없다고 한다.

심각한 비만이 있거나 부종이 있을 때도 촉진을 어렵게 한다. 부종이 있을 때 혈압커프(blood pressure cuff)를 이용하여 부종을 줄여주면 정맥이 좀 더 잘 촉진 되는 경우도 있다.

근헤르니아(muscular hernia)가 있을 때도 촉진 시에 정맥류의 느낌과 비슷한 양상을 나타낼 수 있지만, 근헤르니아는 하지의 전외측부에 잘 생기기 때문에 정맥류와 구분 할 수 있다. 서있는 상태나 발을 강제로 굽힌(flexion) 상태에서는 헤르니아(hernia)가 사라진다.

타진 (Percussion)

오래된 검사 방법인 타진을 통해 촉진으로 발견된 정맥의 진행을 추적할 수 있고, 촉신으로 발견되지 않는 정맥류도 발견 할 수 있으며, 정맥류와 정맥 그물망의 관계를 알아낼 수 있다.

환자를 세운 채로 의심이 가는 부위 쪽, 비정상적인 판막이 있다고 생각되는 쪽의 정맥을 두드리면서 다른 손으로는 '맥박파(pulse wave)'를 느껴본다. 촉진 가능한 맥박파가 다른 쪽으로 퍼져나가는 것을 느낄 수 있다면 타진한 부위와 파동(wave)을 느낀 부위 사이에 비정상적인 판막이 위치하고 있는 것이다. 검사는 굉장히 주의 깊게 해야 하는데, 오랫동안 환자를 서 있게 하면 정상적인 정맥도 확장이 되어 판막이 열린 상태가 될 수 있어 타진하면 질병이 없더라도 파동을 느낄 수 있기 때문이다. 이 방법은 하지에 크게 돌출된 정맥류가 있지만 다른 하지 상부 쪽과의 연결이 뚜렷하게 보이지 않는 경우의 검사에 유용하다.

정맥과 이들의 연결 관계는 시진과 촉진 타진을 통해 '정맥지도(venous map)'를 작성하여 명확하게 알아낼 수 있다. 모든 확장된 정맥의 진행을 펜을 가지고 다리에 표시하며, 후에 의료 기록지에 표면역류(superficial reflux)가 있는 부위를 지도 형태로 옮겨서 나타낸다. 이것을 사진으로 찍어서도 기록한다. 이와 같은 일련의 검사 과정이 끝나면 도플러 청진을 시행하게 된다.

도플러 청진

앞에서 설명한 이학적 검사법으로는 정맥 확장의 부위를 찾아낼 수는 있지만, 이 정맥들이 정상 기능을 유지하고 있는지 또는 진짜로 정맥류를 형성하여 혈류를 역류시키고 있는지는 알 수가 없다.

도플러 검사는 이러한 정맥의 정상적인 흐름과 비정상적인 역류를 구분

해줄 수 있는 가장 간단한 방법이다.

도플러 초음파는 오스트리아인 의사 Johann Christian Doppler의 이름을 본 따 지어졌는데 그는 1842년 앞뒤로 움직이는 물체에 반사되는 음파의 주파수(frequency)가 증가하거나 감소하는 것이 중요하다는 것을 설명했다. 이 원리는 다음과 같다. 물체가 관찰자를 향해 전진하면 각 위치에서 반사되는 음파는 가까운 위치에서 반사될수록 관찰자에게는 좀 더 일찍 도착하게 된다. 그리하여 가까운 곳에서 오는 음파일수록 좀 더 주파수가 높게 보이게 된다. 물체가 관찰자에서 멀어지게 되면 각 음파는 먼 위치에서 반사될수록 좀 더 늦게 도착하게 되므로 주파수가 낮게 보이게 된다.

이것을 이학적 검사에서 이용할 때는 도플러 탐촉자를 손으로 잡고 검사할 정맥의 축을 따라 피부에 45도 정도의 각으로 하여 접촉시키면서 파형을 관찰하게 된다. 정맥류의 형태를 지닌 확장 정맥이 있는 곳을 가볍게 두드리면 강한 도플러 신호가 생성된다.

다른 아래쪽의 손으로는 '신호의 증강(augmentation)'을 하게 되는데, 탐촉자가 위치한 곳 아래쪽의 정맥과 근육 부위를 압박하였다가 풀어주는 식으로 하게 된다. 압박을 주게 되면 판막 쪽으로 흐름을 일으키게 되고 정상 판막인 경우에는 혈류가 역류될 수가 없기 때문에 신호가 생성되지 않는다. 이러한 압박과 감압을 반복하는 동작을 점점 하지 아래쪽에서 위로 진행하면서 역류가 진행되지 않는 정도의 높이까지 시행한다.

허벅지의 외측 표면에서 모세혈관 확장의 소견이 보이면 도플러를 이용해서 무릎 근처에서 시작하는 영양그물정맥(feeding reticular vein)의 역류를 찾아낼 수 있다. 만약 확장된 정맥류가 보이지 않고 촉진되지 않는다면, 역방향의 혈류가 있는지 각 다리의 GSV, SSV의 상부 중부 하부를 검사해 보아야 한다.

도플러 탐촉자는 혈관이 위치한 깊이에 따라 각각 다른 주파수에 맞춘 것으로 구비해 놓아야 하는데, 낮은 주파수일수록 좀 더 심부의 조직을 투과할 수 있기 때문이다. 도플러 탐촉자는 2 cm 이하의 깊이에서는 8~10 MHZ의 신호를 내는 것이 적당하지만, 이것으로는 1 cm 이상의 심부에서는 역류를 감지하기가 어려운 점이 있다. 5 MHZ 탐촉자로는 4 cm 깊이까지도 검사할 수가 있다.

탐촉자를 복재대퇴정맥이음부(sphenofemoral junction)에서 시작하여 점점 샅고랑인대(inguinal ligament)가 있는 쪽 아래 몇 센티 아래로 이동시키면서 GSV의 진행을 추적하게 된다. 만약 이 부위에서 정맥이 보이거나 만져지면 여기에 탐촉자를 놓으면 된다. 그렇지 않을 경우 혈류의 이동 소리가 가장 잘 들리는 곳에 놓으면 된다(자연적인 흐름의 소리든지 압박 시행에 의해 유발된 소리이든지 관계없다).

원위부에 압박과 감압을 반복하면 정상적인 판막이 있는 경우에는 판막이 역류를 억제하기 때문에 일시적인 혈류 신호 증가 후 재빠르게 신호가

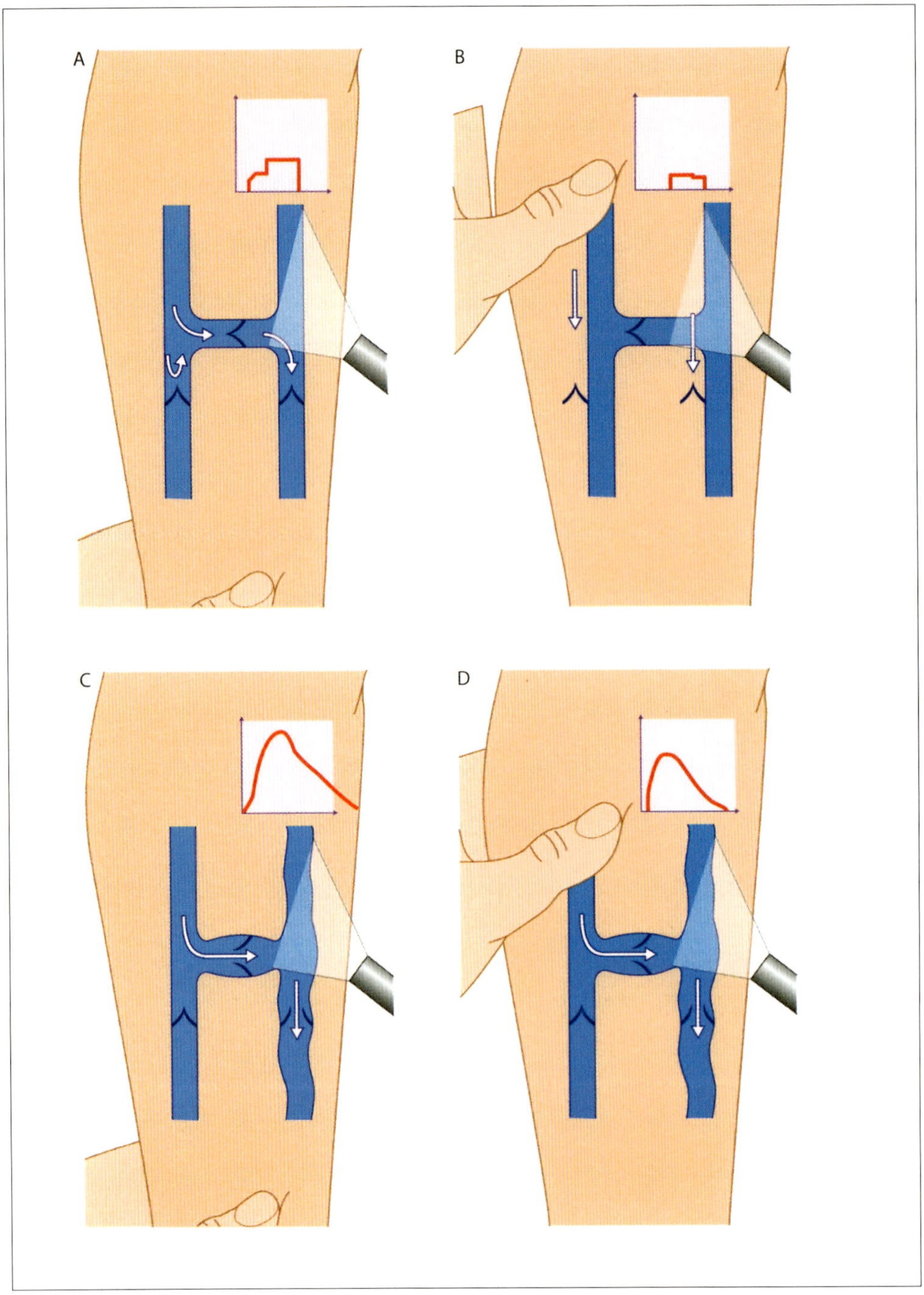

그림 3.6 근위부 및 원위부 압박과 도플러 초음파 검사를 정상적인 천공지 판막(perforator valve)이 존재하는 정맥에서 행하는 모습. (A) 근위부 압박 중에 짧은 소리가 들리면 정상적인 판막에 의해 역류가 차단됨을 금방 알 수 있다 (B) 원위부 압박 중에는 짧은 정상 혈류음이 들린다. 원위부 압박이 없어지면 혈류는 중력 방향을 따라가게 되나 판막에 의해 바로 멈추게 된다

; 비정상적인 천공지 판막(perforator valve)이 존재하는 정맥에서 행하는 모습 (C) 근위부 압박 중에 판막이 정상적으로 작동하지 않고 열려있어 긴 혈류음이 들리게 된다. 이 소리는 압박이 유지되는 한 계속 들리게 된다. 압박을 멈추면 소리도 멈춘다. (D) 원위부 압박 중에, 짧은 반중력 방향의 혈류음이 들리게 된다. 그러나 압박을 멈추면 혈류가 비정상적인 판막 때문에 흐름을 방해 받지 않고 중력 방향으로 계속 진행하므로 긴 혈류음이 들리게 된다.

음성 그래프의 모양은 혈류 방향에 따라 변한다. 탐촉자를 향해 오는 혈류는 음의 방향으로, 멀어지는 혈류는 양의 방향으로 나타나게 된다)

사라지는 양상이 나타나게 된다. 근위부 압박 중이나 혹은 원위부 압박 후에 혈류 신호가 들리면 이는 판막의 이상과 역류를 의미한다.

정상적인 환자의 경우, Valsalva 동작(숨을 크게 들이쉬고 참으며 용변을 보는 듯이 복부 근육에 힘을 주어 내복압을 증가시킴) 을 하면 복재대퇴정맥이음부에서 판막이 닫히기 때문에 혈류가 금방 멈추게 된다.

이 부위의 정맥은 크기 때문에 역류는 마치 '허리케인' 이나 '폭풍우' 소리처럼 들리기도 하며, 원위부 압박을 하다가 멈추었을 때는 '반동역류(rebound reflux)' 가 나타난다. 만약 탐촉자가 이 이음부(junction) 위에서 역류를 탐지하면 이음부의 판막에 이상이 있다는 뜻이다(그림 3.6)

도플러 검사는 이학적 검사에 있어서 많은 정보를 제공해 준다. 그러나 이것은 실제적인 영상의학적 검사는 아니다. 도플러나 이학적 검사를 통해서 확실한 진단을 얻기 어려울 경우에는 DUS를 시행하여야 한다. 소형의 DUS 장비가 개발되면서 몇몇에서는 도플러는 구식이며 DUS가 일차적인 검사법으로 이용되어야 한다고 주장하고 있다.

누인 상태의 이학적 검사

선 상태에서 하는 검사를 마친 후, 환자를 검사대에 똑바로 눕게 하여서 정맥충만(venous filling)이 없는 상태에서 검사를 실시하여야 한다. 환자가 눕거나 엎드린 상태에서는 표면정맥에는 혈액이 차지 않게 되며, 도플러 및 타진으로는 어떠한 정보도 얻을 수 없게 된다. 그러나 심층정맥은 유지되기 때문에, 심부 정맥의 도플러 검사를 하기에는 최적의 상태가 된다.

시진과 가벼운 촉진

각 사지를 다시 검사한다. 발끝에서 시작하여 발바닥활(plantar arch), 발등, 발, 발목, 다리, 무릎, 넙다리, 샅고랑, 골반 쪽으로 진행한다. 시진을 통해 무좀(interdigital mycosis), 굳은살, 백색위축 부의 미세궤양 등의 기립 상태 검사에서 놓치기 쉬웠던 문제들을 발견할 수 있다.

만약 정체피부염이나 궤양, 그 외의 다른 영양실조(trophic disorder)와 관련된 착색들이 발견되면 반드시 그 부위를 측정하고 사진 촬영해 놓아야 한다. 누운 상태에서는 근위부와 원위부의 동맥 박동이 촉진된다. 동맥 혈류에 이상이 의심되면 반드시 AB 인덱스(index)를 재보아야 한다.

침부 촉진

누운 상태의 환자를 심부 촉진하면 피하 깊은 곳의 정맥 분포 양상과 부종, 연조직염(cellulitis), AV 샛길(fistula), 비정상 림프절 등을 파악하는데 도움이 된다.

발가락 높이 이상에 위치한 부종은 엄지손가락으로 가볍고 지속적으로 눌러주면서 hard plane(tibia의 medial surface 같은 곳)까지 들어가는 모습을 보면서 알 수 있다.

부종의 정도와 범위는 테이프를 가지고 발목의 가장 두께가 얇은 곳과 가장 두께가 두꺼운 곳인 무릎 뼈(patella)의 위 가장자리(superior margin)로부터 상부 10 cm에 위치한 지점을 잼으로써 측정할 수 있다.

보조적인 의학적 검사법

몇 가지 전통적인 방법을 이용하면 전형적인 정맥의 이상소견을 발견해 낼 수 있다. 그러나 이것들이 도플러 검사법만큼 신뢰성 있는 방법들은 아니다.

Trendelburg's test

전통적인 이학적 검사 방법으로서, 이 검사는 원위부 정맥 흐름의 정체가 표면정맥(superficial vein)의 문제인지 아니면 심층정맥계(deep vein system)의 판막 문제인지를 구별할 수 있게 해주는 방법이다. 이 검사를 하기 위해서는, 다리를 상승시켜 정체된 표면정맥이 전부 혈액이 존재하지 않게 만들어야 한다. 압박띠나 검사자의 손을 이용하여 심부에서 표면의 정맥류로 진행하는 쪽에 역류로 의심되는 곳을 압박한다.

대부분의 경우 샅고랑 쪽의 복재대퇴정맥이음부(saphenofemoral junction)의 GSV를 압박하게 되지만, 큰 정맥이 위치한 곳이라면 어느 곳도 같은 방법으로 할 수 있다. 이후 환자를 압박을 유지한 채로 기립하게 한다.

만약 원위부의 정맥이 계속 비어있는 상태로 유지되거나 서서히 충만(filling)될 경우 바로 압박된 부위를 풀어준다. 급작스런 정맥 팽창은 표면의 계(superficial system)로 유입되는 고압의 혈류의 시작 지점을 찾았다는 뜻이다. 압박을 했음에도 기립 상태 때 빠르게 정맥이 충만될 경우는 다른 역류 경로가 존재한다는 것을 암시한다. 특히 비정상적으로 충만이 빠르면 이것은 보통 샅고랑과 역류가 심부 정맥 시스템을 '탈출' 하여 표면의 계(superficial system)로 유입되는 부위 사이의 판막에 이상이 있다는 뜻이 된다.

심화된 의학적 검사법

하지의 동맥 혈류를 검사하는 방법은 말초부위의 박동을 촉진, 그리고 동맥 자체를 촉진하고 청진하는 것 등으로 구성되어 있다. 추가적으로 도플러를 이용해 발목과 팔목 부위의 박출 압력을 측정해서 AB 인덱스를 계산 할 수 있다. 또한 발목과 무릎, 둔부의 관절 등의 골관절을 평가하거나, 심부건반사(deep tendon reflex) 같은 신경검사를 같이 할 수 있다.

기록하기

예비 평가

예비 평가는 이후의 환자 관리를 위한 중요한 가이드가 된다. 그러므로 다음과 같은 사항을 명확하게 기록해야 한다.기능 손상의 정도와 미용 측면에서의 손상 정도

- 필수 정맥류 검사(essential varicose veins)
- 심부 정맥 시스템의 기능성과 판막의 기능성 평가
- Deep system angiodysplsia의 부재
- 모든 정맥류 부위의 국소해부학적 구조
- GSV와 SSV의 해부 구조
- 조직 손상의 정도
- 확진을 위한 추가적인 검사에 대한 기록과 치료 선택에 대한 가이드

분류 및 정량화

중론에서는 정맥 질환이 잇는 환자를 분류하기 위한 2가지 구분 방법을 정하였다. 즉 만성 정맥부전증의 형태에 따라 혹은 정맥 질환의 심각도에 따라 구분할 수 있도록 하였다. 이 분류 시스템은 임상적, 병인적, 해부적, 병리생리적 자료에 기초하고 있다(CEAP classification). 각 카테고리는 정도별로 점수를 매길 수 있게 되어있다. 총 점수는 만성정맥질환(CVD)의 임상적 진행 단계를 나타낸다.

또 다른 기준은 자와 테이프를 이용해 수지로 촉진된 정맥류를 측정하여 결정된 Maximum clinical diameter(MCD)를 기본으로 하여 정하는 방법이다. 각 하지의 GSV, SSV, 비두렁(nonsaphenous) 부위의 MCD를 계산하여 임상식별그리드(clinical identification grid)를 만든다. 이 그리드를 이용해서 정량적인 형태로 정맥 질환의 정도를 나타낼 수 있으며 비교 연구도 가능하게 한다.

요약

초기 평가는 환자의 주요 불만 사항에 대한 기록 및 병력, 정맥질환과 다른 질환의 병력 그리고 이에 대한 이전 치료 기록과 그 결과에 대한 내용이 포함된 적절한 임상상담이 포함되어야 한다. 완전한 시진과 촉진, 타진

및 도플러 청음을 통해 얻어진 결과도 기록해야 한다. 하지와 그 정맥 흐름에 대한 간략한 모식도를 만들어서 이용하면 정맥류 부위와 청음을 통해 얻어진 정보를 쉽고 정확하게 기록할 수 있다.

궤양과 같은 다른 의학적 소견들도 이곳에 기록한다. 이렇게 하여 정맥부전증의 현 상태와 앞으로의 위험 정도를 평가하는데 기초를 마련할 수 있다. 이를 가지고 개별적인 평가와 해석을 함으로써 각 환자에 대한 맞춤 치료 프로그램을 운용할 수 있다.

참고문헌

Kistner RL, Eklof B, Masuda EM 1996 Diagnosis of chronic venous disease of the lower extremities: the 'CEAP' classification [see comments]. Mayo Clinic Proceedings 71:338–345

McMullin GM, Smith PDC, Scurr JH 1991 A study of tourniquets in the investigation of venous insufficiency. Phlebology 6:133–139

Perthes G 1895 Uber die Operation der Unterschenkelvaricen nach Trendelenburg. Deutsch Med Wehrschr 21: 252. 1895.

Santler R 1969 Venous insufficiency and its recognition in practice. Z Haut Geschlechtskr 44:699–706

Schultz-Ehrenburg U, Hubner H-J 1989 Reflux diagnosis with Doppler ultrasound (monograph). Schattauer, Stuttgart, New York

Sherman RS 1964 Varicose veins: anatomy re-evaluation of Trendelenburg tests and operating procedure. Surgical Clinics of North America 44:1369–1369

Sparey C, Haddad N, Sissons G, Rosser S, De Cossart L 1999 The effect of pregnancy on the lower-limb venous system of women with varicose veins. European Journal of Vascular and Endovascular Surgery 18:294–299

Weiss RA 1993 Evaluation of the venous system by Doppler ultrasound and photoplethysmography or light reflection rheography before sclerotherapy. Seminars in Dermatology 12:78–87

Weiss RA, Duffy D 1999 Clinical benefits of lightweight compression: Reduction of venous-related symptoms by ready-to-wear lightweight gradient compression hosiery. Dermatologic Surgery 25:701–704

Weiss RA, Feied CF, Weiss MA 2001 Vein Diagnosis and Treatment: A comprehensive approach. McGraw-Hill

Weiss RA, Weiss MA 1993 Doppler ultrasound findings in reticular veins of the thigh subdermic lateral venous system and implications for sclerotherapy. Journal of Dermatological Surgery and Oncology 19:947–951

Weiss RA, Weiss MA 1995 Continuous wave venous Doppler examination for pretreatment diagnosis of varicose and telangiectatic veins. Dermatologic Surgery 21:58–62

4 하지 정맥의 치료에 관한 개관

An overview of Therapy for leg vein

Jeffrey T.S. Hsu

서론

치료해야 할 하지정맥의 크기와 위치에 따라 다수의 치료법 중에 적당한 선택을 해야 한다. 하지만 올바른 치료법을 선택하는 것 이외에, 치료 전에 환자의 기대를 관리하는 것도 동등하게 매우 중요할 수 있다. 표준 주제 목록과 환자의 모든 기대치(Box 4.1)를 함께 논의해야 한다.

비록 환자는 치료가 효과가 있기를 기대하지만, 정말 효과가 있을지, 또는 효과가 얼마나 될 지에 대한 보장이 없다는 것을 환자는 이해해야만 한다. 어떤 의학적 조치에도 위험이 수반될 수 있고, 따라서 이에 대해 철저하게 논의해야 한다. 의사가 필요한 정보를 환자에게 전달할 때, 의사는 환자가 질문을 하는 것을 격려하고, 환자의 어떠한 관심거리에 대해서도 마땅히 상세한 설명을 해야 한다. 만약 환자가 과하게 걱정하거나, 과하게 요구를 하거나, 또는 단순히 의료 조치를 이해할 수 없다면, 그 환자는 이상적인 후보가 아닐 수 있다.

치료 전 환자와 나눠야 할 논의의 주제

- 환자의 기대치
- 치료 중 예상되는 불편함
- 치료의 이득
- 나타날 수 있는 치료의 합병증
- 대안적 치료
- 치료 후 관리
- 회복 국면의 지속시간과 특성

Box 4.1 치료 전 환자와 나눠야 할 논의 주제

압박요법

외부 압박요법(compression therapy, CT)의 사용은 하지정맥 질환의 치료에 있어서 기본적인 방법이다. 하지정맥의 치료에 있어서 최근 치료법의 발달에도 불구하고, 압박요법은 단순하고 효과적이고 비싸지 않다.

압박요법은 많은 상황에서 초기 치료법으로 쓰이고, 다른 치료법이 쓰일 때에는 부속적인 방법으로 고려된다(Box 4.2).

하지정맥 압박요법의 적응증

- DVT prophylaxis
- 증상이 있는 정맥류
- 만성정맥부전
- 정맥 궤양
- 경화요법(post sclerotherapy)후 관리
- 정맥절제술(post phlebectomy)후 관리
- 임신
- 혈전성 정맥염
- 활성 DVT 치료

Box 4.2 하지정맥 압박요법의 적응증

능동적 · 수동적 (active and passive) 압박요법

압박요법은 수동적이거나 능동적일 수 있다. 수동적인 압박요법에는 탄력 없는 붕대가 사용된다. 근육이 수축하면, 붕대는 용적이 늘어나는 것을

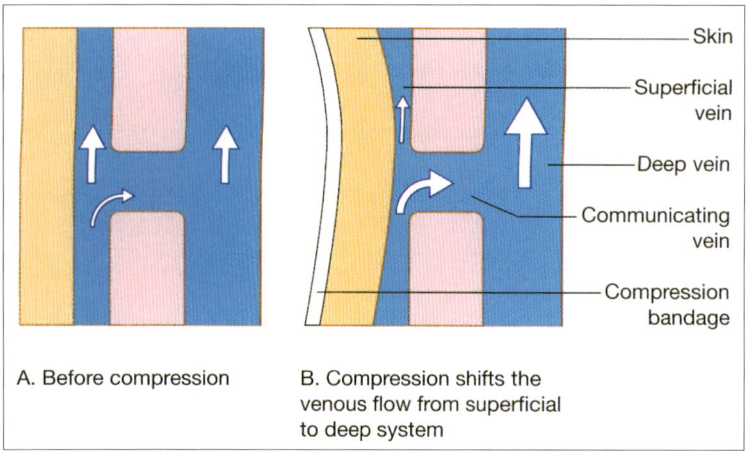

그림 4.1 (A) 압박요법 전 (B) 압박요법에 의한 표면에서부터 심층 계까지 정맥 흐름의 이동

막아주고, 그 때문에 압력이 높아지게 된다. 근육이 이완하면, 용적이 감소해서 붕대에 의해 최소의 압력이 작용한다.

반면에, 능동적인 압박요법은 탄력 있는 붕대를 사용해 근육 운동을 하거나 쉴 때 둘 다 압력이 작용한다. 누워만 있거나 활동하지 않는 환자들은 이 압력을 계속해서 참을 수 없고, 특히나 동맥부전증(arterial insufficiency) 환자들에게 금기사항 이다(그림 4.1)

수동적이든지 능동적이든지, 압박요법은 몇 개의 기전을 통해 정맥성 질환을 향상시킨다. 압박요법은 표면의 계에 있는 정맥의 내강을 좁게 만든다. 그 결과 정맥의 흐름이 촉진되고, 정맥의 저류가 감소하고, 정맥의 흐름이 표면에서 깊은 정맥 계로 이동한다.

또한 압박요법은 부분적으로 판막의 기능을 복원하고, 정맥에 생기는 퇴행성의 변화를 점진적으로 역전시켜, 또한 정맥의 역류를 줄여준다.

압박붕대 (Box 4.3과 4.4, 그림 4.2)

짧은 탄력 붕대들 (Short-stretch bandages)

압박 스타킹의 제조사들	
Brand	**Location and Telephone number**
Jobst	Charlotte, NC 1-704-554-9933
Sigvaris	Branford, CT 1-800-322-7744
Juzo	Cuyahoga Falls, OH 1-800-222-4999
Medi	Arlington Heights, IL 1-800-633-6334
Venosan	Asheboro, NC 1-910-672-6062

Box 4.3 압박 스타킹의 제조사들

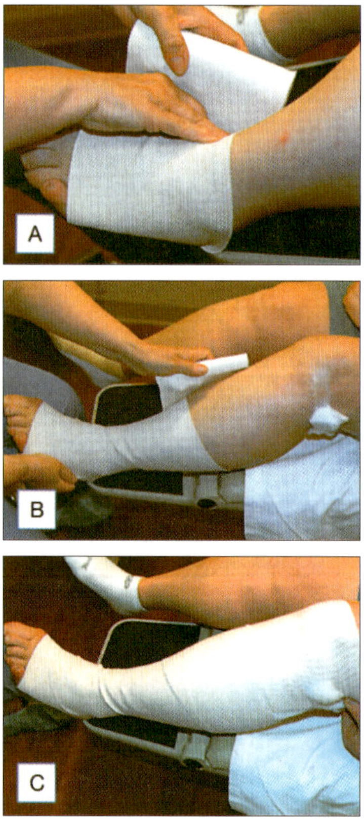

그림 4.2 (A–C) 경화요법(sclerotherapy) 후 신축성 있는 붕대의 적절한 조치

압박 스타킹의 제조사들		
Manufacturer	**Type**	**Adherence/Name**
Se Pro Healthcare Montgomery, PA	High Stretch	Nonhesive/Tubigrip
Beiersdorf Norwalk, CT	Low Stretch	Nonhesive/Tubigrip
Beiersdorf	High Stretch	Nonhesive/Eloflex Cohesive/Elohaft
Belersdorf	Non-Stretch	Conhesive/Gelocast
3M Health Care St. Paul, MN	High Stretch	Adhesive/Microfoam
Convatec Princeton, NJ	Non-Stretch	Cohesive/Unna-Flex
Conco Medical Bridgeport, CT	Low Stretch	Cohesive/Medi-Rip

Box 4.4 압박 스타킹의 제조사들

압박요법에는 다양한 종류의 붕대들이 사용된다. 완전히 딱딱한 탄력 없는 붕대들인 Zinc gel Unna boot(Unna-Flex, Convatec, Princeton, NJ)와 Gelocast(Beiersdorf Inc., Norwalk, CT)는 둘 다 건조되어 다리 둘레에 석고 붕대를 형성한다.

Comprilan(Beiersdorf, Norwalk, CT)와 같은 짧은 신축성 있는 붕대들은 30~50%가 늘어날 수 있는 직물로 만들어진다. 탄력 없는 붕대들과 짧은 탄력 붕대들은 부종(edema), 심부정맥혈전증(deep vein thrombosis, DVT), 또는 만성정맥기능부전(chronic venous insufficiency, CVI)로 인한 궤양 형성을 치료하기 위해 수동적인 압박을 가한다.

붕대들은 숙달자에 의해 알맞게 꼭 맞도록 사용되어야 하고 며칠 동안 계속해서 두어야 한다. 그러나 부종이 가라앉고 다리 둘레가 감소함에 따라 붕대의 탄력 없는 성질은 이 변화를 수용하지 못하고, 처음 조치 후 몇 시간 이내로 상응하는 압력 손실이 빨리 일어날 수 있다.

긴 탄력 붕대들 (Long-stretch bandages)

100~200% 늘어날 수 있는 직물로 된 긴 탄력 붕대들은 수술, 경화요법 또는 혈전정맥염(thrombophlebitis) 후 필요한 능동적인 압박을 제공해 준다. 탄력붕대의 주요 단점은 동맥 폐색성의 질병을 가진 환자들에게 잠재적인 위험이 있다는 것이다. 붕대의 사용은 의사의 기술에 달려 있는데, 노련한 임상 의사들은 25~50 mmHg의 범위로 고르게 압력을 가하면서 붕대를 사용할 수 있다. 덜 노련한 의사들은 일반적으로 15~70 mmHg의

더 넓은 범위로 압력을 가하고, 높은 점 이상의 압력은 동맥성의 질환을 가지고 있던 환자들에게 동맥폐쇄를 가져올 수 있다. 그러므로 붕대를 사용하기 전에, 발목/팔의 지수를 체크함으로써 동맥의 흐름을 검사해야만 하고, 환자들에게 어떻게 각 연속되는 층을 적절히 겹쳐놓는 지를 알려주어야 한다. 세탁 후에는, 붕대는 압박하는 능력을 일부 잃게 된다.

다층 붕대들 (Multilayer bandages)

다층 붕대들은 탄력 없는 붕대들과 긴 탄력 붕대들의 중간물이다. 다층 붕대들은 다음과 같이 종종 4개의 겹쳐진 층들로 구성된다. (1) 편안함을 제공하고, 상층물을 흡수하기 위한 양털 심 (2) 양털을 잡아주는 솜 붕대 (3) 능동적인 압박을 가하기 위한 긴 탄력 붕대 그리고 마지막으로 (4) 응집력 있는 중간 탄력 붕대들. 최종 생리적 효과가 붕대를 사용하는 임상 의사들에 의해 달라질 수 있기에 다양한 붕대를 선택할 때 참고가 되는 서로 다른 증상들은 대부분 절대적이지 않다. 증상에 따라 선택한 특정한 붕대의 효용성을 평가하는 비교 연구들은 여전히 확고한 결과를 내놓지 못하고 있다.

압박 스타킹 (Compression Stockings)

스타킹은 붕대 대신으로 사용될 수 있다. 스타킹은 길이가 다양하기 때문에 압박 정도에 따라 DVT 또는 정맥류성 정맥의 성장을 예방하는데 사용된다. 스타킹은 또한 외과 수술, 정맥절제술(phlebectomy) 또는 경화요법 후에 필요하다. 정맥류성 정맥과 큰 망상(reticular) 정맥의 경화요법 후 따르는 압박요법은 있을 수 있는 혈전 생성과 이어서 일어나는 치료한 혈관의 재소통을 감소시키기 위해 정맥 벽의 직접적인 병치를 돕는 개입으로 일반적으로 받아들여진다. 혈전 생성을 피하는 것은 또한 과다색소침착(hyperpigmentation)과 혈전정맥염과 뒤따르는 모세혈관 신생(telang-iectatic matting)을 제한하는 것처럼 보인다. 그러나, 작은 모세혈관확장

압박 스타킹의 등급		
압박등급	압력	흔한 적응증
0	10~20	경도의 기능성 정맥 부전
I	20~30	만성 정맥 부전, 정맥류 증상, DVT
II	30~40	정맥류 증상, DVT, 정맥 궤양
III	40~50	정맥 궤양

Box 4.5 압박 스타킹의 등급

증(telangiectasias)의 치료 후에 사용하는 스타킹의 효용성에 대해서는 계속해서 논란이 있다. 다리 수술 또는 정맥절제술 후에, 스타킹은 혈종(hematomas)을 막는 것을 도와준다. 임신 기간 동안, 스타킹은 정맥류성 정맥의 성장을 미연에 방지해준다. 그렇게 하지 않는다면 정맥류성 정맥은 증가된 정맥의 압력과 호르몬의 영향 때문에 더 증식될 것이다. 압박 스타킹은 또한 표면의 혈전정맥염 치료에 있어서 중요한 요소이다.

압박 스타킹에는 0에서 Ⅲ에 이르는 4개의 등급이 있다. 각각의 등급에는 양말길이부터 허벅다리까지 올라오는 길이와 표준길이의 팬티스타킹에 이르기까지 다양한 길이들을 이용할 수 있다. 증상과 환자가 견딜 수 있는 압박의 정도에 따라 적절한 선택을 할 수 있다. 연세가 지긋한 환자들은 스타킹, 특히 고압박 스타킹을 신는데 어려움을 겪는다.

그래서 이런 사람들을 돕기 위한 방법들이 발달했다. 하나의 대안으로 압박 스타킹 두 쌍을 겹쳐 신는 방법을 들 수 있다. 예를 들면, 두 쌍의 Class 0 스타킹들은 한 쌍의 Class Ⅰ 스타킹과 같은 압력을 제공한다. 두 개의 분리된 스타킹은 신기가 더 쉽다. 스타킹은 일상적으로 사용하고 세탁하면서 압박 능력을 잃어가기 때문에, 6개월마다 교체할 필요가 있다.

Class 0 스타킹은 가벼운 부종이나 다리 피로와 연계된 최소 정맥류성 정맥이 되는 가벼운 기능적인 정맥기능부전에 필요하다. 만성정맥기능부전과 더 심각하게 증상을 나타내는 정맥류성 정맥은 Class Ⅰ 스타킹이나 Class Ⅱ 스타킹으로 치료되어야만 한다. Class Ⅰ 과 Class Ⅱ 스타킹은 또한 통증과 부종을 완화시키고 혈전의 응집을 강화하기 때문에, DVT에 걸린 외래환자를 관리하는데도 필요하다.

다리 궤양의 치료는 국소 피부 치료 외에도 Class Ⅱ 또는 Class Ⅲ 스타킹의 사용이 필요하다. 궤양 형성 치료에 있어서 스타킹 대신 다층 붕대나 탄력 없는 붕대와 같은 다른 종류로 압박 치료를 받을 수도 있다.

수술 후에 필요한 압박의 지속기간이나 정도는 아직 일치되지 않았다. 비록 어떤 연구에서는 정맥류성 정맥의 수술 후에 타박상과 혈전정맥염의 발생을 최소화하는데 있어서 고압력 압박 스타킹과 저압력 압박 스타킹이 동등한 효용성을 보여줬지만, 고압력 압박 스타킹은 경화요법 후에 분명히 필요하다. 그러나, 정맥부전증(venous insufficiency)의 객관적인 매개변수와 주관적인 매개변수를 통제하는 데 있어서 Class Ⅰ 과 Class Ⅱ 압박 스타킹은 차이가 없는 것처럼 보인다. Weiss 등은 경화요법 후의 압박 지속기간에 대해 연구했다. 그리고, 3주 동안 압박요법을 한 환자 그룹이 가장 효과가 있고, 다음으로 일주일 동안 압박요법을 한 환자 그룹, 그 다음으로 오직 3일 동안 압박요법을 한 환자 그룹 순서로 가장 효과가 있다는 것을 알았다. 모든 치료 그룹들은 압박요법을 받지 않은 통제 그룹보다 상당히 효과가 있었다. 1주 그룹과 3주 그룹은 또한 3일 그룹과 통제 그룹보다 경화요법과 연계된 과다색소침착을 덜 경험했다.

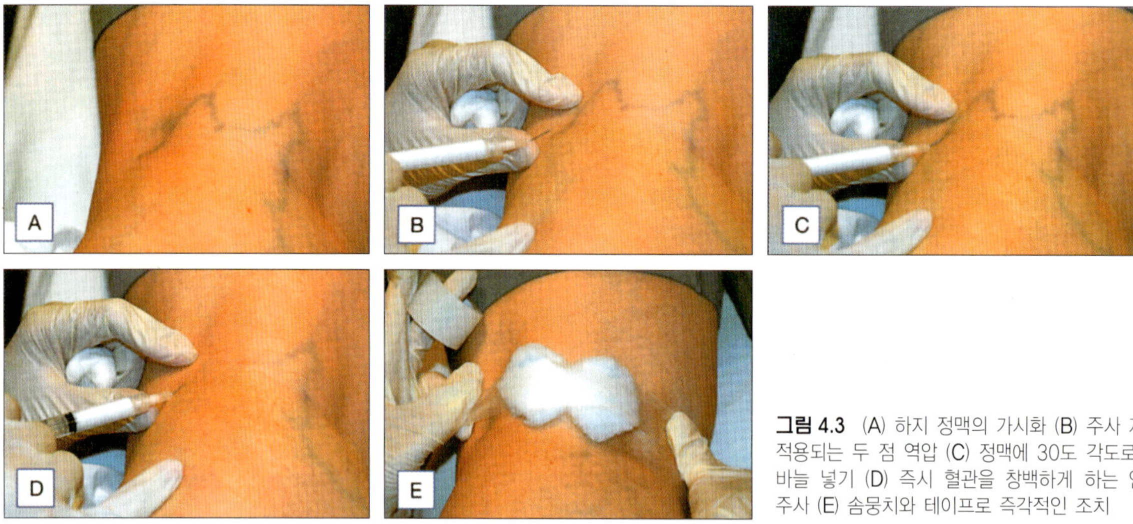

그림 4.3 (A) 하지 정맥의 가시화 (B) 주사 자리에 적용되는 두 점 역압 (C) 정맥에 30도 각도로 주사 바늘 넣기 (D) 즉시 혈관을 창백하게 하는 안정된 주사 (E) 솜뭉치와 테이프로 즉각적인 조치

작은 혈관 질환의 치료

큰 정맥간 정맥류(large truncal vericose vein)가 존재할 때, 연계된 모세혈관확장증은 원 정수압(underlying hydrostatic pressure)을 높이지 않고서는 성공적으로 치료되기 어렵다. 큰두렁정맥(greater saphenous vein, GSV) 부전의 경우에, 외과 수술이나 정맥 내의 절제 수술이

일반적인 경화성 물질				
용액	**범주**	**장점**	**단점**	**브랜드(Brand)**
Sodium teradecyl sulfate	Detergent	오직 혈관외유출(extravasation)로 통증, 경화성 큰 정맥류에 가능, FDA승인	0.25% 미만의 혈관외유출이면 괴사, 색소침착, 매팅(matting)	Sotradecol(Bioniche Life Sciences Inc., Ontario, Canada) Fibrovein(STD Pharmaceuticals Inc, Hereford, UK)
Polidocanol	Detergent	항상 통증 없음, 괴사 드묾	주입 부위에 두드러기(urticaria),주의할만한 통증없음. 세동맥(arteriolar)주입, FDA승인 없음	Aethoxysklerol Kreussier Pharma, Germany
Hypertonic Saline	Hyperosmolar	비알러지	FDA: off-label, 주입 시 통증, 괴사, 색소침착, 매팅	없음
Chromated Glycerin	Toxin	매팅 드묾, 색소침착, 괴사	큰 정맥류에 너무 취약, 많은 점성(viscous), 알러지 예상, FDA 승인없음	Scleremo, Lab, Therica, France

Box 4.6 일반적인 경화성 물질

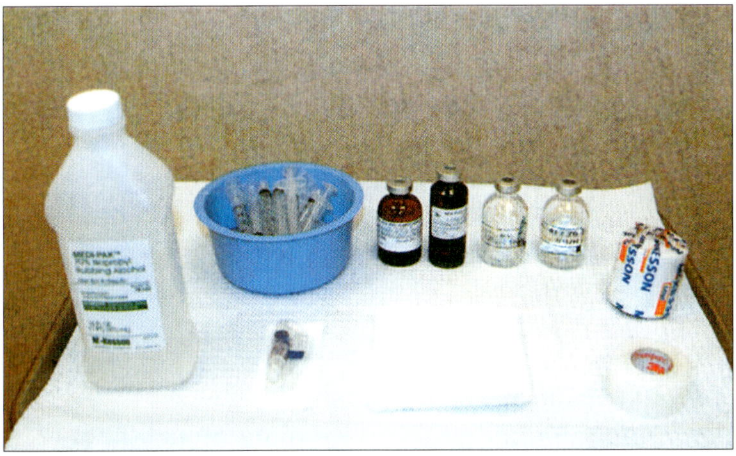

그림 4.4 경화요법 트레이의 구성: 문지르는 알코올, 바늘과 주사기, 다양한 경화제들 (사진에 나온 것- chromated glycerin, 3% sodium tetradecyl sulfate, 0.5% sodium tetradecyl sulfate, and 0.1% sodium tetradecyl sulfate), 압박 붕대, 세 방향의 마개, 거즈, 테이프. 솜뭉치는 사진에 빠져있다.

필요할 것이다. 통원정맥절제술(ambulatory phlebectomy)은 사실상 모든 큰 정맥류를 치료한다. 반면에 경화요법은 모든 큰 정맥류와 망상 정맥류를 치료할 수 있다. 망상정맥, 정맥류, 그리고 깊은 부전 정맥이 치료된 후에서야 표면의 모세혈관확장증을 치료하는데 있어서 경화요법이나, 레이저 또는 빛으로 치료하는 기구를 사용해도 된다. 경화요법이나 레이저/빛을 사용한 치료는 큰 혈관에서의 압력 문제없이 오직 고립성 모세혈관확장증을 가진 환자에게 주로 사용될 수 있다(그림 4.3)

경화요법 (sclerotherapy)

경화요법의 목표는 비가역성 내피 세포의 파괴를 야기시키는 화학적 자극제를 혈관 내로 주입하는 것이다. 비가역성 내피 세포의 파괴는 혈관의 섬유증과 폐색을 일으키게 된다. 실질적으로 정맥 내피의 손상을 줄이기 위해 어떤 이물질도 이용될 수 있고, 몇몇 경화성의 용액은 이런 목적으로 상업적으로 이용된다(Box 4.6). 용액의 종류와 농도와 양은 정맥염주(varicosity)의 종류와 위치에 의해 결정된다(그림 4.4).

경화요법 후 압박

이어지는 재소통(recanalization)과 경화 후 색소침착을 일으킬 수 있는 혈전 형성의 발생을 감소시키기 위해, 압박요법은 또한 큰 정맥류성 정맥의 경화요법에 필수적인 보조 조치이다. 외부의 압박에 의한 정맥 벽의 직접적인 병치는 내피와 경화제의 접촉지속시간을 증가시킴으로써 시술을 더욱 효과적으로 만들어준다. 결국, 감소된 혈전 반응과 이어서 일어나는 정맥염의 염증반응은 또한 모세혈관신생(telangiectatic matting)을 최소화 할 것이다. 몇몇 저자들은 1mm보다 작은 모세혈관확장증은 주입 후에 압박요법이 필요없다고 주장한다. 그러나 큰 모세혈관확장증, 세정맥확장증(venulectasia), 망상 정맥과 정맥류성 정맥의 경화요법 후에는 며칠 동안의 압박요법이 행해져야만 한다는 것이 일반적인 견해이다.

경화요법 동안, 탄력 있는 붕대들은 일반적으로 마지막 경화제 주입 후 즉시 사용된다. 혈전증(thrombosis)를 막기 위해 역류 지점이나 큰 정맥에 압력을 더 가할 수 있도록 솜뭉치나 고무 쿠션들은 이 탄력 있는 붕대들 아래에 넣어진다. 붕대가 환자가 움직이면서 헐거워짐에 따라 압박하는 힘이 점차적으로 줄어들기 때문에, 많은 임상의사들은 경화 요법 후에 붕대 대신 스타킹을 사용하든가 또는 환자들에게 몇 시간 이내에 붕대를 스타킹으로 교체하라고 충고한다.

환자의 선택

경화요법을 시작하려면, 타당한 병력이 있어야 한다. 특히 하지(lower extremity) 감염증, 당뇨병(diabetes), 과민증(anaphylaxis)과 심각한 천식(asthma) 병력은 알려져야만 한다. 응고병증(coagulopathies), 임신, 심부정맥혈전증(DVT)의 재발과 이동 불가능함은 경화요법을 해서는 안 되는 경우들이다.

검사실 검사(laboratory test)는 과다응고상태(hypercoagulable states)가 의심될 때를 제외하고는 대개 필요하지 않다. 증상을 나타내는, 직경이 4mm보다 큰 정맥염주와 정맥류를 가지거나 모여서 정맥성의 고혈압을 나타내는 많은 수의 거미모세혈관확장증을 가진 환자들을 위해 2중의 스캐닝과 같은, 진단에 유용한 검사가 확보되어야만 한다.

치료에 앞서서, 환자들은 시술 과정과 그 시술의 한계를 이해해야만 한다. (Box 4.7과 4.8). 비록 상당한 표면적인 치료 효과가 있겠지만, 환자들은 '완전히 치료된 하지' 는 불가능하다는 것을 알아야만 한다. 의사들은 모든 모세혈관확장증이 완전히 깨끗이 사라질 수 있다고 약속해서는 안 되고, 가장 좋은 경우에 3~6번의 치료로 80%의 치료 효과를 나타낼 수 있다는 것을 명백히 설명해야만 한다. 치료된 정맥은 재발할 수 있고, 새로운 모세혈관확장증도 또한 앞으로 재발할 수 있다.

사진은 치료 과정을 기록할 수 있기 때문에 의사와 환자 모두에게 유용하다. 사진은 전에 치료한 정맥류, 망상정맥, 모세혈관확장 정맥의 범위와 위치뿐만 아니라, 전에 존재하던 형성된 흉터와 색소침착을 설명해준다.

레이저와 광선을 이용한 치료

비록 레이저 수술 의사는 1980년대 pulsed-dye 레이저가 나타날 때까지 환영할만한 결과를 이루지 못했지만, 레이저는 1970년대 이래로 하지 정맥을 치료하는데 사용되어왔다. 1990년대에, 더 긴 파장과 더 긴 펄스

expected an minor sequelae of sclerotherapy

- hyperpigmentation
- edema
- matting
- pain with injection
- localized urticaria
- vasovagal reaction
- thrombophlebitis
- recurrence of treated vessels

Box 4.7 expected an minor sequelae of sclerotherapy

rare and serious complications from sclerotherapy

- DVT
- cutaneous neccrosis
- anaphylaxis
- pulmonry emboli
- nerve damage

Box 4.8 rare and serious complications from sclerotherapy

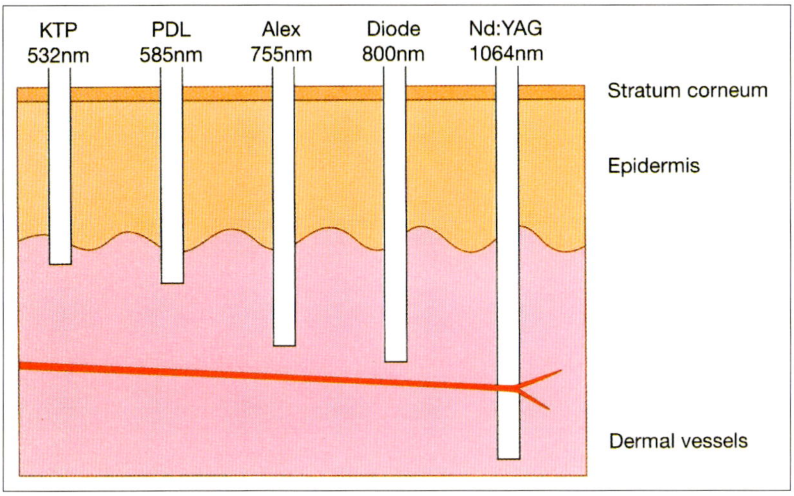

그림 4.5 파장이 길어질수록 더 깊은 곳을 투과 할 수 있다.

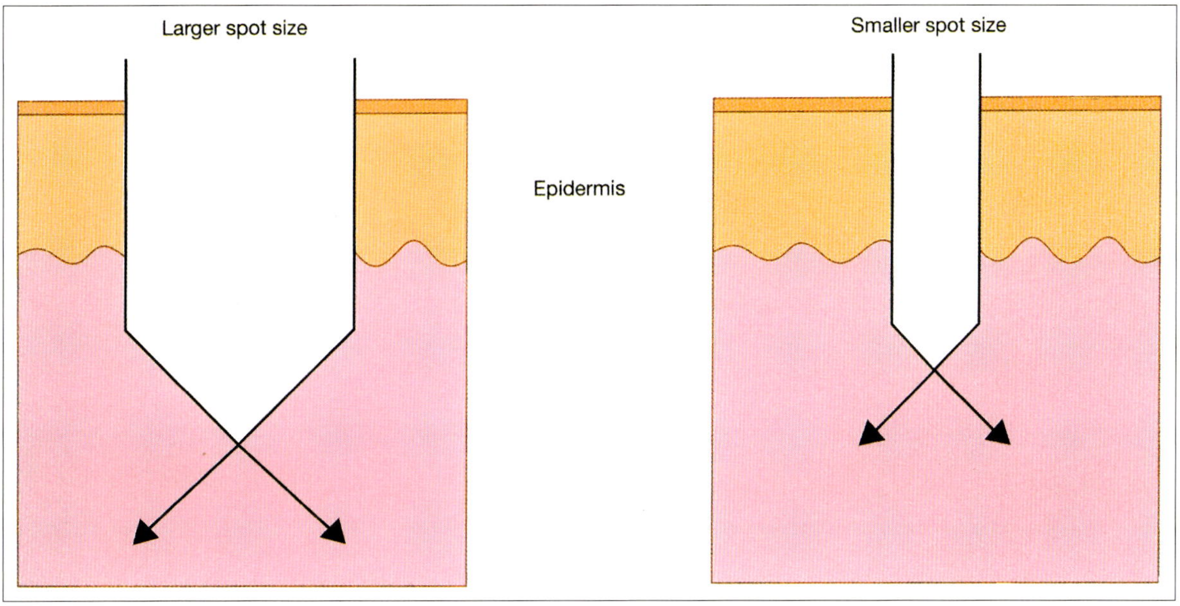

그림 4.6 레이저를 가하는 spot size가 클수록 투과를 잘 한다.

지속 시간을 가진 레이저의 발달은 더욱 안전하게 하고 효능을 향상시켜 하지정맥류의 치료에 있어서 적합한 레이저를 개발할 수 있게 해주었다.

피부에 생기는 증상들을 치료하기 위한 대부분의 레이저들처럼, 하지 정맥류를 치료하기 위한 레이저는 선택적 광열융해(selective photothermolysis) 원리를 바탕으로 한다. 이상적인 레이저는 다음 특징들을 가지고 있어야만 한다. (1) 주위 조직 표적들(즉, 발색단(chromophores))보다 헤모글로빈에 의해 더 잘 흡수되는 파장 (2) 표적 혈관의 깊이까지 투과성 (3) 표피의 손상 없이 혈관에 손상을 가하는데 충분한 에너지 그리고 (4) 주위 조직의 손상 없이 천천히 혈관을 응고시키는데 필요한 펄스 지속시간.

매개변수의 선택 (Parameter selection)

정맥은 크기와 피부에서의 깊이가 다양하기 때문에, 하지 정맥의 레이저 치료는 하기 어렵다. 더욱이, 표면의 혈관들은 더 깊은 망상정맥들과 연결되어 있어서 경화요법과 같은 부수적인 치료가 필요하다.

파장과 펄스 지속시간의 선택은 치료할 혈관의 종류와 크기와 관련되어 있다. 일반적으로, 더 긴 파장은 더 깊게 투과할 수 있고, 더 긴 펄스 지속시간을 가지게 해 큰 직경을 가진 혈관을 천천히 가열하는데 필요하다.

레이저를 가하는 spot size가 클수록 피부의 반사율을 줄이고 레이저 에너지의 투과율을 높여서, 표적에게 더 효과적으로 영향을 줄 수 있다(그림 4.5와 4.6).

레이저의 선택

Potassium titanyl phosphate(KTP)lasers. 하지정맥의 가장 초창기 성공적인 치료법은 pulsed lasers와 광원을 이용하는 것이었다. 532 nm 장치인 pulsed KTP는 방출하는 파장이 헤모글로빈에 의해 잘 흡수되었고, 레이서 설비에 들어 있는 KTP 결정이 믿을만하고 비싸지 않았기 때문에 초기에 선호되었다. 비록 1000분의 1초(millisecond) 영역의 KTP 장비가 얼굴의 모세혈관확장증을 치료하는데 가치있는 것으로 입증되었지만, 작은 점의 크기와 10 ms 또는 그 이하의 지속 시간을 가진 초기의 경험은 실망스러웠다. 3~5 mm에 이르는 더 큰 크기(spot size)와 10~50 ms의 더 긴 펄스 지속시간, 12~20 J/cm^{2}의 에너지 밀도를 가진 레이저가 등장하면서 더 만족스런 결과가 나왔다.

KTP 레이저의 단점으로 레이저가 투과할 때 두터운 다리 피부가 장애물로 작용할 수 있다는 점과 532 nm 파장의 레이저는 멜라닌에 의해서 엄청난 양이 흡수된다는 점이다. 결과적으로, 검거나 적갈색의 피부를 가진 환자들은 색소침착이상(dyspigmentation)이 발생할 위험이 높다. 이런 환자들에게 표피를 보호하기 위한 냉각은 매우 중요하다.

이런 한계들이 있지만, pulsed KTP는 피부타입 I-Ⅲ을 가진 환자들의 표면에 생기는 작은 모세혈관확장증에 가장 적합하다. 더 좋은 결과는 기술의 존적이며 혈관의 연축(spasm)이나 혈관내응고(intravascular coagulation)의 충분한 최종결과를 위해서 반복적인 시술이 자주 필요하다. 그러나 펄스의 축적 혹은 같은 장소에 쉼없이 반복되는 레이져펄스는 흠이나 상처를 낼 수 있으므로 피해야 한다.

Pulsed-dye laser. 585 nm의 파장을 발생시키고 450 ㎲ 펄스 지속시간을 가지는 고전 pulsed-dye laser(PDL)는 얼굴과 목의 표면에 분포하는(평균 깊이 0.46 mm) 미세한 (직경 100 ㎛) 혈관들로 구성된 혈관들로 구성된 포도주색반점(port-wine stains)을 치료하는 데 성공했다.

그러나 짧은 펄스 지속시간은 깊고 두터운 혈관에 효과적이지 못했기 때문에, 처음에 pulsed-dye laser는 하지 정맥류를 치료하는 데 만족스러운 결과를 제공하지 못했다. 선택적 광열융해 원리에 의해 알려진, 직경 0.1 mm에서 수 mm에 이르는 하지정맥류를 파괴하기 위한 이상적인 펄스 지속시간은 1~50 ms이다. 임상적으로 장기간 지속된 과다색소침착처럼 보이는 자색반병(purpura)과 혈철소(hemosiderin) 침착을 가진 혈관들의 파열을 유도하기 위해 짧은 간격으로 높은 에너지가 전달되어야 한다.

1990년대 후반에 long pursed-dye laser의 출현으로 이런 종류의 치료가 가능해졌다. 현재 로다민(rhodamine)염료(Cynosure, Berkshire, UK: Photogenica, V-Star; Candela, Wayland, MA: V-Beam)를 사용하는 몇몇 장치들은 1.5~40 ms의 펄스 지속시간, 585~600 nm의 파장을 가지고, 더 긴 파장은 더 깊은 곳의 혈관들까지 투과할 수 있게 해주고 있다. 그러나 이런 더 긴 PDL 파장에서도 멜라닌 색소는 여전히 상당한 양을 흡수하고, 만약 표피가 충분히 냉각되지 못한다면 염증후 과다색소침착(Postinflammatory hyperpigmentation)의 위험이 크다.

Long-pulsed Alexandrite 레이저. 몇몇 다른 pulsed laser들은 700~900 nm 범위에서 헤모글로빈 흡수(hemoglobin absorption)의 좁은 최고점(smll peak)은 효과적으로 이용해왔다.

특히, long-pulsed alexandrite 레이저, diode 레이저와 Nd:YAG 레이저들은 큰직경의 정맥류를 치료할 수 있도록 해준다. 동시에, 레이저들의 더 긴 파장은 상대적으로 멜라닌에 의해 적게 흡수되면서, 더 깊은 곳의 피부까지 투과할 수 있도록 해준다. 예를 들어, 755 nm의 Alexandrite 레이저는 피부 안으로 2~3 mm 투과할 수 있다. 20 ms에 이르는 펄스 지속 시간을 가진 이 레이저는 작은 직경부터 중간 직경까지의 혈관들을 어느 정도 성공적으로 치료할 수 있다.

Diode 레이저. 800~930 nm의 파장을 방출하는 diode 레이저는 더 깊게 투과하고, 더 큰 망상 정맥을 표적으로 하는 능력과 약 900 nm에서

Nd:YAG 레이저와 Alexandrite 레이저의 치료에서의 특성

	Nd:YAG	Alexandrite
Depth of penetration	⇧	⇩
Hyperpigmentation	⇩	⇧
Pain	⇧	⇩

Box 4.9 Nd:YAG 레이저와 Alexandrite 레이저의 치료에서의 특성

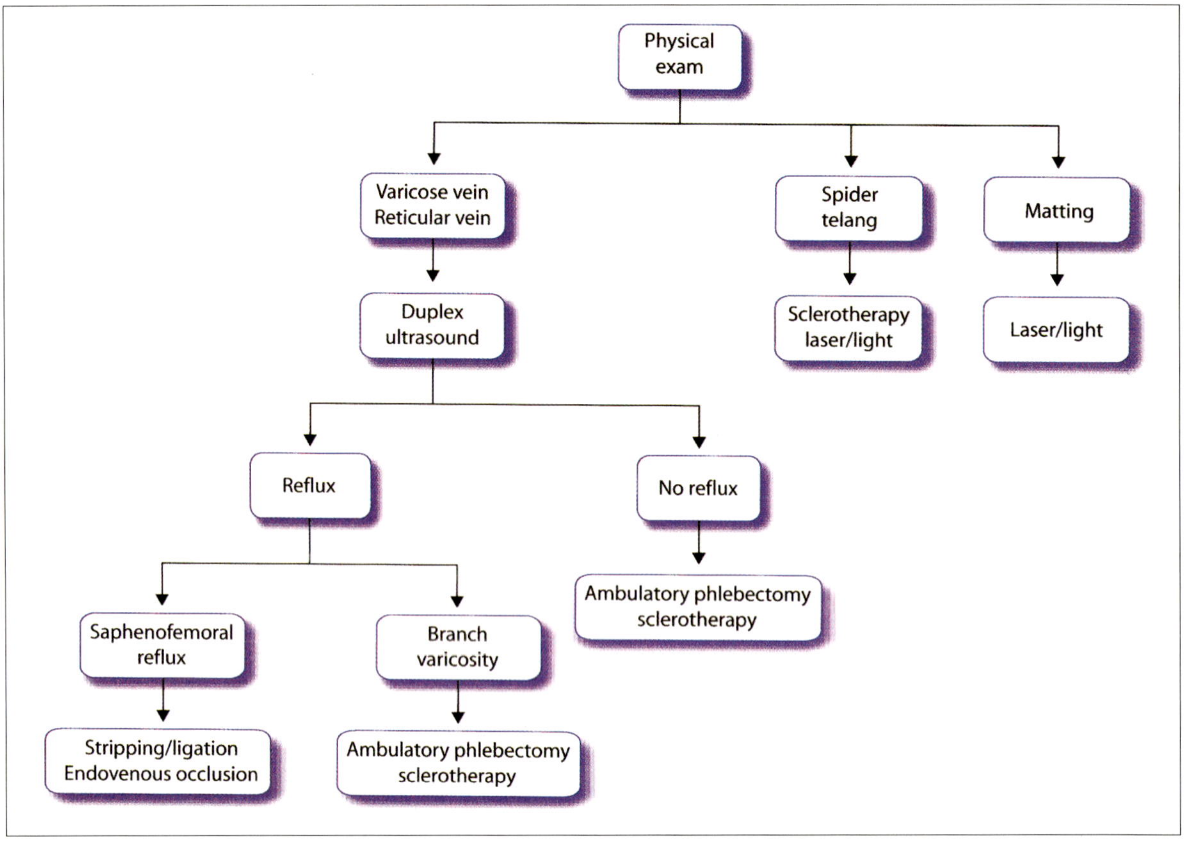

그림 4.7 하지 정맥류의 진단과 치료의 체계

tertiary 헤모글로빈에 의해서 가장 높게 흡수되고, 상대적으로 멜라닌에 의해서 덜 흡수되는 능력 면에서 Alexandrite 레이저와 유사하다.

Long-pulsed Nd:YAG 1064 nm 레이저. Long-pulsed Nd:YAG 레이저의 발달은 하지 정맥류의 치료에 있어서 흥분되는 획기적인 사건이었다. Alexandrite 레이저와 diode 레이저보다 긴 1064 nm 파장은 깊은 곳의 상대적으로 큰 구경 혈관들을 표적으로 하여 피부를 훨씬 깊게 투과하는 것을 가능하게 한다. Nd:YAG 레이저는 최대 3 nm의 깊이까지 투과할 수 있기 때문에, 중간진피(mid-dermis)에 있는 큰 혈관들을 파괴하는데 이상적이다. 또한 멜라닌에 의해 흡수되는 양이 줄어들어 어두운 피부 타입에서조차 표피가 손상될 위험을 감소시킨다.

그러나 깊게 투과하기 위한 높은 에너지 밀도는 열을 표적이 되는 혈관들 주위의 조직으로 분산시키기 때문에 부수적인 손상의 위험을 증가시킨다. 더욱이, long-pulsed 1064 nm 레이저를 이용한 치료는 상대적으로 고통스럽고, 적극적인 표피 냉각과 국소 마취(topical anesthesia)를 필요로 한다(Box 4.9). 완벽한 치료를 위해 다른 레이저들은 낮은 에너지밀도로 여러 패스(pass)를 시행해야 하는 반면에, 높은 에너지 밀도를 가진 Nd:YAG 레이저는 여러 패스를 시행할 경우 매우 조심스럽게 행해져야만 한다. 0.5~3 mm의 직경을 가진 큰 구경 혈관들이 가장 잘 반응한다. 다른 레이저들처럼 치료의 목표는 덮고 있는 피부를 태우지 않고 혈관들이 소멸하게 만드는 것이다.

Intense pulsed light

Intense pulsed light(IPL) 장치는 일반적으로 간접성이 없고, 515~1200 nm의 파장이고, 광원인 섬광등이다(Palomar, Burlington, MA: Estelux, Medilux; Syneron, Ontario, Canada: Aurora, Polaris; Lumenis, Santa Clara, CA: Quantum, VascuLight). IPL만이 할 수 있는 특이한 것은 선택력을 증가시키기 위해 더 짧은 파장을 제거하는 필터를 사용한다는 것이다.

560~755 nm에서의 다수의 low-pass filters들은 이런 방식으로 사용될 수 있다. 대부분의 혈관의 병변에 가장 유용한 것은 일부 적외선의 방사와 함께 주로 황색과 적색의 파장을 전달해주는 550과 570 nm의 필터이다.

광대역의 IPL은 헤모글로빈의 동적인 광학 성질을 이용한다. 혈관 크기가 0.1 mm에서 1 mm로 증가하고, 깊이가 0.3 mm에서 1 mm로 증가함에 따라, 헤모글로빈의 최대 흡수점이 600 nm에서 약 900 nm로 바뀌었다. 그러므로 515~1200 nm 광대역의 원천(source)은 의사가 작고 표면에 있는 혈관들과 크고 깊은 곳의 혈관들을 동시에 표적으로 삼을 수 있도록 해준다. IPL의 또 다른 실제적인 장점은 상대적으로 큰 spot size를 갖고 있어서 치료하기 쉽다는 점이다(그림 4.7).

환자의 선택

수술적인 간섭, 세포내의 절제 기술 그리고 경화요법은 3 mm 또는 더 큰 정맥류나 망상 정맥류에 대해 우선적으로 선택되는 치료로 존재하고 있다. 레이저와 광원은 모세혈관확장증이 3 mm거나 더 작게 존재할 때 고려될 수 있다. 광선과 관련된 장치들로 치료하기에 가장 적당한 환자들은 다음과 같다.

(1) 임상적으로 경화제가 금지된 사람. (2) 바늘을 무서워하는 사람. (3) 경화요법에 실패했던 사람. (4) 관삽입술(cannulation)을 하기에 너무나 작은 혈관을 가진 사람(직경 0.3 mm 이하). (5) 경화요법으로 치료하기 어려운 발이나 발목 혈관을 가진 사람. 경화요법은 기술에 상당히 의존하기 때문에, 경화요법에 친숙하지 않은 의사들은 레이저를 더 사용할 것이다.

만약 경화요법을 하고자 하면, 치료는 제일 큰 혈관에서 시작하여 순서대로 제일 작은 혈관까지 행해져야만 하므로 정맥염주부터 시작하여 불완전한 천공기, 망상정맥류 그리고 마지막으로 미세한 모세혈관확장증에 행해져야 한다.

환자들은 또한 하지 정맥류의 치료는 즉각적으로 나아지는 것이 완치가 아니라는 것을 이해해야만 한다. 치료들 중 레이저와 광선 장치에 있어서 8~12주는 최적의 간격이다. 종종 모세혈관확장증은 초기 2주 동안 어떠한 변화의 표시도 없었음에도 불구하고 완치가 되기도 한다.

레이저와 광원의 최초 징후는 모세혈관 생성(telangiectatic matting)이다. 생성은 경화요법 후에 종종 다수의 작은 새로운 모세혈관이 환자에게 나타나는 것을 의미한다. 보통 생성은 치료 부위에서 0.2 mm 이하의 직경을 가진 수많은 혈관들의 일부가 합류하고 무리를 이루면서 나타난다.

경화요법 후 생성의 빈도는 15%와 24% 사이이고, 비록 보통 스스로 3~12 개월 안에 분해되지만 생성은 만약 환자들이 치료하기 전에 위험성에 관해 적절하게 조언을 받지 못한다면 환자에게 불만족을 가져올 수 있다.

큰 비정맥간 정맥(large Nontruncal vericose veins)의 치료

모든 정맥엄주는 과도한 혈류역학(hemodynamic) 압력의 결과이다. 문제를 고치기 위해, 높은 혈압의 원인은 제거되어야만 한다.

비록 환자에게 더 말단의, 더 작은 정맥류가 더 표면적으로 성가실지도 모르지만, 더 미세한 혈관들의 즉각적인 재소통을 막기 위해 근위부의 높은 역류 지점이 먼저 치료되어야만 한다.

큰 정맥류를 치료하는 경화요법 단계

- 역류 지점의 확인 및 치료
- 작은 정맥류 전에 큰 정맥류 치료
- 말단정맥(distal vein) 전에 기부(proxi-mal) 정맥 치료
- 언제든지 가능하게 혈관 정맥을 공동화할 수 있는 조작 사용
- 즉시 압박

Box 4.10 큰 정맥류를 치료하는 경화요법 단계

경화요법

의사들은 큰 정맥류에 경화요법을 시행할 때 몇 가지의 원칙들을 지켜야만 한다(Box 4.10). 경화요법은 어떤 크기에도 효과적일 수 있지만, 정맥의 크기가 클수록, 주입 지점의 압력이 높을수록, 더 많은 집중적인 치료가 필요하고, 재발의 가능성도 높아진다.

비록 필요한 엄청난 양의 주사항원과 수술 중 초음파유도(intraoperative ultrasound guidance)의 필요가 초보 임상의사에 의한 치료를 막겠

경화제의 최대 사용 가능 용량

경화제	최대 사용 가능 용량
Sodium tetradecyl sulfate	10cc of 3%
Polidocanol	20cc of 3%
Sclerodex	20cc per session
Hypertonic 23.4% saline	20cc per session

Box 4.11 경화제의 최대 사용 가능 용량

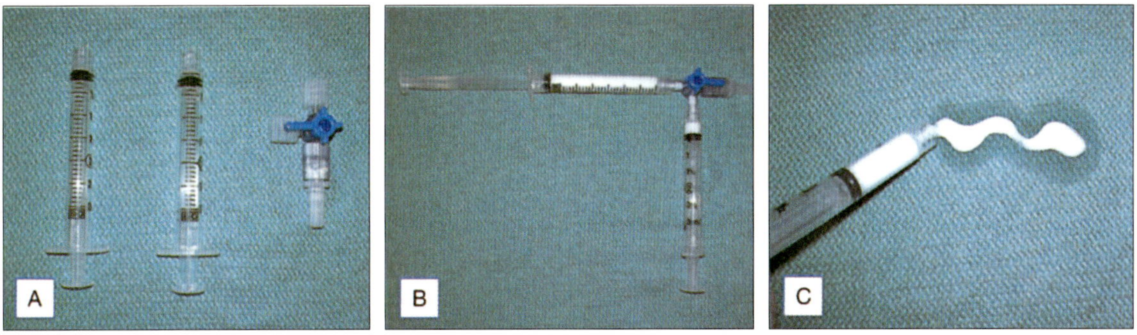

그림 4.8 (A) Tessari의 거품경화요법. 두개의 주사기와 세 방향의 마개가 필요하다. 하나의 주사기에는 경화제세제를 다른 주사기에는 공기를 채운다. 두개의 주사기들은 마개를 사용해 연결한다. (B) 마개를 통해 물질을 약 20번 재빨리 앞뒤로 통과시킴으로써, 거품이 생성된다. (C) 거품이 공기와 액체 성분으로 분리되기 전에, 재빨리 주사한다.

지만, 심지어 경화요법은 두렁대퇴부(saphenofemoral) 이음부의 역류를 치료할 수 있다. 임상의사는 큰 정맥류에 경화제를 주입할 때, 경화제의 최대 사용 가능한 용량을 염두에 두어야만 한다(Box 4.11).

거품 경화요법 (Foam sclerotherapy)

1993년에 Dr. Juan Cabrera는 미량의 거품 sodium tetradecyl sulfate와 polidocanol를 준비해 경화요법에 사용하기 시작했다. 이것은 정맥성 질환 치료에 있어서 대혁명이었다. 거품 경화요법의 역사는 실제로는 Orbach가 살던 때로 거슬러 올라간다. 1944년, Orbach는 공기를 포함한 주사기 안에서 경화제 용액을 흔드는 간단한 과정으로 생산된 거품의 사용을 최초로 제안했다. 이것은 큰 정맥류가 아닌, 작은 정맥류를 치료하는 데 효과적인 것으로 입증된 공기 대 액체의 높은 비율을 가진 큰 거품을 생산해냈다. Cabrea가 새로운 거품경화요법을 개발할 때까지 수십 년 동안 거품에 대한 관심이 점차 사라져갔다. 가장 최근에 Frullini와 Tessari는 다른 다양한 방법을 연구해왔다. 하나의 주사기엔 경화제를, 다른 주사기엔 공기를 채운 후, 세 방향의 마개를 통해 앞뒤로 물질을 통과시키는 Tessari의 방법은 간단한 방법, 낮은 비용, 양질의 거품을 생산하는 능력으로 인해 가장 널리 사용되는 기술 중의 하나이다. 몇몇 대형 시리즈 출판물이 거품경화요법의 효용성과 안전성을 증거로 제공하기 위해 출판되어왔다.

시간이 흐르면서, 거품 혼합물은 공기와 액체 성분으로 분리되려는 경향이 있다. 거품의 안정성은 경화제의 종류, 경화제의 농도, 공기 대 경화제의 비율, 그리고 혼합의 지속시간에 달려 있다. 마개의 연결기가 스테인리스스틸인지 플라스틱인지, 2갈래인지 3갈래인지와 같은 연결기의 종류는 최종 생산물의 질을 결정하는 중요한 요소처럼 보이지 않는다(그림 4.8).

거품 경화요법의 장점

거품 경화요법은 전통적인 액체 경화요법에 비해 몇 가지 장점을 가지고 있다. 일단 액체가 주입되면, 액체는 정맥에서 피와 섞인다. 그로 인해 경화제의 농도가 묽어진다.

반면에, 거품은 경화제와 내피가 직접적으로 접촉하게 하여 피와 섞이지 않을 것이다. 액체 대신 거품으로 쓰였을 때, 주어진 경화제의 농도의 효능이 효과적으로 증가하기 때문에, 낮은 농도의 경화제도 사용될 수 있다.

게다가, 고정된 액체의 양은 고정된 거품의 양보다 4~5배 이상 만들어지기 때문에, 주어진 경화제가 거품으로 전달될 때, 필요한 총 경화제의 양이 더 적다. 경화제의 더 낮은 농도와 감소된 양 둘 다 경화요법의 안정성을 향상시킨다.

더욱이, 흘러나오는 거품이 흘러나오는 액체보다 훨씬 더 견디기 쉽다. 많은 정맥 의사들은 거품경화요법의 또다른 장점으로 거품에 포함된 공기가 반향성(echogenic)하기 때문에 듀플렉스(duplex) 초음파를 이용한 경화치료시에 가시성과 정확성을 증가시킨다.

10년간, 무작위로 추출된 800명의 환자들을 대상으로 한, 예상되는, 대조군 실험이 유럽에 있는 혈관 외과의들에 의해 행해졌다. 그 실험은 정맥류성에 관한 다음과 같은 6가지 치료법의 선택 사항들을 비교하는 것이었다.

(1) 액체 경화요법. (2)많은 양의 액체 경화요법. (3) 복합적인 묶음술(multipul ligations). (4) 자상적출(stab avulsion). (5) 거품경화요법. (6) 묶음술 뒤 경화요법. 보고서는 거품경화요법이 표준 용량의 액체 경화요법보다 더 효과적으로 보인다고 결론을 내렸고, 또한 결과들은 외과 수술과 비교해도 손색이 없다고 결론을 내렸다. 흥미롭게도, 이 연구는 또한 거품경화요법을 받은 선택된 환자들에게서 폐의 섬광조영술(scintigraphy)을 조사했다. 조사자들은 심지어 최고 10cc에 이르는 거품을 주사한 후에도 관류결손(perfusion defect)을 발견하지 못했다. 비록 경화요법은 모든 크기의정맥류에 효과적이지만, 경화요법을 작은 망상 정맥과 모세혈관확장증을 치료하는 데 사용할 때, 색소침착, 염증, 그리고 최소의 괴사와 같은 약간 더 높은 비율의 사소한 부작용들을 주의해야한다.

안전에 대한 관심

거품 경화요법의 안전성과 관련하여 약간의 불확실성이 남아있다. 비록 합병증의 비율이 대단히 낮지만, 거품이 인간의 호흡계에 만들어 내는 부하(stress)는 여전히 불확실하다.

비록 폐색전증(pulmonary embolism), DVT, 허혈 병터(ischemic lesions), 또는 초과민 반응(anaphylactic reaction)과 같은 중요한 합병증이 기록되지는 않았지만, Frullini와 Cavezzi는 경화요법의 각각의 치료 세션(session) 때마다 거품의 양을 3 cc로 제한할 것을 제안했다.

다른 사람들은 10 cc 이하를 제안하지만, 반면에 일부 사람들은 심각한 후유증을 관찰하지 못하고 일상적으로 최고 40 cc까지 사용한다. 그러나 더 많은 용량이 사용되었을 때, 마른 기침, 가슴 불안, 일과성 허혈발작(transient ischemic attacks)과 눈에 보이는 암점(scotomas)의 발생이 관찰된다.

초음파 유도하 (Ultrasound-guided) 경화요법

경화요법의 방법 중 가장 단순한 주입은 국소 치료의 도움 없이 임상적인 가시화에 의존하는 것이다. 이것은 분명하게 보이는 모세혈관확장증과 대부분의 망상 정맥에 주입할 때 적당하다. 그러나 더 깊은 정맥류의 주입에는 정교한 정확성이 필요하므로, 경화요법을 유도하기 위해 이중의 초음파검사법(ultrasonography)의 도입이 필요하다.

색 혈류 듀플렉스 초음파(color flow duplex ultrasound)는 정맥의 역류성 질환의 진단과 정맥내의 고주파(radiofrequency)와 레이저 절제술 치료에서 이미 엄청난 도움을 주고 있다.

오늘날 이것은 노련한 임상의사들이 깊은 곳의 무력한 혈관들이나 정맥간(truncal) 정맥염주들에 대해 안전하게 경화요법을 수행하는 것을 가능하게 해준다. 초음파 유도하 경화요법에는 여러 단계가 있다 (Box 4.12).

초음파 유도하 경화요법 단계

- 수술 전 역류 부위의 지도화
- 주사나 도관(catheter) 위치를 초음파로 가시화
- 직접 가시화 상태에서 경화제 주입
- 초음파로 수술 후 결과 평가

Box 4.12 초음파 유도하 경화요법 단계

기법 (technique)

수술 전에 표면의 역류 지점을 지도화(mapping)하면서 치료가 시작한다. 언제나처럼, DVT와 심부 정맥의 부전은 제외해야만 한다. 치료해야 할 지점을 식별하고, 초음파 변환기를 중요한 동맥들과 신경들에서 떨어져 있는 도입 위치에 위치시킨다.

이 위치는 처음에 국소 마취로 침투되며 바늘은 혈관을 향해 비스듬히 집어넣는다. 바늘은 초음파 표시로 볼 수 있어야만 하며, 바늘이 혈관 내강으로 들어갈 때 행해진다. 환자는 혈관의 크기를 줄이기 위해 트렌델렌버그 자세(Trendelenburg position)를 취하도록 하는데 그 자세에서 주사기로 피를 빨아들인다. 혈관 크기에 적절한 농도와 적절한 양의 경화제는 바늘을 통해서나 유도 철사(guide wire)를 사용해 혈관에 넣어질 수 있는 도관(catheter)을 통해 직접적으로 주입된다.

초음파는 경화제가 혈관을 따라 흐르는 것을 보여주어야만 한다. 거품의 반향성(echogenecity)이 극적으로 경화제의 시감도를 높인 이래로 거품이 용액 대신에 사용되기 시작하고, 의사들이 정맥을 따라 흐르는 경화제의 흐름을 관찰할 수 있게 되었을 때, 기법의 안정성은 증가했다. 치료 후 관리는 압박용법과 활동에 제한을 주는 전통적인 경화요법과 같은 프로토콜을 따른다. 초보 정맥 의사들은 초음파 유도하 배치더라도, 이 기법은 위험이 없는 것이 아니라는 것을 알아야만 한다. 심각한 조직 괴사나 신경 손상을 이끄는 부주의한 동맥 내의 배치나 혈관 밖 유출은 여전히 일어날 수 있다.

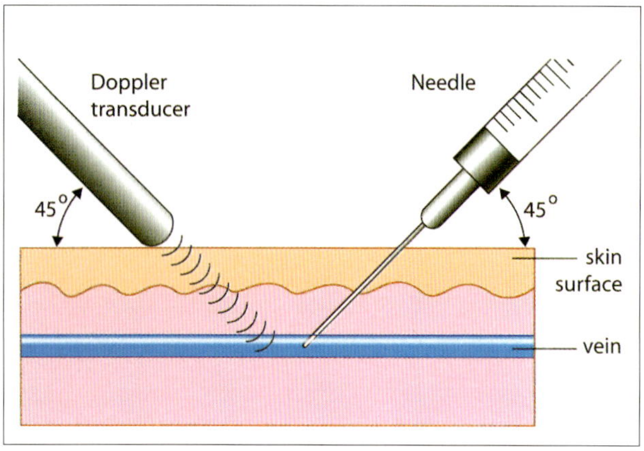

그림 4.9 연속파 도플러는 바늘 끝에 정맥의 흐름을 위치시킨다. 파동빔(wave beam)과 바늘은 직각을 이룬다.

표시

초음파 유도하 경화요법의 장점은 육안이나 눈에 보이지 않는 상태에서 정확한 경화제의 배치를 시각적으로 확인할 수 있다는 점이다. 도움에 의한 주입은 보통 피부 표면에서 정맥이 분명하게 보일 때는 필요하지 않다. 그러나 정맥이 애매모호할 때 도움이 될 수 있다. 두렁 정맥 지류(tributaries)의 치료는 특별히 초음파 유도로 강하게 표시해야 한다. 그러나 다른 특별한 주위 상황들도 또한 이런 조치를 필요로 할 수 있다.

도플러 유도 (Doppler-guided) 경화요법

이중의 초음파 유도하 경화요법이 정맥류 경화요법의 새로운 안전 기준을 세웠지만, 이중 초음파 장치의 가격과 작동은 피부과 의사들의 능력을 벗어나 있다. 1992년 연속파 도플러(continuous-wave Doppler) 경화요법의 도입은 더 간단하고, 비용 효율이 높은 변화된 조치를 이용할 수 있게 만들었다.

기법

환자가 서있었을 때, 정맥류는 처음에 촉진에 의해 표시되었다. 일단 환자가 바로 누운 자세(spine position)라고 가정했을 때, 부가적인 촉진은 주입 위치에 동맥이 존재할 경우에 표시해주는 율동 동맥 잡음(rhythmic arterial bruit)이 존재 하지 않음을 확인해준다. 도플러 변환기는 표시된 정맥에 45도의 각도로 적용되고, 변환기 위와 아래에 있는 정맥 구획에 연속적인 압박을 가하면서, 변환기는 각각의 이동이 분명하게 들리는 지점에 위치시킨다. 반면에 주사기와 바늘은 변환기로부터 2~3 cm 떨어진 피부에 삽입되는데 이 때 각도는 변환기를 향해 45도 각도를 이룬다(그림 4.9).

정맥의 경화요법 중에 접근하는데 도와주는 증상들			
정맥 경화요법	Unguided	Doppler	DUS
Visilble and palpable Standing and supine	Yes	Unnecessary	Unnecessary
Palpable standing but not supine	No	Yes	Unnecessary
Impalpable standing or supine	No	Yes	Unnecessary

Box 4.13 정맥의 경화요법 중에 접근하는데 도와주는 증상들

일단 정맥류성 정맥이 찔리게 되면, 바늘이 삽입되는 동안 약간의 흡인이 일어나고, 주사기로 정맥혈이 이동하는 것을 도플러 증폭기를 통해 들을 수 있다. 주사기의 중심으로의 흐름은 시각적인 확인을 제공한다. 경화제는 마침내 주입되고, 액체의 흐름 소리를 생산해낸다.

장점들

도플러 확인은 피부나 심하면 근육의 괴사를 일으킬 수 있는 혈관 외 주입과 동맥 내 주입의 위험을 낮춘다. 듀플렉스 초음파보다 좋은 장점은 2가지로 들 수 있다. 첫째로, 도플러 변환기는 작동하는데 훨씬 간단하고 빠르고, 의사가 주입 지점과 눈으로 접촉을 유지할 수 있게 해준다. 두 번째로, 도플러는 구입하기에 훨씬 덜 비싸다.

표시

도플러 유도 경화요법의 표시는 표적 정맥류의 임상적인 존재에 바탕을 둔다(Box 4.13). 환자가 서있든지 바로 누워있든지 간에 정맥이 보이고 촉진되었을 때, 경화요법은 오직 눈에 보이는 검사와 촉진에 의해서만 계속 행해질 수 있다. 그러나 만약 환자가 서있을 때 정맥이 촉진되고, 환자가 바로 누운 자세 일 때 촉진이 중단된다고 한다면, 도플러는 주입을 유도하는데 도움이 될 것이다. 만약 환자가 서있거나 바로 누워있거나 정맥이 촉진되지 않는다면, 오직 듀플렉스 초음파 유도하 경화요법만을 시도해야 할 것이다.

정맥절제술

정맥절제술은 거의 두렁넙다리 이음부와 두렁오금(saphenopopliteal) 이음부 아래의 모든 무능력한 정맥을 제거하는 안전하고 효과적인 방법이다. 표적 정맥류의 범위는 큰 정맥간(truncal) 정맥류부터 그들의 지류, 천공지, 그리고 망상 정맥에까지 이를 수 있다. 노련한 솜씨로, 정맥은 1 mm 정도로 작은 절개를 통해 최소한의 흉터를 형성하고 제거 될 수 있다. 정맥절제술은

홀로 사용되거나 제거와 결찰법, 정맥내의 절제, 또는 경화요법과 공동 협력하여 사용된다. 정맥절제술에 의해 치료되는 가장 일반적인 정맥류는 넓적다리의 덧두렁정맥(accessory saphenous veins), 음부 정맥(pudendal veins), 오금주름에서의 망상 정맥, 외측 넓적다리의 망상 정맥, 발목의 정맥류, 그리고 발등정맥망상(dorsal venous networks on the foot)이다.

기법

통원정맥절제술은 최소한의 외과 트레이만 필요로 한다. 도구는 No.11 칼(blade), 18 게이지(gauge)바늘, 정맥절제술 갈고리, 그리고 작은지혈집게(mosquito forceps)로 구성 되어있다. 가장 보편적으로 사용되는 정맥절제술 갈고리는 Muller, Oesch, Varady, 그리고 Ramelet이나 의사마다 선호하는 것이 다르다. 끝부분의 날카로움, 길이와 손잡이 크기 등이 다른 다양한 종류들이 있다.

대부분의 정맥절제술 의사들은 다양한 크기와 깊이의 정맥을 조절하기 위해 다른 크기를 가진 두 종류 또는 더 많은 종류를 사용한다. 정맥을 지도화하고, 제거 되어야 할 정맥의 구획 쪽으로 마취를 하는 것으로 시술을 시작한다. 가장 일반적인 기법은 에피네프린과 함께 리도카인을 사용한 정맥주위의 침윤이다.

최근에, 튜메선트 마취는 에피네프린과 중탄산염(bicarbonate)을 혼합한 극도로 희석한 리도카인 수용액이 인기를 얻고 있다. 치료 부위에 튜메선트 마취를 하는 것은 주입의 통증을 덜어주고, 수력분리술(hydrodissection)을 이용한 정맥의 분리와 수술 중 지혈, 그리고 수술 후의 덩이효과(mass effect)를 통한 계속적인 국소 압박을 유지하게 한다. 일단 마취를 한 후, No. 11 칼이나 18 게이지를 이용하여 정맥의 윗부분을 절개한다.

정맥절제술 갈고리의 자루를 삽입하여 정맥주위를 박리하고, 정맥의 섬유부착을 완화시켜준다. 그후에 갈고리는 정맥을 붙잡고 외부화시키는데 사용되고, 작은지혈집게를 사용하여 정맥을 죄고 안전하게 한다.

몇 개의 작은지혈집게의 도움으로 정맥을 조심스럽게 잡아당김으로써 정맥의 구획은 그대로 제거된다. 그러고 나서 의사는 표적으로 하는 정맥의 전체 길이가 다 제거될 때까지 정맥의 구획에 따라 이 과정을 반복하면서 더 많이 절개를 한다. 수술 후에, 절개 자리에 무균 거즈나 흡수제 패드로 덮고, 그리고 나서 테이프로 안전하게 한다. Long-stretch 붕대나 압박 스타킹을 사용해 압박을 하고, DVT를 피하기 위해 보행이 장려된다.

창상 처치(wound dressing)는 24~48시간 안에 바뀌어야 하며, 압박은 적어도 7일간 계속 되어야만 한다. 비록 보통 경화요법보다 더 많은 시간이 소비되지만, 통원정맥절제술은 잠재적인 동맥 내 주입, 혈관밖유출 괴사, 그리고 과다색소침착을 피하는 것을 포함해 몇 가지 장점을 가진다. 마지막으로, 경화요법과 달리, 한번의 치료만이 필요하다(그림 4.10).

관통정맥 (perforating veins) 의 치료

관통정맥(PVs)은 표면의 정맥과 심부 정맥과 표면의 계에서 심부 정맥 계에 이르는 혈류 통로가 만나는 곳이다. 각각의 다리에는 수많은 PVs 가 있다. 임상적으로, 혈류역학적으로 중요한 PVs는 4개의 부위에 위치한다. (1) 넓적다리 (2) 위쪽 안쪽의 하퇴 (3) 아래쪽 안쪽의 하퇴 그리고 (4) 무릎. 비록 무능력한 PVs를 진단하기 위한 엄격한 기준은 존재하지 않지만, 대부분의 글쓴이들은 0.5초 이상의 역류와 정맥의 상대적인 직경을 무능력의 증거로 생각한다.

PVs는 몇가지 종류로 분류할 수 있다. 유전적인 정맥 벽의 약함의 결과 같은 이유로 PV 부전이 있는 경우, PV의 직접적인 치료는 임상적으로 나아지게 할 수 있다. 마찬가지로, PV 부전이 고립된 심부 정맥성 역류와 관련되었을 때, 직접적인 치료는 증상을 줄일 수 있다.

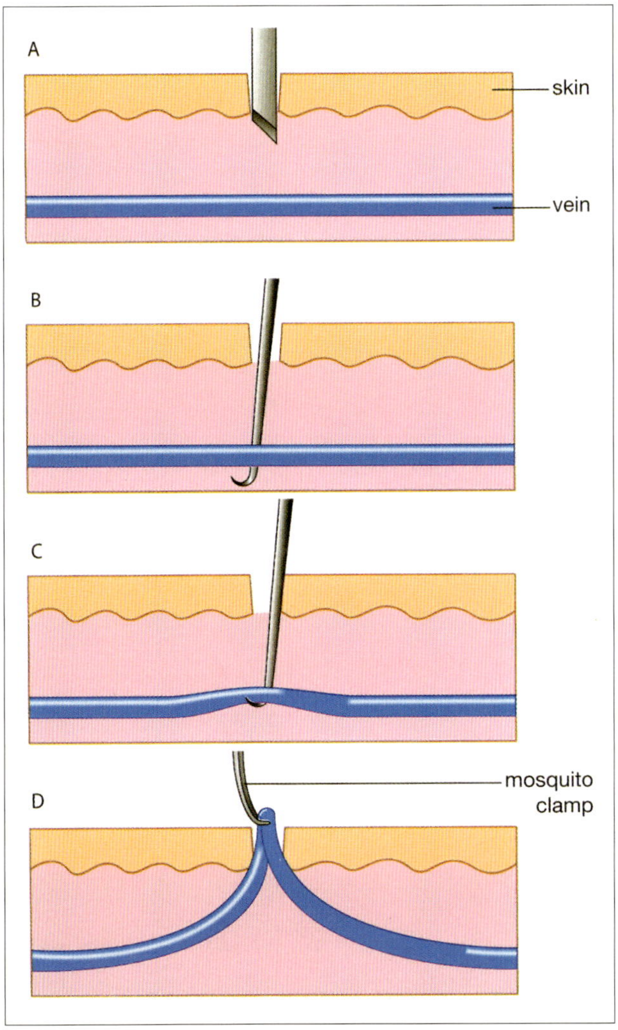

그림 4.10 (A) 18 게이지를 이용한 뚫린 피부나 No. 11칼을 이용한 절개 (B) 절개를 통한 갈고리의 도입과 갈고리 자루를 이용한 정맥 주변의 조직의 절개 (C) 절개를 통해 정맥을 위쪽으로 갈고리에 건다. (D) 작은지혈클램프를 사용해 정맥을 쥐고 추출한다.

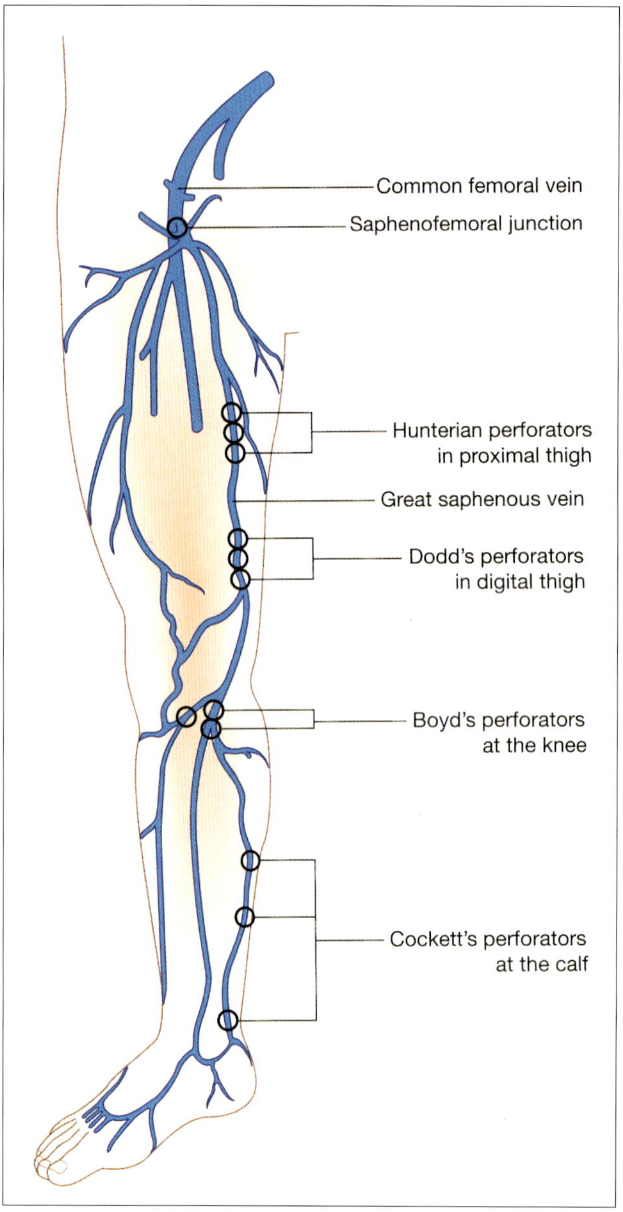

그림 4.11 일반적인 넙다리 정맥으로부터 갈라진 큰두렁정맥. 주요한 천공지를 보여준다.

원위 정맥에 혈류 역학 압력을 주는 근위 표면의 정맥부전증의 결과로서 PV가 무능력해질 때, 근위 표면 역류는 제일 우선순위가 되어야만 한다. 이것은 PV 부전의 가장 일반적인 원인이다. 그것이 깊은 곳의 정맥 폐쇄를 위한 곁통로로써 행동할 때 PV의 치료는 금기이다.

PV만을 치료하는 가치는 측정하기 어렵다. 정맥부전증과 공존성과 관련하여 PV 부전의 중요성을 고립시키기는 어렵다. 대부분의 경우에, PV 부전과 표면의 정맥성 역류는 임상적으로 나아지기 위해 동시에 치료된다. 사실, PVs가 치료되어야 하는지 말아야 하는지는 여전히 논란이 있지만, 그러나 일단 무능력한 PVs를 제거하려는 결정을 시행하면, 몇몇 기법들이 가능하다(그림 4.11).

두렁정맥부전에 대한 치료

경화요법

농축된 경화제를 이용하여 중심줄기 정맥(truncal veins, 대소 두렁정맥) 또는 그 지류에 대한 경화요법이 행하여 질 수 있다. 표피와 경화제가 충분히 반응하기 위해서는 경화제가 피와 섞일 때 일어나는 희석효과를 줄일 필요가 있다. 그러기 위해서 의사는 환자를 바로누운자세(트렌델렌버그 자세)를 취하게 하거나 다리를 들어 올리게 함으로써 경화제가 주사될 정맥 내 피의 양을 줄일 수 있다.

절제와 이음

최근의 성과들은 정맥 내 제거술 또는 초음파 유도 혈관경화치료를 이용한 정맥간 정맥의 역류 방지와 같은 최소침습적 치료법을 발전시켰지만 아직은 많은 경우에서 종래의 치료법이 유용하다. 한편으로 린턴 치료법과 같은 가장 오래된 외과적 접근방식은 높은 합병증 발병률 때문에 쓰이지 않았고, 또 duplex 초음파를 사용할 수 있게 되기 전에는 잘못된 진단으로 불충분하게 치료를 한다거나 다른 정맥을 절제해 버려서 많은 경우에 재발하게 되는 경우가 많았다. 그에 반해 최근의 외과적 개방접근법은 재발 가능성과 회복시간을 크게 줄이고 또한 미관상의 문제도 나아지게 했다.

최근의 천공성 침습적 치료법(perforate-invaginate technique)는 샅부분을 2~3cm정도 절개하여 넙다리정맥-두렁정맥 이음과 이들의 지류를 이어주는 것에서부터 시작한다. 그런 후에 절개도구를 이용하여 큰 두렁정맥을 떼어낸다. 이때 사용하는 절개도구는 변형된 철사로 되어 있는데 이는 큰 두렁정맥에 끼워져 종아리 윗부분에서 바깥으로 나오게 된다. 그러면 도토리모양의 머리 부분이 절개 철사의 근위부 끝에 닿게 된다. 철사를 원위부에서 당기면 정맥은 스스로 함입된다. 작은 두렁정맥 또한 같은 방법으로 처리할 수 있지만 이 경우엔 신경 손상이 올 위험성이 크다.

두렁정맥을 제거하지 않는 넙다리정맥-두렁정맥 이음의 고위결찰(high ligation)은 높은 재발 가능성을 유발한다. 부정맥(accessory veins)이나 측부정맥(collateral veins) 또는 지류(tributaries)가 빠르게 이완되어서 다시 역류가 일어날 수 있다. 1970년대나 1980년대에 혈관수술프로그램에서 가르쳤던 것과 같이 원위부 정맥류만을 잇는다면 두렁정맥에서 역류가 일어나 높은 혈압을 견뎌야 했던 부분을 찾아낼 수 없기 때문에 부적합하다. 그래서 환자들은 정맥류가 재발해서 불만족스러워하며

정맥수술에 일어날 수 있는 합병증

흔한 합병증
- 흉터
- 혈전정맥염
- 과다색소침착
- 모세혈관확장성 매팅(matting)

드물고 심각한 합병증
- DVT
- 폐색전증
- 신경손상
- 시술 후 상처 감염

Box 4.14 정맥수술에 있어서 일어날 수 있는 합병증4

병원을 다시 찾아오곤 한다.

정맥수술에 있어서 침습적 치료방법 또한 여러가지 합병증을 유발하곤 한다(Box 4.14). 가장 심각한 합병증은 DVT로서 이는 종종 폐색전으로 이어진다. 이러한 치명적인 결과를 예방하기 위해서는 수술 후에 압박을 해주는 것과 걷는 것이 필수적이다. 또다른 원치않는 결과로는 혈종과 상처감염이 있는데 이는 좋은 수술 방법으로 최소화할 수 있다. 의도하지 않게 두렁신경과 장딴지신경을 손상시켜 환자를 당황케 할 수도 있다. 성가실지도 모르지만 모세혈관확장증 생성(telangiectatic matting)과 과다색소침착(hyperpigmentation)은 일시적이며 치료로 통해 고칠 수 있다.

정맥내 제거술

중심줄기 정맥류(truncal vericose vein)를 장기적으로 잘 치료하기 위해서는 역류가 가장 많이 일어나는 부분과 쓸모없는 정맥 분절들을 모두 제거해야 한다. 최근까지도 붙이기만 하면 장기적으로 치료된다는 근거도 없으면서, 두렁정맥 역류에 의한 치료는 정맥을 절제하거나 절제하지 않고 그저 붙이기만 해 왔었다. 이로 인해 전에 이어져 있던 지류들의 재문합(re-anastomoses)과 기능적인 지류들이 이어지지 못함으로써 다시 정맥류가 재발하는 경우가 생겨났다. 게다가 종래의 절제술은 눈에 띄는 흉터를 만들었고 오랜 시간에 걸쳐서 고통스러운 회복기가 필요했다.

중심줄기 정맥류성(Truncal vericosity)에 대한 초음파 유도 경화요법은 대안이 될 수 있지만 10~42%의 확률로 1년 내에 재소통될 위험이 있으므로 역시 완벽하지는 않다. 거품경화요법은 장기적으로 성공할 확률이 높지만 경화제가 깊은 정맥으로 유입될 가능성이 많으므로 과정상의 안정성을 고려해 봐야 한다. 상대적으로 최근의 기술적 혁신은 고주파에너지(RF energy)를 통한 정맥내 폐쇄를 이용한 것이다. Duplex 초음파의 유도하에 RF 도관을 큰 두렁정맥(GSV)에 삽입하고 가장 끝에 있는 판막 밑에 위치시킨다. 도관을 서서히 빼면 도관을 따라서 들어온 고주파에너지가 전달된다. 이 과정으로 혈액을 전기적으로 응고시켜서 정맥을 수축시킨다.

이 과정이 모두 끝나면 큰 두렁정맥 내에는 아무런 피가 통하지 않는다. 시간이 지나면서 환자의 증상은 나아지고 말단 쪽 정맥류는 수축하게 된다. 종래에 행해졌던 절재와 이음법에 비해 RF 법이 단기적으로 좋은 점은 전향적 다기관 임의비교(prospective multi-center randomized comparison)법에 의해 증명된 문서가 있다. 일반적으로, GSV에 대한 혈관 내 제거술이 종래의 절제술에 비해 좋은 점은 고통을 줄여주고 회복시간을 단축해주는 데에 있다. 장기적으로도 치료효과가 지속된다는 점도 장점이며 이는 치료된 환자의 90%에 있어서 GSV 역류현상이 사라졌으며 95%에 있어서는 증상이 나아졌다는 2년간의 축적된 자료로 증명된다.

대안적으로서 혈관내 제거술은 레이저원(laser source)을 쓸 수 있다.

이는 노출된 레이저 선을 GSV에 집어넣어서 RF와 같은 방식으로 레이저 선이 나올 때 꺼내면 된다. RF 제거술에 비해 다른 점은 RF법은 고주파에너지에서 만들어진 열에너지를 사용하는데 반해서 레이저 제거술은 광학적으로 만들어진 열에너지를 이용하여 정맥을 덜 손상시키는 것이다.

Min 등의 연구에 따르면 810 nm diode의 레이저 에너지를 직접 GSV에 쐬어주는 방식으로 3년에 걸쳐 400명의 정맥류를 치료했다고 한다. 장기적인 결과로는 혈관내 레이저법으로 치료받은 환자들을 2년간 조사해 보았을 때 7%이내의 재발병율을 보였다고 한다. 어느 최근의 동물을 이용한 조사에 따르면 810 nm 혈관내 레이저법은 혈관에 구멍을 낸다거나 콜라겐섬유의 충분한 수축을 일으키지 못하여 RF법에 비해 위험할 수 있다고 한다. 이는 이론적으로 조기 재소통과 재발의 위험을 초래할 수 있다.

그러나 최근의 인간에 대한 자료에 따르면 그러한 재발의 위험성은 밝혀지지 않았다. 혈관내 레이저 제거법을 사용하는 의사들은 계속해서 늘어나고 있고 믿을 수 있는 자료들에 따르면 이 방법이 같은 범주에 있는 RF법에 비해 안전하고 효율적이라고 밝히고 있다.

레이저 제거법에 있어서 1320 nm Nd:YAG 사용의 증가는 이 시술법을 더욱 더 견딜 만하고 효율적인 것으로 만들었다.

근막밑 내시경 삽입 수술 (Subfascial endoscopic perforating surgery)

린턴의 시술법은 1930년대에 기술한 것에 따르면 PVs를 개방적으로 붙이기 위해서 피부를 길게 절개해야 한다고 한다. 이 방법은 현재로서는 높은 이환율로 인해 쓰이지 않고 있다. 대신에 침습을 최소화 하는 외과적 방법인 근막밑 내시경 삽입 수술(Subfascial endoscopic perforating surgery, SEPS)이 널리 이용되어 불필요한 PVs를 제거하고 있다. SEPS를 행할 때에는 위쪽 종아리를 조금 절개한 후 내시경을 근육과 그것을 둘러싸고 있는 근막 사이에 집어넣는다.

내시경을 통해 보면서, 보이는 모든 PVs를 기구를 이용해 잡아내어 제거한다. SEPS는 고전적인 린턴 시술법에 비해 훨씬 낮은 이환율을 보이며 종래의 방법은 4~6%의 확률로 상처 합병증이 생겼다. SEPS는 주로 표면 정맥의 역류를 절제하는 것과 같이 쓰이며 단기, 혹은 중기적인 일련의 임상적인 과정으로 붕대로 압박하는 것에 비해서 정맥성 궤양에 대한 높은 치유율과 낮은 재발율을 가져올 수 있다. 반면에 매우 장기적인 관점에 있어서의 SEPS의 장점 및 효과는 아직 알려져 있지 않다.

경화요법 (Sclerotherapy)

불필요한 PVs의 치료에 있어서 경화요법의 기능은 아직 알려져 있지 않다. 경화요법의 효율성을 밝히기 위한 적은 수의 연구에서는 많은 기법과 경화제를 이용하고 있으며 성공적으로 폐색을 일으킨 경우는 20~90%

정도로 밝혀져 있다. 관통정맥에 대한 경화요법은 좀 더 작은 모세혈관 확장증에 대한 경화요법에 비해서 더 위험성이 높으며 그 이유는 관통동맥이 가끔 관통정맥을 같이 따라가고 있기 때문이다. 소홀하게 동맥에 주사하게 되면 심각한 조직 괴사가 유발되며 이어서 깊은 정맥망에 경화제가 유입되면서 DVT를 일으키게 된다. 불필요한 PVs에 대한 경화요법으로 인한 또 다른 합병증 에는 과다색소침착증(hyperpigmentation), matting, 정맥염(Phlebitis) 등이 있는데 이는 다른 곳에서의 경화요법에서도 비슷하게 일어난다. PVs의 경화요법 도중에 일어나는 동맥삽관술과 그에 이어 일어나는 궤양을 최소화하기 위해 초음파 유도가 쓰일 수도 있다.

통합적인 치료 선택

정맥염주들을 성공적으로 치료하려면 조정을 할 때 합리적인 선택이 필요하다. 최적의 치료법을 선택하기 위해 의사들은 역류의 원인을 먼저 진단해야만 한다. 신체의 검사는 표면의 모세혈관확장증이 더 깊은 곳에 있는 부전증에서 온 것인지 아닌지 조사하기 위해 필요하다. 조사를 하기 위해서는, 표면의 정맥에 관한 충분한 해부 지식과 함께 초음파 장치와 같은 적절한 진단 기구와 장비를 갖추어야만 한다. 만약 망상 정맥류성 정맥이나 큰 정맥류성 정맥이 존재한다면, 먼저 수술 또는 정맥내의 절제술를 통해 제거해야만 한다. 그리고 작거나 크거나 남은 혈관들에 대해 경화 요법을 시행해야 한다. 주입하기에 너무 작아서 경화요법을 시행할 수 없는 혈관들이나 경화요법 후에 남아있는 혈관들은 레이저나 광선으로 치료해야 한다. 주로 모세혈관생성이 일어나면 레이저나 광선으로 치료한다(그림 4.7).

참고문헌

Breu FX, Guggenbichler S 2004 European Consensus Meeting on Foam Sclerotherapy. Dermatologic Surgery 30:709–17

Cornu-Thenard A, de Cottreau H, Weiss RA 1995 Continuous wave Doppler-guided injections. Dermatologic Surgery 21:867–870

Hsu TS, Weiss RA 2003 Foam sclerotherapy: a new era. Archives of Dermatology 139:1494–1496

Min RJ, Khilnani N, Zimmet SE 2003 Endovenous laser treatment of saphenous vein reflux: long-term results. Journal of Vascular Interventional Radiology 14:991–996

Ramelet AA 2002 Compression therapy. Dermatologic Surgery 28:6–10

Ramelet AA 2002 Phlebectomy. Technique, indications and complications. International Angiology 21(Suppl 1):46–51

Rao J, Goldman MP 2005 Stability of foam in sclerotherapy: differences between sodium tetradecyl sulfate and polidocanol and the type of connector used in the double-syringe system technique. Dermatologic Surgery 31:19–22

van Neer PA, Veraart JC, Neumann HA 2003 Venae perforantes: a clinical review. Dermatologic Surgery 29:931–942

Weiss RA, Feied CF, Weiss MA 2001 Vein diagnosis & treatment: A comprehensive approach. McGraw-Hill

Weiss RA, Sadick NS, Goldman MP, Weiss MA 1999 Post-sclerotherapy compression: controlled comparative study of duration of compression and its effects on clinical outcome. Dermatologic Surgery 25:105–108

5 경화요법

Sclerotherapy

David M. Duffy

서론

이 장의 목적은 경화요법에 따르는 성공적인 결과나 실패한 결과에서 나타나는 다양한 임상적인 관찰 양상을 설명하는 것이다. 설명을 간결하게 하기 위해 26년간의 치료 경험에서 얻은 여러 가지 테크닉과 효과적으로 증명된 방법들을 도표와 그림, 문답 형태로 정리해 놓았다.

치료를 받으러 오는 환자들의 대부분은 유의할 만한 정맥질환 없이 모세혈관확장증이나 작은 망상정맥류가 생겨서 오는 케이스이다. 따라서 작은 혈관의 경화요법에 관련된 사항들을 주로 다루게 될 것이다.

다양성

경화요법은 과학이라기보다는 하나의 기술이라고 보아야 할 것이다. 조직을 파괴하는 여러 기전들은 다양하고 예측하기 어려운 다양한 반응을 유발시킨다. 물론 환자 개인마다 경화요법, 레이저, 외과적 시술에 반응하는 정도는 전부 다르다. 또한 개인을 치료할 때 해부학적인 위치나 혈관 자체의 취약성, 표면 정맥과 심부 정맥들과의 연결성 등의 다양한 요소가 치료 결과에 영향을 줄 수 있음을 기억해야 한다. 이러한 내부의 다양성과 영향성 있는 요소들에 대한 이해가 완벽하지 못하기 때문에 정맥류의 치료의 '이상적인 방법' 에 대한 논쟁이 끊이지 않고 있다. 수년간 환자를 치료한 경험과 시술 전후의 사진과 자료에 대해 연구한 바에 의하면 다음과 같다.

- 정맥류 및 거미정맥(spider veins)에 대한 근본적인 치료법은 없다. 어떠한 치료법을 사용해도 좋은 결과와 나쁜 결과 모두 나타날 수 있다.
- 치료 후 단기간에 나타나는 양상은 장기적으로 변화하는 경우가 많다.
- 어떤 한 종류의 '특정한' 치료법이 항상 최적의 결과를 가져오는 경우는 없다.
- 치료 결과에 영향을 주는 이제까지 알려진 모든 요소들 중에서, 혈관의 크기가 치료 효과와 일반적인 합병증 발생에 있어서 가장 큰 영향

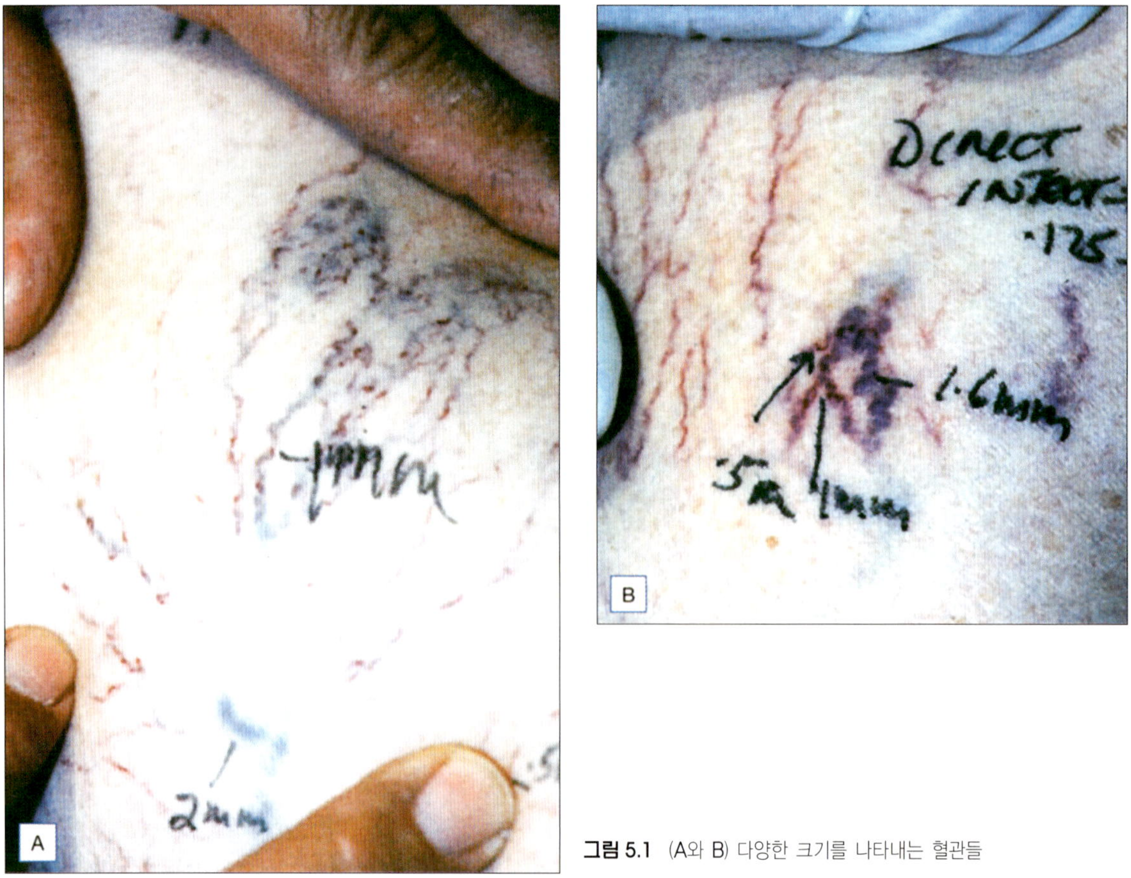

그림 5.1 (A와 B) 다양한 크기를 나타내는 혈관들

을 끼친다(그림 5.1).

- 0.5mm 직경 이하의 모세혈관확장증 치료는 그보다 큰 혈관의 치료의 경우보다 예측이 어렵고 다양한 치료 결과를 보인다.
- 망상정맥을 처리하지 않고 바로 모세혈관확장증 부위에 직접 경화제를 주입하는 것이 예후가 좋다.
- 망상정맥은 파괴되면서 색소침착과 생성(matting)을 남길 수 있으며, 때로는 모세혈관확장증도 치료하지 못할 수도 있다(그림 5.2)

분할 정복 (Divide and conquer)

경화요법은 크게 두 가지 종류로 나눌 수 있다. 첫 번째는 큰 혈관의 경화요법으로, 축정맥류(axial varicosities, 두렁대퇴부와 두렁오금이음부)의 역류와 비두렁중심정맥 정맥류(nonsaphenous truncal varicosities), 천공지와 큰 망상 중심정맥(직경 3 mm 이상)을 치료하는 것이다.

전통적으로 경화요법은 8 mm 직경 이상의 큰 혈관의 경우나 이음부 역

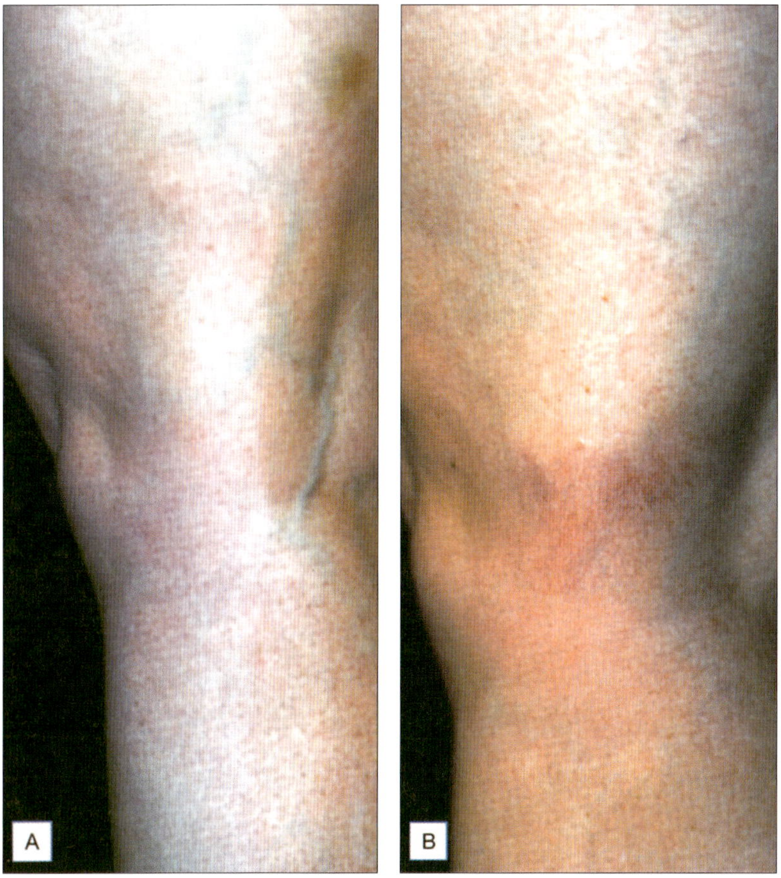

그림 5.2 (A) 직경 1.3 mm의 정맥류가 보이며, 환자에게 미용적으로 좋지 못한 모습을 나타내고 있다. (B) 치료 후 사진으로, 신생혈관(matting)이 만들어짐으로써 미용적으로 더 악화되었다. 비록 망상 정맥류에의 경화제 주입에 의한 합병증에 관한 논문 및 문서들은 거의 존재하지 않지만, 본 저자는 이 부위에서 생성이 비교적 흔하게 발생하는 것을 발견하였다.)

류(junctional reflux)의 치료에 있어서는 외과적 요법보다 좋지 못한 방법으로 생각되었다. 그러나 경화요법의 발전, 예를 들어 거품형(foam) 경화제의 등장과 영상 측정 기술(거품형 경화제의 사용으로 가능해짐)로 인해 큰 혈관의 치료도 가능하게 되었다.

큰 혈관의 경화요법 치료의 발전 : 거품/영상기술

거품

거품형 경화제를 이용한 큰 혈관 및 작은 정맥류의 치료는 1939년부터 시작되었다. 모든 거품형 경화제는 같은 농도와 용량의 액상형 제재보다 3~4배 이상 강력한 효과를 보이는 것으로 생각되었다. 이러한 강력한 효과는 몇 가지 특징들과 연관되어 있는데, 액상형 제재보다 효과 표면적이

넓으며 치료 혈관에서 혈액을 격리시켜 혈관내피와 묽어지지 않은 상태의 경화제와 접촉 시간이 길어지는 특징이 있다.

거품은 또한 액상 형태보다 주입 부위로부터 더 먼 주행경로까지 정맥의 경화와 수축을 일으킬 수 있다. 그래서 더 적은 농도와 양을 가지고도 시술을 시행할 수 있다(조직 괴사의 가능성을 줄일 수 있다.). 거품 형태의 제재는 DUS에서 액상 형태보다 '매우 잘' 보인다. 거품형 경화제는 또한 정맥 기형의 치료에 있어서도 효과가 있음이 증명되었다.

하지만 거품형 제재의 단점으로는 실제 임상에서 사용하기가 까다롭다는 점(예를 들어 흡입이 어려움 등), 시술 바로 전에 거품 제재를 준비하는데 있어서 정확히 체계가 잡힌 조제법이 없으며 시행할 때마다 동일한 농도와 양으로 맞추기 어렵다는 점이 있다.

이러한 점들 때문에 정형화된 프로토콜을 만들기가 어려우며, 특정 방법 및 제재의 효과를 비교 분석하기 어렵기도 하다. 또한 미국 FDA에서는 거품형 제재에 대한 허가는 물론이고 아직 어떤 종류나 목적의 거품형 제재에 대해 조사도 들어가지 않고 있다.

Wollman은 거품형 제재를 준비하는데 있어 영향을 주는 다양한 요소들(거품의 크기, 균일성, 온도, 경화제/가스 비, 가스의 종류, 경화제의 종류 등)과 시술 시의 예후에 대해 자세한 조사를 하였다. 비록 거품 경화요법은 큰 역류 정맥류를 치료하는데 있어 신기원을 보일 수 있는 가능성이 있지만, 현재로서는 일반적으로 사용하기에는 아직 이른 감이 있다.

잘못된 환경에서는, 예를 들어 동맥관개존증(patent ductus arteriosis)이 있는 환자의 경우에서 거품 덩어리가 폐로 진입하여 폐섬유화증(pulmonary fibriosis)을 유발할 수 있다. 또한 같은 경화제라도 거품형으로 사용할 때 일반적으로 사용할 때보다 편두통 증상이나 다른 부위의 혈전 생성, 그 외 합병증의 정도가 더 심해지는 것으로 나타났다.

유의한 역류가 있는 큰 혈관의 경우에는 거품 경화요법과 외과적 시술, 혈관내 레이저 혹은 저주파 기술 등을 같이 사용하여 상호상승 효과를 볼 수 있다는 것을 경험하고 있다. 어떤 치료술을 하더라도 특정한 시술에 결과가 좌우되기 보다는, 시술자의 경험과 능숙함에 따라 결정되는 편이다.

DUS(Duplex)의 문제

비록 실시간 DUS가 올바른 위치에 주입을 할 수 있게 해주는 매우 중요한 수단임에는 틀림없지만, 완벽한 기술은 아니다. 일단 DUS 자체가 삼차원의 공간을 이차원적으로 보여주는 장치이다.

DUS로 유도하여 거품 경화요법을 실시하였음에도 불구하고 하지의 절단을 필요로 할 정도로 심한 조직괴사가 발생하여 소송이 발생한 케이스가 있다(개인적인 경로를 통해) 이 케이스에서 사용된 경화제의 농도는 대부분의 경우에서 권하는 농도보다 훨씬 높았다고 한다.

거품 경화요법과 개인적인 시술 경험

최근 몇 년 동안 저자는 500명 정도의 환자(다양한 혈관 직경을 갖고 있는)를 double-syringe 법을 이용해서 polidocanol과 room air를 1:3 혹은 1:4 정도로 혼합한 거품 경화제로 시술하였다. 4~5 mm 직경 정도의 역류정맥의 경우에는 이런 거품형 경화제가 효과가 뛰어났지만 모세혈관확장증과 같은 작은 혈관의 경우 액상 경화제보다 큰 효과가 없었으며 오히려 준비 및 시술이 어려웠다. 거품을 준비하는데 시간이 걸리고, 실내온도에서는 거품이 금방 사라진다. 그리고 MaxFlow(Richard James, Peabody, MA)와 같은 큰 직경의 주사 바늘을 이용할 때 고농도의 경화제를 이용한 효과적인 거품을 만들 수 있다. 이전에 이야기 했듯이, 흡입 과정에서 자주 어려움을 겪게 되므로 몇 가지 테크닉을 활용해야 한다.

시술 후에 바로 압박술을 시행해서는 안 되는데, 그 이유는 주입된 거품 제재들이 바로 의도하지 않은 곳으로 이동하여 혈전을 생성하는 것을 막아야 하기 때문이다. 그래서 spot compression은 사용하지 않는다.

가장 중요한 것은 거품 경화제를 이용했을 때 일반 액상 제재를 이용했을 때보다 10배 이상의 표면 혈전정맥염 발생율을 나타낸다는 점이다(개인적인 통계 자료). 대개 환자들은 치료 혈관의 혈전 배출을 위해 딱 한번 정도의 정맥혈전제거술(thrombectomy)을 받게 된다. 그러나 거품형 제재를 이용하게 되면서, 재발성 혈전과 혈전정맥염 등이 1~2달 정도 후에 발생하며 때로는 여러 번의 정맥혈전제거술을 필요로 하게 된다.

작은 혈관의 경화요법

작은 혈관의 경화요법은 직경 3 mm 이하의 망상 정맥류나 다양한 모세혈관확장증을 일컫는다. 큰 역류 정맥류와 작은 혈관의 중요한 차이점은 큰 혈관의 경우 임상적으로 꼭 필요한 시술로 간주되어 보험 적용을 받을 수 있다는 것이다. 작은 혈관의 치료는 대개 미용적 목적으로 행해진다.

작은 혈관 경화요법의 발전

작은 혈관 경화요법은 큰 변화 없이 차근차근 발전하는 중이다. 비록 몇몇 단체에서 특정한 가이드라인을 제시하고는 있으나 절대적인 것은 아니다. 작은 혈관 경화요법에 있어서 논쟁되고 있는 사항은 정맥 역류와 정맥 고혈압의 중요성, 작은 혈관을 치료하기 앞서 큰 혈관을 먼저 치료해야 하는가의 여부, 모세혈관확장증 치료에 있어서 압박술의 역할 등이다. 비록 몇 가지의 납득할만한 반론이 등장하기는 하였으나, 현재 모세혈관확장증의 일차적 원인으로 생각되는 것이 역류성 정맥류이다.

비록 최근 들어 각광 받고 있다는 레이저와 빛을 이용한 치료는 높은 비

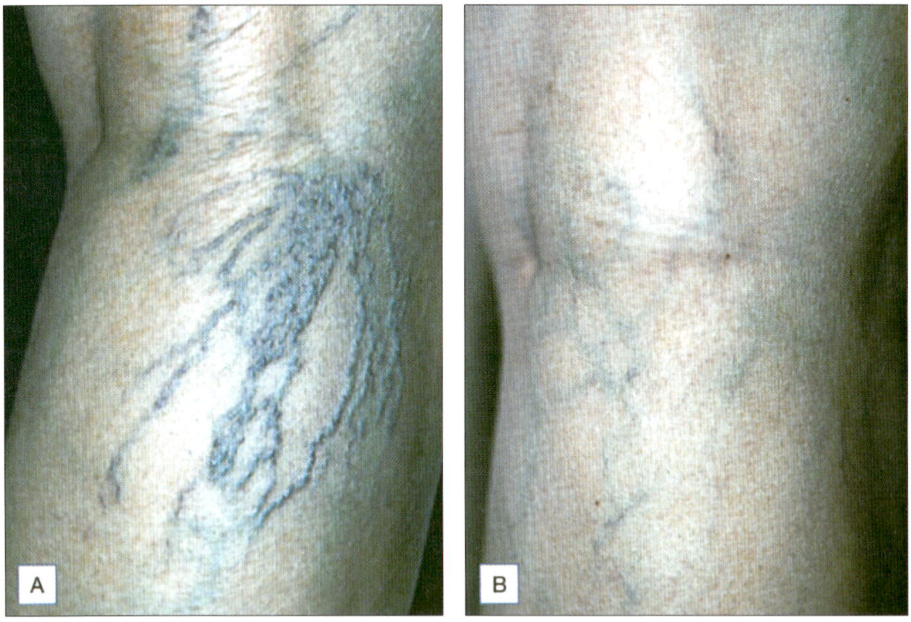

그림 5.3 (A와 B) 이 사진들은 한번의 경화제 주입으로 나타난 결과를 보여주고 있다. 경화요법은 다른 레이저 치료법들보다 요법통증이 적고 빠르며 비용이 저렴하다.

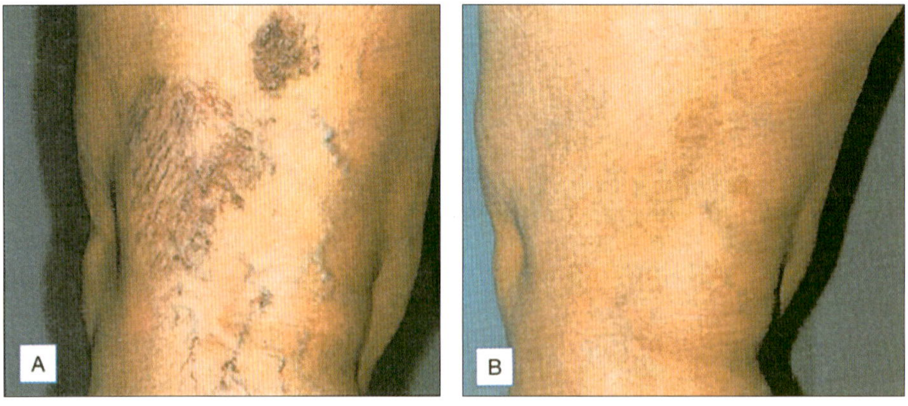

그림 5.4 (A와 B) 이 사진은 intense pulsed light와 1065 Nd:YAG 레이저를 이용해서 세 번의 치료를 받은 결과를 보여준다. 200,000 달러에 달하는 전자 장비를 사용한 치료결과가 25센트의 비용으로 실시할 수 있는 경화요법의 그것과 별반 다르지 않다(통증도 경화요법이 더 적다.)

용과 통증 유발, 장시간의 치료 시간 등의 이유 때문에 경화요법보다는 떨어지는 대안적 치료법으로 생각하고 있다(그림 5.3, 5.4).

이러한 치료법은 경화제에 알레르기가 있거나, 바늘 공포증이 있는 경우 혹은 혈관이 너무 좁아서 시술자가 삽관을 하기가 어려운 때, 일차적으로 시술한 경화요법이 효과가 없는 경우 등에 실시하여야 한다.

대조적으로, 혈관내 저주파 치료술이나 레이저를 이용한 방법들은 작은 혈관 치료에 있어서도 새로운 방법으로 각광받기 시작하고 있다.

정맥의 분류 : 새로운 개념의 등장

1988년에 작은 혈관에 대한 새로운 분류 체계가 등장하였다. 이 분류법은 근접한 혈관의 직경, 해부학적 특징, 색깔, 주변 정맥 구조와의 연관성 등에 따라 구성하고 있다. 이 분류법은 다른 이들에 의해 수정과 확장을 거쳐와 현재에 이르고 있다. 비록 특정 혈관에 대한 분류와 치료를 최적화 하는데 있어서는 유용한 것으로는 증명되었으나, 이 분류는 경화요법 시술의 결과에 영향을 미치는 미확인 요소들에 대한 고려는 되어있지 않으며 또한 혈관 크기와 경화요법의 단기적 및 장기적 결과의 연관성에 대해서도 알 수 없는 것으로 나타나고 있다.

그리고 경화요법 실시 후에 나타나는 치료에 매우 저항성이 큰 모세혈관확장증에 대해서도 언급하지 않고 있다(보통 0.2 mm 직경 이하). 이러한 현상은 장기적인 혈관 재생성 때문인 것으로 생각된다. 이는 작은 혈관의 경화요법 후에 환자들이 불만족을 표시하는 가장 큰 원인이 되고 있다.

치료 반응의 기본적인 형태

어떤 치료 방법을 사용하더라도 치료 반응은 다음과 같은 세가지 주요한 특징이 나타난다.

1. 점진적인 섬유화 (점차 소멸함)는 작은 모세혈관확장증에서 나타나며 점차 소멸하고 분해된다. 이는 몇 달에 걸쳐 여러 번의 치료를 했을

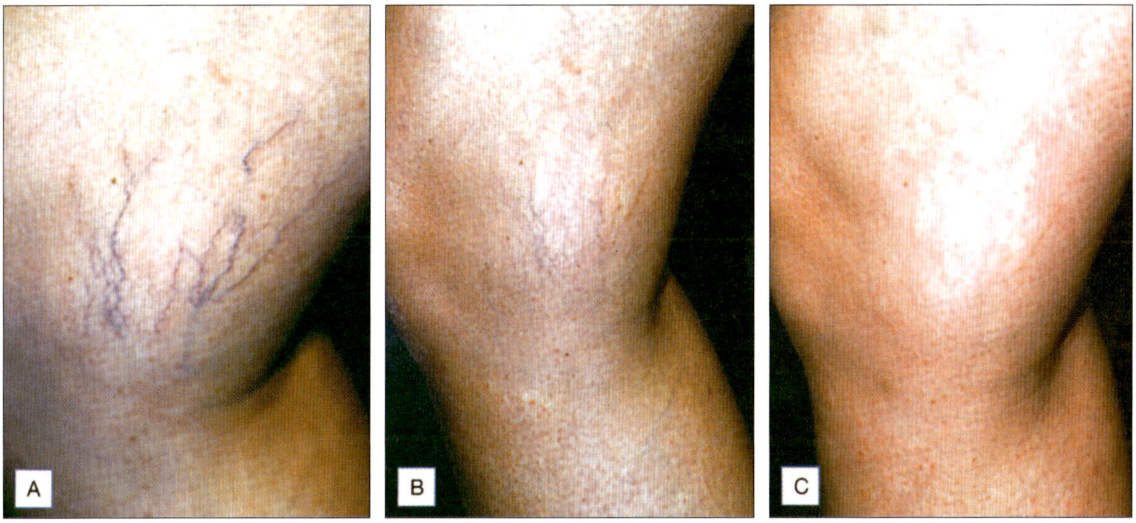

그림 5.5 (A) 무릎 내측부의 치료 전 모습으로, 대략 0.1에서 0.5mm 사이의 혈관들이 보이고 있다. (B) 2번의 치료 후에 큰 혈관들은 완전히 사라지고 작은 혈관들만이 서서히 소멸하고 있는 모습을 보이고 있다. 전형적인 패턴이다. (C) 10개월 후 완전히 치료(관해)된 모습. 무릎 내측부는 신생혈관생성(matting)이 발생하기 쉬우므로 반드시 낮은 농도의 경화제로 조심스럽게 치료하여야 한다.

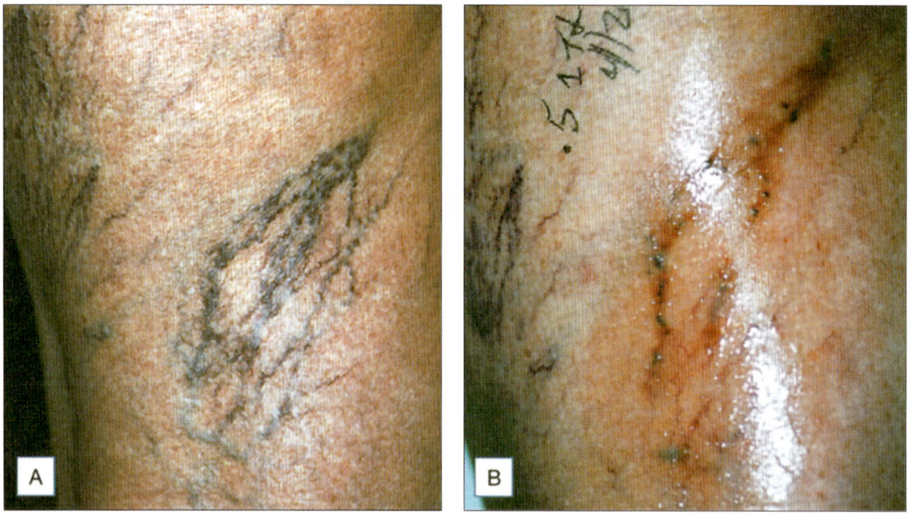

그림 5.6 (A) 치료 전 사진으로, 0.6~1mm 직경의 취약하고 얇은 혈관벽을 지닌 돌출형 사행성 혈관들을 나타내고 있다. (B) 이 사진은 저농도 경화제로 치료 후에 잘 발생하는 착색 현상으로 보이고 있다.

때 발생하는 착색이나 촉지되는 혈전 형성은 보통 동반하지 않고 진행된다(작은 혈관 패턴)(그림 5.5).

2. 착색과 촉지성 혈전 형성을 동반한 빠르고, 즉각적인 혈관파괴는 대개 크고 취약한 모세혈관확장증이나 정맥류의 경우에 잘 나타난다. 이 과정은 치료 후 며칠 이내에 나타난다(큰 혈관 패턴)(그림 5.6).
3. 정맥류 치료에 저항성을 나타내는 경우로, 보통 경화제의 농도를 희석시키는 요소들 때문에 발생하게 된다. 매우 작은 모세혈관확장증에서 저항성이 발생했을 경우의 원인은 아직 모르지만, 이전에 치료를 받지 않았던 환자에서는 거의 나타나지 않으며 치료 경험이 있었던 환자에게는 아주 잘 나타나는 것으로 보아 이 원인은 아마도 세포자멸사를 유발시키는 분자생물학적 과정에 문제가 생겼거나 이전의 치료 중 혈관손상에 의해서 혈관생성 과정이 촉진 되었을 것이라고 생각된다(상처 재생 과정의 가속).

혈관 크기에 대한 새로운 황금 기준

치료 결과에 영향을 미치는 모든 요소들 중에서, 혈관의 크기는 가장 영향력이 있는 요소이다. 하지만 이는 혈관 크기에 따라 항상 일정한 치료 결과가 나타난다는 것은 아니다. 같은 혈관 크기를 지녔다 할지라도 환자 마다 혈관 파괴에 필요한 경화제의 농도는 천차만별이다(그림 5.7, 5.8, 5.9). 이렇게 다양한 결과가 나타날 수 있기 때문에 정확한 치료 결과를 예측하기 보다는 전형적인 패턴을 아는 것이 중요하다.

그러함에도 불구하고 직경 0.5 mm 이하의 모세혈관확장증에서는 혈관

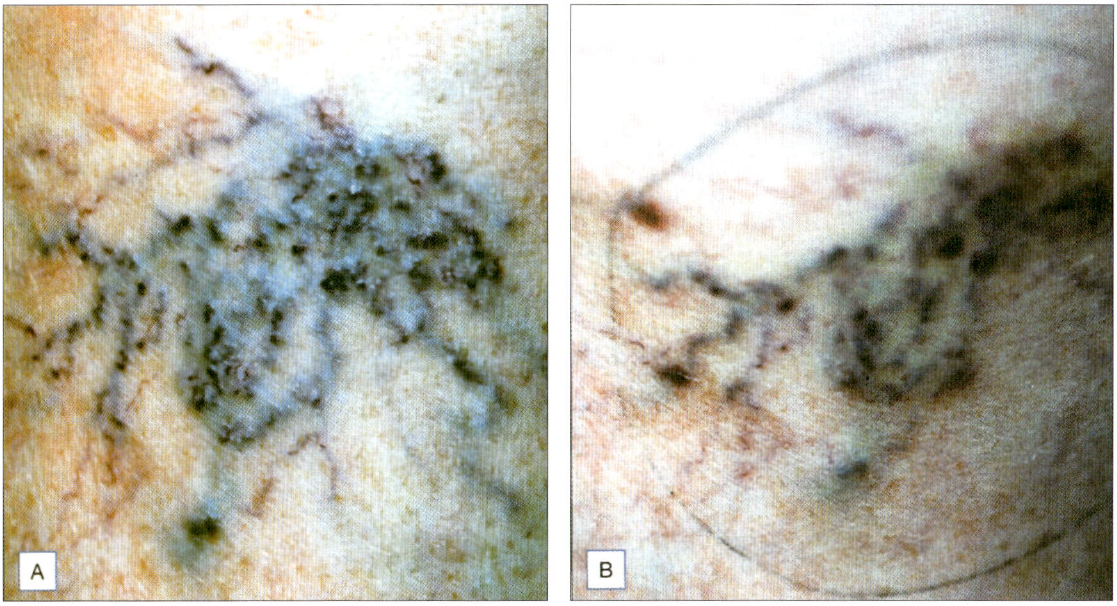

그림 5.7 (A) 치료전의 사진으로, 혈관 직경은 약 0.6~1.0mm 정도로 보이며 돌출되고 사행형태 (꽈리)를 띠고 있다. (B) 0.5% polidocanol로 치료한 후 1주일이 경과한 모습

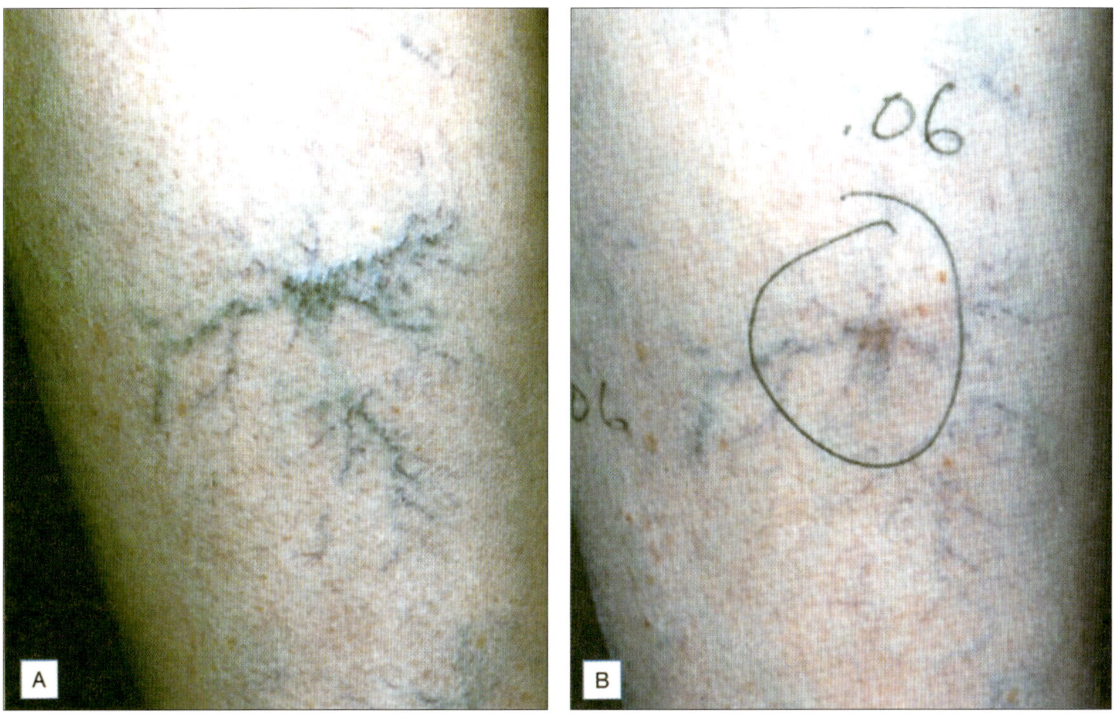

그림 5.8 (A) 치료전의 사진으로, 혈관 직경은 약 0.5~0.8mm 정도이며 돌출되고 사행형태이다. (B) 0.06% polidocanol로 2번의 치료 시행 후 3개월이 지난 모습. 8배 농도 차이가 있는 0.5% 1회 시술에 비교하여, 좀더 점진적인 혈관 파괴 및 적은 혈전 형성을 나타내고 있다.

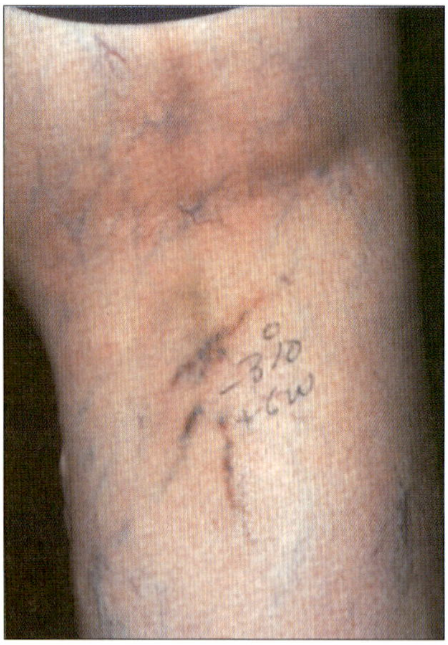

그림 5.9 이 사진은 3% polidocanol 치료 6주 후에 나타난 착색과 혈전 형성을 보이고 있다. 여러가지 농도의 경화제를 사용하여도 같은 결과를 유발할 수 있다. 따라서 혈관 크기에 따라 경화제 농도를 결정하는 것은 환자의 특성에 맞추어 개별적으로 이루어져야 한다.

크기의 미세한 변화에도 치료에 반응하는 정도나 일반적인 합병증의 발생 정도의 편차가 매우 크게 나타난다. 물론 경화제의 종류와 다른 요소들이 치료 결과에 영향을 줄 수 있지만, 혈관의 크기만 측정을 해도 다음과 같은 것들을 비교적 정확하게 예측할 수 있다 :

- 반복되는 치료에 혈관들이 점진적으로 반응할지(대개 착색이나 혈전을 동반하지 않고)
- 혈관들이 치료에 빠르게 반응할지(대개 착생이나 혈전을 동반하면서)
- 필요한 치료 횟수
- 혈관이 치료에 저항성을 나타낼지
- 어느 정도의 기간 동안 혈관이 잔존할지
- 합병증의 발생(착색, 혈전, 치료 저항성)
- 내재된 역류 정맥류/정맥 고혈압의 존재 가능성
- 최적의 경화제 농도
- 경화제 농도에 따른 반응성
- 압박술의 필요 여부

혈관 크기에 대한 문헌

정맥학 문헌에서는 대략 0.1 mm에서 1 mm 직경 사이의 모든 정맥을 동일한 종류로 보고 있다. 최소 이러한 범위에는 7가지 분류가 있으며, 각각은 경화제에 대해 다른 반응성과 반응형태를 나타내고 있고 다른 요소에 있어서도 차이를 보이고 있다. 만약 시술자가 최적의 결과와 치료 테크닉의 연관성(특히 혈관 파괴를 위해 필요한 치료 횟수와 착색과 혈전의 발생 정도 등)을 찾으려 할 때, 혈관의 크기에 대해서 명확하게 알지 못한다면 그 관찰은 매우 제한될 수 밖에 없을 것이다. 사실 매우 작은 혈관(직경 0.3 mm 이하)은 통상적으로 여러 번의 치료를 요구하며, 고농도의 경화제를 사용하더라도 빠른 효과 및 착색과 촉지성 혈전은 거의 생기지 않는다.

반대로 0.4 mm 직경 이상의 정맥의 경우는 한번의 치료로 대부분 제거되며 이 과정에서 착색이나 혈전이 잘 발생한다. 고농도의 경화제는 대개 더 많은 조직 파괴를 일으키며, 과도한 착색 및 큰 혈전 생성, 그리고 더 많은 신생혈관 발생을 유발한다. 최적의 경화제 농도를 찾기 위한 안전한 방법은 존재하지 않는다.

크기에 따른 혈관의 분류 : 이전의 치료가 모세혈관 확장증 발생에 끼치는 영향

매우 작은 혈관은 경화제에 대한 반응 혹은 저항성에 따라 2가지로 분류할 수 있다.

1. 반응성 있음

■ 0.1~0.2 mm 직경 : 이 크기의 이전에 치료 받지 않은 (virgin) 정맥은 대개 치료를 시도하면 좋은 반응을 나타낸다. 서서히 세포자멸사(손상받은 혈관벽 세포에 대한 신체의 자연적인 파괴 반응)에 의한 혈관파괴 과정을 유도하려면 대개 최소 3회의 치료가 요구된다. 고농도 경화제를 사용한다고 해서 빠른 결과를 나타내지는 못하며 오히려 더 많은 생성

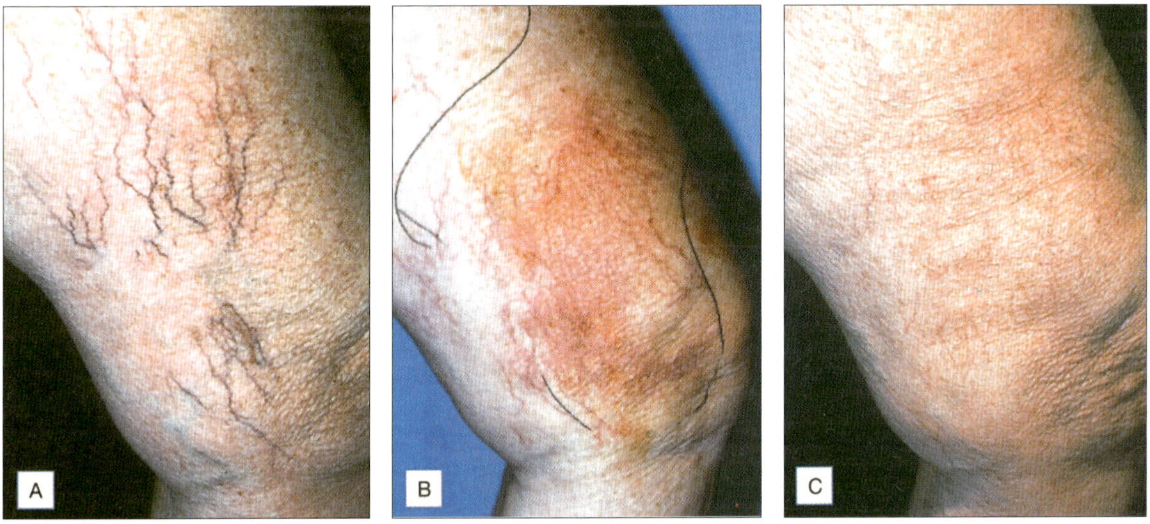

그림 5.10 (A) 0.2 -0.8 mm 사이의 다양한 크기의 혈관의 치료 전 모습 (B) 치료 후 1년이 지난 모습으로 광범위한 신생혈관 생성이 보이고 있다. 6개월 이상의 치료에도 저항성을 나타내고 있다. (C) 1년 후 신생혈관들이 자연스럽게 감소하고 있다. 가끔은 치료를 하지 않는 것이 신생혈관(matting)을 제거하는데 가장 좋은 방법일 수도 있다.

(matting)이 생길 수 있다. 압박술로 얻을 수 있는 이득도 없는 것으로 보인다. 착색은 거의 발생하지 않는다.

치료는 보통 4~6주 간격으로 시행한다. 0.2 mm 직경 이하의 이전 치료 경험이 없는 혈관에서 저항성 발생은 매우 드물다. 이 크기의 혈관들에서는 착색도 거의 일어나지 않는다(그림 5.5).

2. 저항성 있는 모세혈관확장증 (matting/2세대 혈관들)

- 0.1~0.2 mm 직경 : 이전의 치료 후에 남아있거나 새로 발생한 이 정도 크기의 혈관들은 난치성인 경우가 많으며, 작은 혈관 경화요법 후에 환자들의 불만족을 유발하는 한가지 원인이 되고 있다(그림 5.10). 이러한 종류의 혈관들은 무릎 위로 25 cm 내의 넙다리 안쪽 및 바깥쪽에서 가장 흔하게 발생한다. 저자의 경험으로는 이러한 혈관들은 충분한 시간을 두고 치료 없이 관찰하는 것이 가장 효과가 좋으며, 치료를 하더라도 1년에 2~3회 이상은 하지 않는 것이 좋다. 충분한 시간이 지나면 이러한 혈관들은 자연스럽게 소멸할 수 있으며, 경화요법이나 다른 치료법에의 반응성도 생기게 된다. 망상 정맥에 경화제를 주입하거나 역류를 제거하는 것이 특정한 이득을 주는 지는 아직 나타나지 않았다.
- 0.3~0.5 mm 직경 : 0.3 mm 이상부터 치료 예후가 좋아진다. 이러한 혈관들은 수회의 치료가 필요하며 치료 후 착색이나 혈전 생성 없이 대개 소멸하게 된다. 환자가 이전에 치료 경험이 있는가의 여부에는 상관없이 치료 간격은 4~6주 간격으로 실시한다. 혈관 직경이 커짐에 따라서 큰 혈관 패턴을 보이게 된다 (이전에 언급한 치료 반응의 기본적 형태 중 2번째). 0.4~0.5 mm 직경의 혈관은 패턴 양상이 서로 겹칠 수 있다. 작은 혈관 패턴을 보이며 혈관 파괴가 빠르게 나타나는 동시에, 혈전과 착색을 동반할 수도 있다. 0.4 mm 직경 혈관의 25% 경우와 0.5 mm 직경 혈관의 50%의 경우에서 치료에 빠른 반응을 보인다. 경화제 농도도 이 치료 반응의 속도에 영향을 미친다. 고농도의 경화제는 빠른 치료 속도와 더불어 많은 착색과 혈전 생성을 일으킨다(그림 5.8, 5.9). 몇몇 케이스에서는 모세혈관확장증 부위에 직접 연결된 망상 정맥에 경화제를 주입하는 것이 취약 정맥의 과색소침착증을 줄일 수 있음이 보고되고 있다. 이 테크닉은 또한 주사 시술의 횟수를 줄일 수 있다. 하지만 또 다른 케이스들에서는 이것이 치료 결과에 영향이 없는 것으로 나타나기도 하고 있다.
- 0.6~0.9 mm 직경 : 이 크기의 혈관들은 보통 보라색 혹은 청록색이다. 이들은 매우 취약하며 수년간 존재하고 있는 경우가 많다(그림 5.6). 대개 돌출되고 사형의 형태를 띠고 있는 경우는 정맥 고혈압이나 역류가 존재함을 나타낸다. 이러한 양상이 보이면 좀더 자세한 검

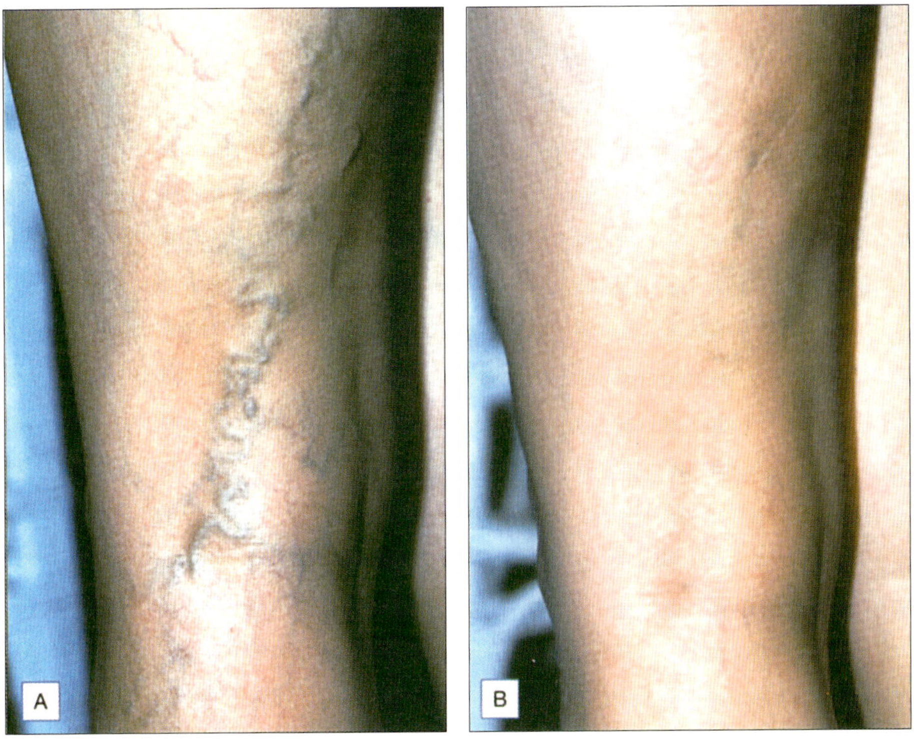

그림 5.11 (A와 B) 비록 큰 혈관 치료에 있어서 착색은 흔하게 일어나는 현상이지만 이 두 사진은 3mm 직경의 혈관을 착색 없이 완전히 파괴한 모습을 보여주고 있다. 이렇게 다양한 양상으로 나타나는 치료 결과는 특정 치료가 정확히 어떤 결과를 낳을 것인가에 대한 예측을 매우 어렵게 한다.

사가 필요하다. 이러한 혈관들의 치료는 보통 1회면 충분하다. 치료 후에 잘 나타나는 착색과 혈전을 줄이기 위해서 낮은 농도의 경화제와 압박술을 시술하는 것이 좋을 수 있다. 취약하고 연결된(communicating) 모세혈관확장증 치료를 위해서 주변의 큰 망상 정맥류에 주입할 때에는 경화제 농도를 낮게 하는 것이 착색과 혈전을 줄일 수 있다. 이렇게 치료 후에 착색 및 혈전과 타박상과 같은 형태의 양상들이 나타나기 때문에 치료 전보다 더욱 상태가 나빠진 것처럼 보일 수가 있다. 그러므로 환자에게 치료 전후의 사진을 보여주면서 안심시키는 것이 좋다.

- 1~5 mm 직경 : 큰 청록색의 혈관으로서 (손등 쪽의 정맥 색깔과 비슷) 1~2회의 치료로 대개 파괴가 되며, 이후 혈전과 착색을 동반하게 된다. 혈관 취약성은 환자마다 매우 차이가 크다. 특정 환자의 경우에는 다양한 농도의 경화제를 사용함에도 불구하고 착색이나 혈전 없이 빠른 혈관 파괴를 보이는 경우도 있다(그림 5.11, 5.12). 압박 붕대와 양말 사용으로 혈전 및 과색소침착증 감소를 기대할 수 있다. 0.6 mm 직경 이상의 혈관을 지닌 환자는 치료 반응이 빨라서 1~2주 간격으로 시술이 가능하다.

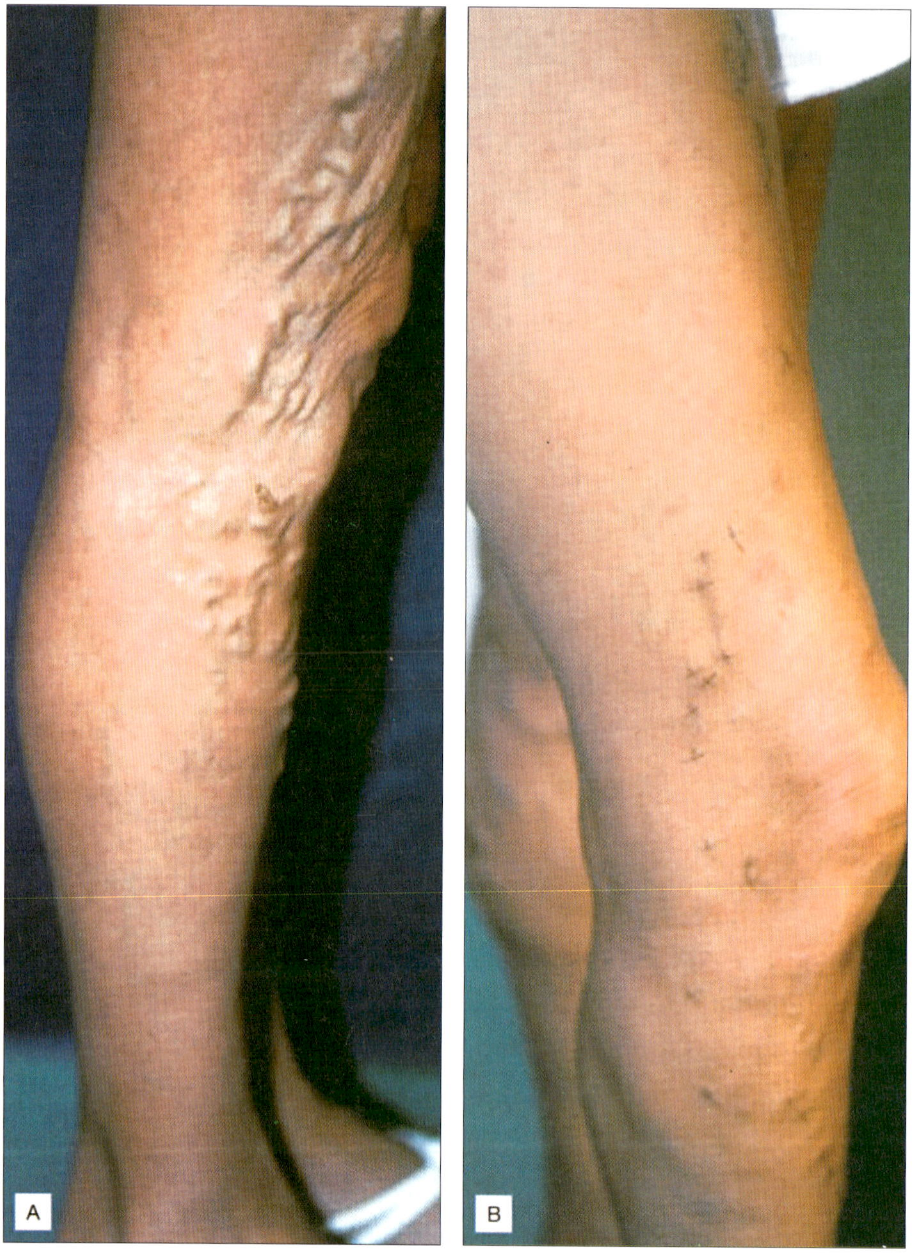

그림 5.12 (A와 B) 비록 큰 혈관 치료에 있어서 착색은 흔하게 일어나는 현상이지만 이 두 사진은 3mm 직경의 혈관을 착색 없이 완전히 파괴한 모습을 보여주고 있다. 이렇게 다양한 양상으로 나타나는 치료 결과는 특정 치료가 정확히 어떤 결과를 낳을 것인가에 대한 예측을 매우 어렵게 한다.

정맥 측정 : 도구 (Measuring vein : The mechanicsr)

아마도 정맥시술자들에게서 가장 유용하게 사용되는 장비는 30호 주사 바늘(No. 30 needle)일 것이다. 직경 0.3 mm로서 모세혈관확장증을 치료하는데 저항성이 생기지 않는 적절한 도구이다. 25호 주사 바늘은 직경

0.5 mm로서 매우 작은 혈관과 큰 혈관 사이를 연결해주는 교통 혈관의 크기와 같다.

혈관 측정 시에 잘 일어나는 문제

피부에 장력을 가함(stretching)

측정할 때는 항상 최소의 장력만을 동원하여 매우 작은 혈관들의 소실(effacement)과 혈관 직경의 확장이 일어나지 않도록 해야 한다. 매우 작은 혈관들의 경우 단지 피부를 잡아당기는 것만으로도 혈관을 확장시킬 수 있다. 그러므로 피부 장력을 최소화한 상태에서 측정을 해야 한다.

솜에 알코올을 묻혀 가볍게 닦아주면 피부가 좀더 투명해지기 때문에 혈관을 좀더 잘 볼 수 있다. 빛을 이용해 심부 혈관을 투과조영하는 각종 장치가 등장하기는 했으나, 보통의 경우에서는 필요하지 않다.

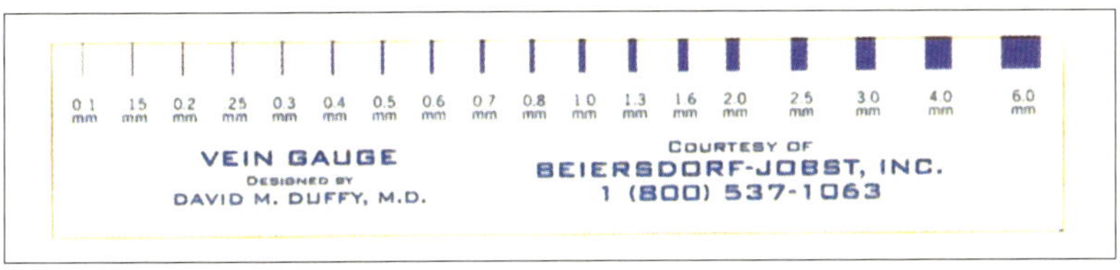

그림 5.13 정맥을 정확히 측정함으로써 치료 결과를 예상하는데 큰 효과를 얻을 수 있다. Biersdorf-Jobst에서 출시된 이 플라스틱 자는 이런 측정에 특별히 유용하게 쓸 수 있다.

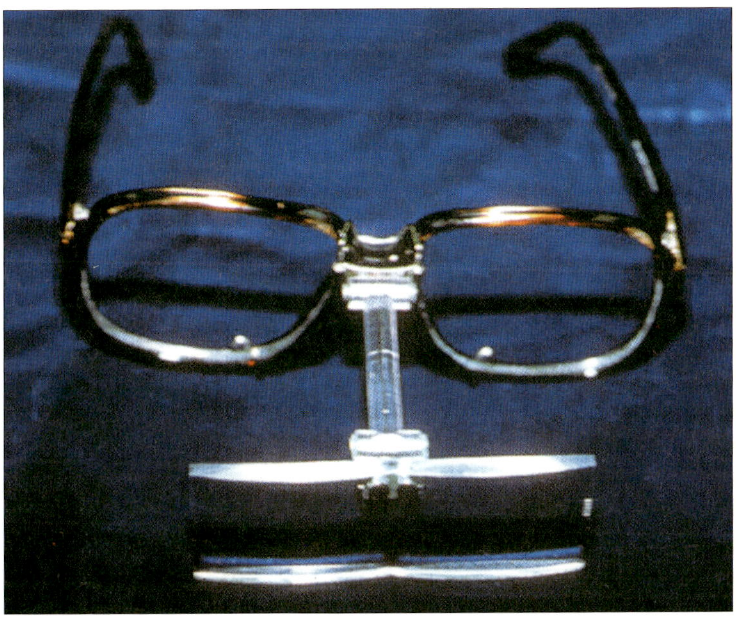

그림 5.14 Optic-Aids. 작은 혈관을 확대해서 관찰하는데 가장 편리한 수단이다.

측정 장비

Biersdorf-Jobst Inc. Charlotte, NC (Tel: 1-800-537-1063)에서 출시된 플라스틱 자는 매우 우수한 품질을 갖추고 있으며, 직접 회사를 통해 구입할 수 있다(그림 5.13).

아주 작은 혈관을 정확히 측정하기 위해서는 특별한 확대 장비가 필요하며, 주사용 바늘보다도 가는 혈관에 캐뉼러를 꽂을 수 있을 정도로 뛰어나야 한다. 저자는 Optic-Aids, Mattingly international(Tel: 1-800-826-4200)(Sharper image에서 구입 가능) 5배율 짜리를 애용한다. 물론 사용자의 취향에 따라 다르게 조절 할 수 있다. Polarizer가 장착된 루페와 그 외 다른 고가의 복잡한 장비들도 사용할 수 있다.

경화제

경화제는 각자의 장점 및 단점이 다양하게 있다. 완벽한 성질의 경화제는 존재하지 않는다(Box 5.1). Sodium sotradecol, polidocanol(aethoxysclerol), 그리고 고장성 식염수 등이 가장 널리 사용되는 약제들이다. 경화요법 시에 사용이 좀 어렵기는 하지만 Chromated glycerin도 모세혈관확장증에 탁월한 효과가 있고, 접촉 시에 궤양을 유발하지 않는다는 장점을 가지고 있다(공개하지 않은 개인적인 자료임).

각 경화제의 장단점은 다음과 같다. 고장성 식염수는 알레르기를 유발하지 않지만, 시술자의 테크닉에 매우 민감한 면이 있다. 혈관외 누출이 있을 경우 저농도의 적은 양이라 할지라고 조직 괴사를 일으킨다. 또한 여러 경화제 중에서 가장 사용하기 불편한 약제이다. 천천히 주입을 하면서 마사지를 해주면 이러한 불편함을 줄일 수 있다. Polidocanol은 거의 알레르기를 유발하지 않으며 접촉 시의 궤양 발생 및 독성도 가장 적은 것으로 생각되고 있다. 3% polidocanol 0.4 cc를 직접 저자의 팔에 주입했었지만 조직 괴사는 일어나지 않았다(그림 5.15). 그러나 모든 경화제는 그림 5.16과 같이 특정 상황에서 궤양을 일으킬 수 있다는 점을 알아야 한다.

Sotradecol은 polidocanol 보다는 알레르기 유발성이 조금 강한 것으로 보여진다. 0.5%의 sotradecol을 주입했을 경우에는 조직 괴사가 일어나지 않았지만, 1% 농도에서는 궤양이 발생하였다.

고장성 식염수는 5% 농도에서 궤양을 유발 할 수 있다. 경화제를 심부에 주입(deep injection) 할 경우에는 궤양이 발생하지 않았지만, 진피내(mid-dermal)에 넣을 경우에는 발생하였다(그림 5.17).

비록 매팅(matting)이나 색소침착증과 같은 합병증이 경화제의 종류의 영향을 받는 것은 사실이지만, 저자의 경험으로는 그보다는 경화제의 농도와 환자 개개인의 특성이 치료 결과에 더 많은 영향을 끼치는 것으로 생각된다. 또한 각각의 시술 후 혈관에 대한 검사 및 영향 요소들을 잘 따져보

통상적으로 사용되는 경화제들에 대한 비교						
경화제/사용국가	**임상적 적용(농도)**	**복용량**	**장점**	**단점**	**합병증**	**독성**
Hypertonic Saline USA	낙태용, 거미정맥류, 작은 정맥류 (10~30%)	개별적, 염기제한 다이어트를 하는 환자에게는 제한된 양	알러지가 전혀 없음	주입 시 적당한 불편함, 근육 경련, 대체로 큰정맥류에 효과 없음	PE, 사망이 보고된 바 없음. 10% 이상의 농도에서 CTN	쥐 NA에서 LD59
Sodium tetradecyl sulfate(Sotradechol, Lkins-Sinn Inc.) USA/worldwide	정맥성 및 거미정맥, 식도정맥 (0.1%~3%)	10 ml을 초과하지 않은 최대 단일 치료	1946년 정맥류 치료에 FDA 승인,고농도로 큰 정맥에 유효, 저농동에서 작은 정맥에 양호	주입 시 낮은 불편함, 작은 정맥에 대한 식염수보다 덜 효과적	치료상 용량이나 농도로 PE, 과민성(anaphylaxis), DVT, 사망이 보고됨. 1% 이상의 CTN	쥐 LD50 90+-5mg/kg
Sodium morrhuate(Scleromate, Palisades Pharmaceuticals, Inc.) USA/worldwide	정맥류 및 거미정맥	중간정맥 50~100mg(5% 주입의1~2ml), 큰 정맥 150~250mg(주입의 3~5ml)	정맥류 치료에 1930년 FDA 승인	주입 시 통증	치료상 농도와 양에서 PE, 항체성, 사망 가능, 총량에서 CTN 가능	NA
Ethanolamine oleate(Ethanmolin, Glaxo Pharm.) USA/worldwide	식도 정맥류(5%)	최대복용량: 5%의 20ml	식도 정맥류에 1989년에만 FDA 승인	알러지	PE, 연하곤란, 흉골후방통증(retrosternal pain), 식도궤양 및 협착, 발열, 폐렴, 급성신부전증, 과민성, 치명적 흡인성 폐렴	토끼에 정맥내 주입시 최소 치사량 130mg/kg
Hydroxypolyaethoxydodecan(Aethoxysklerol, Giobopharm AG) USA/worldwide	정맥류 및 거미정맥, 식도 정맥류, 위 정맥류, 치질(0.5~5%)	2mg/kg를 초과하지 않음	주입 시 거의 통증 없음. 궤양형성없이 피부 주입 가능, 치료상 복용량이나 농동에서 사망 보고 없음. 낮은 알러지 위험, 피부내 3%에서 CTN없음	일시적 두드러기 및 소양증. FDA승인 없음	폐렴곤란 NCTN으로 인한 과다복용(600mg)으로 PE, 과민증, 사망	
Polyiodide iodine(Variglobin : Sclerodine, Chemische Fabrik, Kreussler Co., Germany) Europe/Canada	정맥류(2~12%)	단일치료에서 최대용량은 6% 용액의 3ml	보고된 알러지 없음	FDA 승인없음, Iodine은 과민증 유발 가능성 있음	전체 정맥 주입 시 PE, CTN 보고됨, 피부 알러지, 정맥류정맥염	NA
Chrominated glycerin(Scleremo) France	정맥류 및 거미정맥 (1.11% chrominated glycerine)	단일 치료의 최대 용량은 6% 용액의 3ml	낮은 부작용 빈도, 전체에서 CTN없음	FDA 승인 없음, 주입 시 통증	괴사와 알러지 반응이 매우 드묾, 혈뇨	NA

* *DVT=deep venous thrombosis, PE=pulmonary embolus, CTN=contact tissue necrosis, NCTN=noncontact tissue nercosis, NA=not availble.*

자료: Duffy DM Cutaneous necrosis following sclerotherapy. Journal of Aesthetic Dermatolgy and Cosmetic Surgery 1:157-168

Box 5.1 통상적으로 사용되는 경화제들에 대한 비교

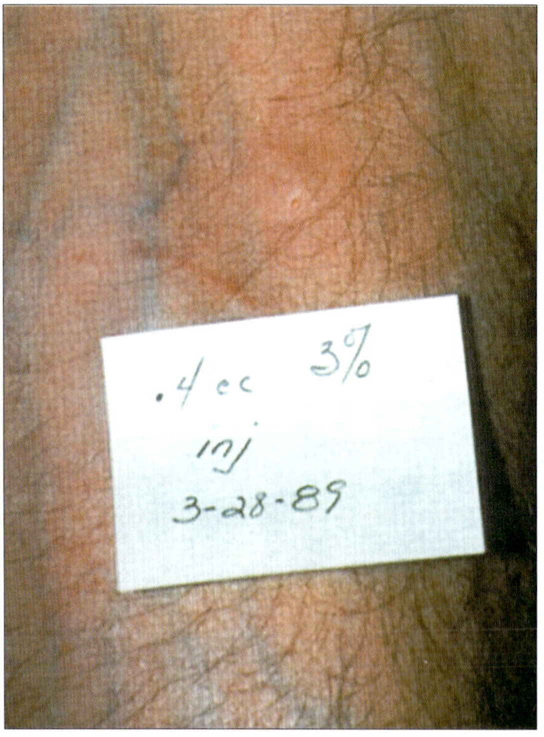

그림 5.15 저자의 오른 팔. 진피내에 3%의 polidocanol을 직접 주입하였으나 궤양을 일으키지 않았다.)

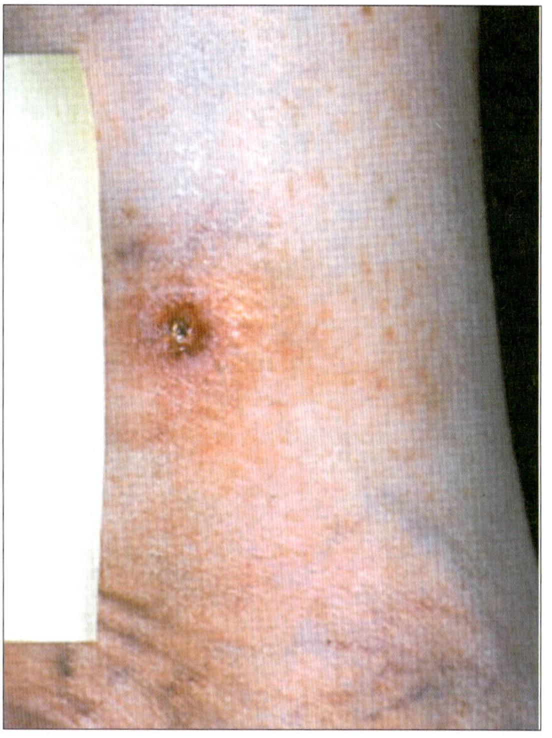

그림 5.16 접촉 시에 조직 괴사를 일으키지 않는 경화제임에도 불구하고 특정한 환경에서는 궤양을 유발할 수 있다. 이 환자의 경우 0.25%의 polidocanol을 주입하자 작은 궤양이 나타났다. 발목 부위는 특별히 궤양이 일어나기 쉬운 곳으로, 이를 통해 어떤 경화제라도 조직 괴사를 유발 할 수 있음을 알 수 있다.

고 환자의 특성 등을 함께 고려하여 연구해볼수록, 특정한 경화제를 사용한다고 해서 특별히 뛰어난 결과를 얻거나 나쁜 결과를 초래한다는 논쟁은 무의미한 것으로 드러나고 있다.

Box 5.1과 5.3은 경화제들에 대한 자세한 비교를 하고 있다. 모든 시술자들은 각각 특별히 선호하는 경화제가 있을 것이다. 일반적으로 경화제의 효과는 그 농도에 의해서 결정되지만, 환자 개개인의 혈관 특성에 따라 경화제에 대한 저항성과 취약성이 크게 달라진다고 할 수 있다.

경화제들과 그들 사이의 농도 관계
(Sclerosing agent/equivalent concentrations)

1명의 환자에게 서로 다른 종류와 농도의 경화제를 사용하며 비교해 본 결과, 0.75%의 polidocanol은 0.2~0.3% sotradecol 이나 23.4%의 고장성 식염수와 동등한 것으로 나타났다. 0.3 mm 직경 이하의 모세혈관확장증의 경우는 보통 경화제 농도가 증가한다고 해서 빠른 효과를 보이지 않으며 오히려 더 많은 매팅과 경화제 주입부 근처에 색소침착을 유발할 수 있다. 0.4 mm 직경 이상의 혈관의 경우에는 고농도의 경화제를 쓸 경우 빠른 혈관 파괴에 함께 과도한 혈전 생성 및 색소침착을 유발한다.

저농도로 경화제를 사용하면 대개 치료 실패의 확률이 증가하지만, 특정 환자에 있어서는 저농도/고농도에 상관없이 동일한 결과를 보인다고 이전에 보고된 바가 있다(그림 5.7-5.9). Box 5.2에서 경화제 농도 선택을 결정하는 요소들에 대해 요약해 놓았다.

경화제 농도 선택에 영향을 미치는 요소들

고농도
- 젊은 환자들
- 두꺼운 혈관벽(촉진 사용)
- 손/발/전경골 정맥
- 유방(Breast) 정맥
- 희석화를 보상하는 직경 4mm 이상의 혈관

저농도
- 60세 이상
- 직경 0.6~0.9mm의 돌출된 거미 정맥
- 얇은 혈관벽
- 쉽게 멍이 드는 경우
- 작은 상처에서 자연 출혈되는 병력

Box 5.2 경화제 농도 선택에 영향을 미치는 요소들

FDA 공인

오직 sodium sotradecol과 sodium morrhuate가 하지 정맥류의 치료에 있어서 FDA 공인을 받은 약제이다. 전자는 1946년에 공인받았으며 후자는 1920년에 받았다. Sodium morrhuate는 알레르기와 조직 괴사의 정도가 심해서 피하는 것이 좋다. 고농도의 식염수는 유산유도제(abortifactant)로서, 비공식적으로 사용되고 있다. 특정한 경화제를 사용할 때는 환자의 안전과 법의학적인 요소를 고려해야 한다.

어떤 의료 보험의 경우에는 FDA 비공인 약제를 이용하는 경우는 보험 인정을 해주지 않으며 환자의 의료보험이 비공인 약제를 인정하지 않는데, 이러한 환자를 비공인 약제로 치료했을 경우 의사 면허가 취소되는 불상사가 생길 수 있다(환자와 의사소통을 잘 해야 함).

압박술 (Compression)

압박 붕대와 양말은 모든 크기의 혈관에서 색소침착과 혈전 생성을 억제하며, 치료 속도를 빠르게 하고 좀 더 나은 치료 효과를 얻게 하는데 도움이 된다. 하지만 불행하게도 모든 종류의 압박술 방법은 각각의 문제점들을 안고 있다. 테이프 사용의 경우에는 몇몇 환자에게 알레르기를 유발할 수 있으며, 환자가 목욕을 할 때는 방수 처리를 미리 해두어야 한다.

모든 종류의 압박술은 열감이 있으며 때때로 불편함을 준다. 양말(스타킹)의 경우 엄지건막류(bunion)나 당뇨병 관련 신경질환이 있는 족부를 지닌 환자의 경우에서 문제가 발생할 수 있다. 이런 환자에게 압박술을 시행할 때는 특별한 주의가 필요하다. 환자의 순응도도 문제가 된다. 여름같이 더운 기간에는 환자들이 거의 압박 양말을 착용하지 않는다. 팬티스타킹(pantyhose)의 경우 질캔디다증과 연관이 있으며, 이전에 감염되었던 환자의 경우에서는 더욱 문제가 된다. 몇몇 환자는 복압 상승과 호흡의 어려움을 호소하기도 한다. 넙다리까지 올라오는 압박 양말을 착용시킬 때는

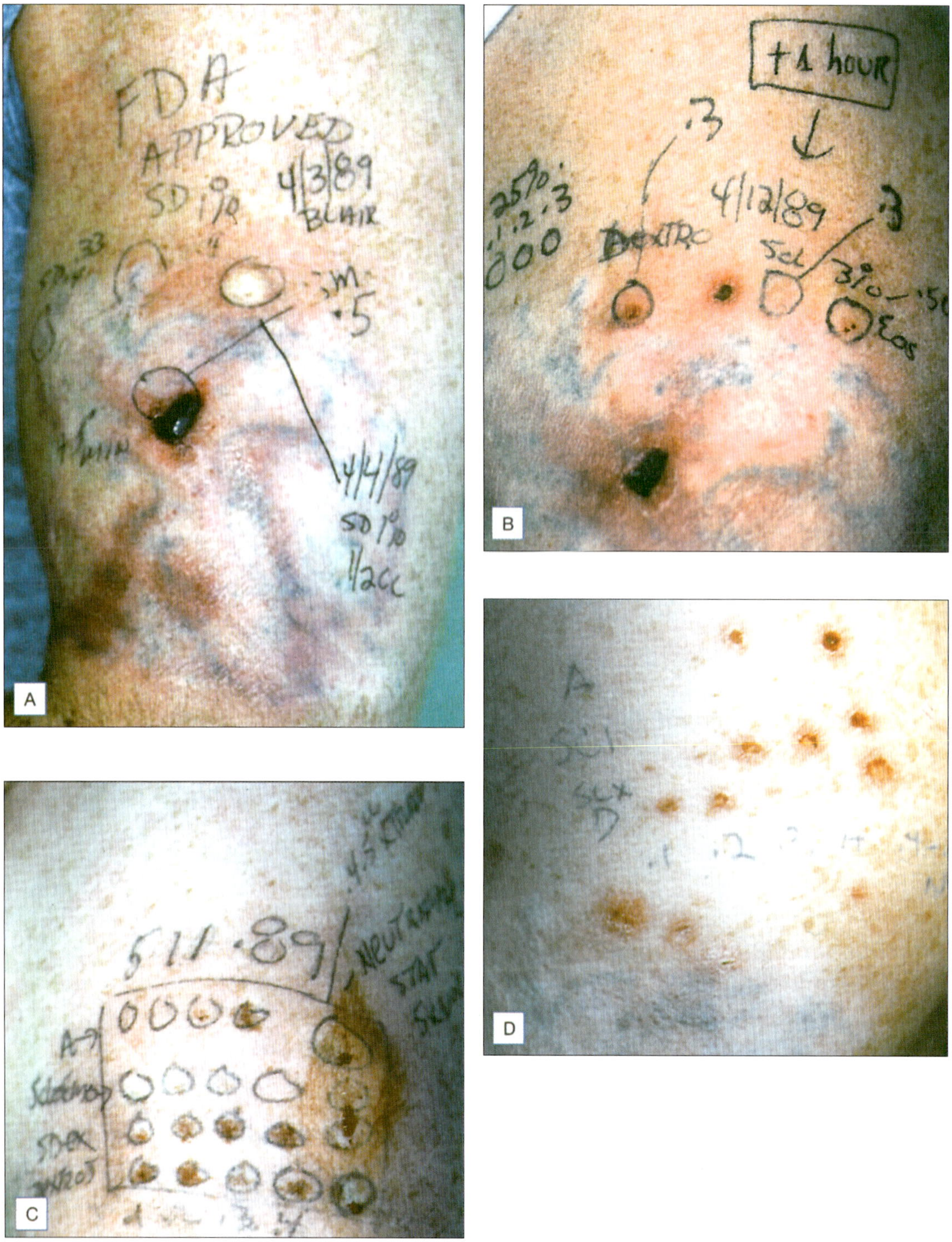

그림 5.17 (A)sodium morrhuate 0.5%를 사용했을 때 나타나는 괴사성 궤양 (B) 1% sotradecol (탈색된 구역) 은 접촉시 궤양을 유발한다. 0.5%는 그렇지 않다. (C) 1989년에 처음으로 경화제의 궤양 유발성에 대한 테스트를 실시하였다. 다양한 종류의 경화제의 농도 및 용량을 변화시켜 가며 진피내, 진피하로 주입하여 관찰하였다. 식염수를 사용하여 중화하는 방법은 일부분만 효과가 있었다. (D) 경화제의 용량이 증가하면서 궤양의 정도도 심해지고 있다. 피하 주입은 궤양을 유발하지 않았다.

parameters at a glance										
Size	color	Previous treatments	Surface area	NO. TX	Short term results	Pigment and thrombi	Compression reticular veins	TX frequency	Outcome concentration	Sclerosant
0.1~2mm	Red	No	Small	2–4	Gradual fade	No		Q 4–6 weeks	Predictable	P=0.75% HS=23.4% S=0.2~0.3%
0.1~0.2mm	Red	Yes	Large or small	2–6	Gradual fade; resistance common	No		Q 3–6 months	Variable	P=0.75% HS=23.4% S=0.2~0.3%
0.3mm	Red	NE	Large or small	2–6	Gradual fade; resistance rare	Rare		Q 4–6 weeks	Predictable	P=0.75% HS=23.4% S=0.2~0.3%
0.5mm	Red/Magenta	NE	Large or small	1–4[a]	Gradual results; resistance rare	50%		Q 1–2 weeks	Predictable	P=0.5~0.75% HS=12.5~23.4% S=0.2%
0.6~0.9mm[b]	Magenta/ blue–green	NE	Large or small	1–2	Gradual results; resistance rare	〉50%		Q 1–2 weeks	Predictable	P=0.5~0.75% HS=12.5% S=0.2%
1~1.6mm[b]	Blue–green	NE	Large or small	1–2	Gradual results; resistance rare	〉50%		Q 1–2 weeks	Predictable	P=0.5~0.75% HS=23.4% S=0.3~0.5%
1.6~2.5mm[b]	Blue–green	NE	Large or small	1–2	Gradual results; resistance rare	〉50%		Q 1–2 weeks	Predictable	P=1~3% HS=23.4% S=0.5~2%
2.5+mm[b]	Blue–green	NE	Large or small	1–2	Gradual results; resistance rare	〉50%		Q 1–2 weeks	Predictable	P=1.5~3% HS=23.4% S=0.5~1.5%

** NE = No effect, P=Polidocanol, HS = Hypertonic saline, S=Sotradechol. Awhen vessels 0.1~0.05mm in diameter occur in large numbers, more treatments may be necessary and the incidence of matting may be Increased. bvessels 0.6~0.9mm in diameter occur commonly in older patients (over 60 years) and may require lower sclerosant concentrations, particularly when vessels are thin walled, elevated or tortuous. when they occur in large number, venous reflux ay be present. important notes; (1) Vessels change color where they cross fascial gaps; (2) Compressin and/or reticular vein injections may both decrease number of injction sites and/or minimize thrombi and pigmentation in more fragile vessels; (3) Thin–walled 2.5mm in diameter vessels involving the lateral thighs/popliteal fossae or located over perforating veins are often a sign of venous reflux, particularly when associated with clusters of elevated tortuous 0.1~1mm in diameter telangiectasias (corona phlebectasia).*

Box 5.3 parameters at a glance

고정을 위한 가터벨트나 AllegroMedical.com의 It Stays 와 같은 접착용품을 이용해야 할 수도 있다. 발 주위에 가해지는 높은 압력을 견디기 어려운 환자의 경우에는 족부의 압박 양말을 잘라내고 천을 대줘서 올이 풀리지 않도록 해주어도 좋다. 다만 이 방법은 족부의 압력을 낮춰주어도 충분히 압박이 유지되는 위치의 정맥류가 존재하는 경우에만 해야 한다.

직경 2 mm 이하의 혈관을 치료할 때는, 저자는 한쪽에는 압박을 시행하고 한쪽은 그냥 놔두어서 서로 비교를 해보았다. 50명에게 시행한 결과, 치료 결과에 있어서 큰 차이를 발견하지 못하였다. 추가로 정맥류 치료에서 압박술이 가장 효과적인 경우는 무릎 아래의 정맥류를 치료할 때 인 것으로 나타났다. 무릎 위로 올라오는 양말은 착용이 쉽고 더운 날에도 비교적 편안하다. 그러나 순환 장애를 예방하기 위해서 반드시 시술부에 적절하게 맞추어야 한다. 이러한 양말을 처방할 때, 의사는 적절한 사이즈가 있는지 파악해야 하며, 환자가 순환 부전 증상을 느끼고 있는지에 대해 대화를 통해 잘 알아야 한다(감각 저하 및 붓는 느낌, 저린 느낌). 이러한 증상을 느낄 때는 바로 양말을 벗고 의사를 방문할 것을 당부해야 한다.

직경 2 mm 이상의 정맥류 치료 시, 증상을 나타내는 환자, 역류가 존재하는 경우에는 20~30 mmHg의 압박을 통상적으로 한다. 약한 혈관(0.6~0.9 mm) 일 때도 압박술 시행을 하면 어느 정도의 효과를 볼 수 있다.

오랫동안 서 있거나 앉아있는 일을 하는 환자에게는 가벼운 압박 양말(8~20 mmHg)를 이용하면 하지의 피로를 줄여주고 치료의 장기적 효과를 개선하는데 도움이 된다. 환자가 치료 후 2주안에 여행을 가게 된다면 여행 중에는 반드시 양말을 착용하고 알코올과 많은 양의 수액 섭취를 피할 것을 당부해야 한다. 큰 혈관을 치료했을 경우에는 여행 중에 아스피린을 복용할 것도 권장한다. 정맥류 치료 후 1~2주 후에 여행을 떠났던 환자들이 장시간 비행 중에 정맥혈전염과 폐색전이 발생해서 소송이 일어난 일들이 있었다(개인적인 경로로 파악).

임상 경과/치료 결과

광범위한 모세혈관확장증을 가진 환자는 여러 번의 치료가 필요한 경우가 많다. 물론 각 치료 시행 시마다 혈관들이 경화되기는 하지만 계속 재발을 하는 것이다. 이런 환자는 아마도 혈관 성장에 있어서 문제를 가지고 있는 환자들이다. 0.6 mm 직경 이상의 많은 모세혈관 확장증을 지닌 환자는 대개 역류나 정맥 고혈압도 동반하는 경우가 많다.

상대적으로 미미한 정도의 질환을 지닌 환자는 그렇지 않은 환자들보다 적은 치료로 빠른 효과를 볼 수 있으며, 치료 후 매팅도 적고 신생혈관의 발생 정도도 낮은 편이다.

흔한 합병증들

혈철소성 과색소침착증

색소침착의 발생은 특정한 경화제의 사용, 과도한 경화제 농도, 압박술의 실패, 환자의 피부색 등의 여러 요소들에 의해 결정된다. 한편 지속적인 색소침착은 혈전 배출의 실패에서 기인하는 것으로 알려져 있다. 저자의 경험으로 색소침착은 다음과 같다.

- 혈관의 크기, 취약성, 파괴의(치료에 의한 파괴?) 속도와 연관이 있다.
- 많은 환자들의 경우에서 불가피하게 발생하며, 경화제의 종류와는 큰 관계는 없어 보인다.
- 경화제 농도와 연관이 있다. 고농도일수록 대개 색소침착이 증가하지만 직경이 0.4 mm 이상인 혈관에서는 항상 그러하지는 않으며, 0.3 mm 이하일 경우에는 거의 농도와 색소침착의 관계가 존재하지 않는다.

경화제의 농도를 10분의 1씩으로 변화(예를 들어 0.125~1.25% polidocanol)시켜도 거의 동등한 정도의 색소침착이 발생한다. 특정한 환경에서는, 소혈관들에 대한 치료 후에 발생하는 좁고 가는 색소침착 선들이 서로 평행하게 진행하다가 융합하여서 장방형의 반점을 만드는 경우도 있다.

색소침착 발생에 대한 여러 가설이 등장하였지만, 불행히도 특정한 해부학적 위치(손 등)의 정맥류를 치료 시에는 전혀 색소침착이 발생하지 않는다는 것 등에 대한 설명은 아직 불가능한 실정이다. 일시적인 혈철소성 과색소침착증(hemosiderotic hyperpigmentaion)은 혈전과 연관하여 자주 발생하며 6개월에서 2년 사이에 대개 줄어들게 된다. Q-switched 레이저(532~1064 nm)과 pulsed-dye 레이저를 이용해서 지속적인 색소침착을 치료하고 있으나 보통은 이런 치료는 불필요하며 값비싼 방법이다.

경화요법 후 혈전증과 치료

촉지가 되며 때로는 불편감을 주는 혈전은 흔하게 발생하지만 환자에게 '만약 이 혈전이 떨어져 나가게 된다면?' 와 같은 큰 걱정을 안겨다 주며, 치료에 대한 불만을 유발하게 된다. 비록 장시간에(몇 달 정도) 걸쳐서 자연스럽게 혈전이 줄어들기는 하지만, 혈전이 통증을 유발하고 보기가 좋지 않을 때는 No.11 스캘팰과 국소마취를 이용해서 혈전제거술(thrombectomy: 절개 후 배출)을 자주 시행하고 있다. 혈전제거술은 혈전이 완전히 섬유화 되기 전에 실시하면 더욱 쉽게 행할 수 있다. 대부분의 환자들은 치료 후 2주 안에 제거술을 시행하면 가장 효과가 좋다. 특정 환자에서는 경화요법 후 바로 혈전이 발생하는 경우도 있으나 대개는 치료 후 6주 정도의 기간에 걸쳐서 발생하게 된다.

이 현상은 색전의 발생과 압박술의 시행 시간을 어느 정도로 정해야 될지에 대해서 중요한 단서를 제공한다. 큰 정맥류를 치료했을 때는 치료 후 최소 1개월 간은 장거리 여행을 권장하지 않는다. 혈전 발생과 색소침착은 혈관의 취약성과 혈관 파괴의 속도와 밀접한 연관성이 있다.

혈전은 주변 조직에 용혈된 혈액(hemolyzed blood)를 남기지 않으면서(색소침착) 자연스럽게 줄어드는 경우도 있으나, 혈전이 촉지되지도 않고 보이지도 않는데도 불구하고 색소침착이 일어나는 경우도 있다. 색소침착을 줄이기 위해서 실시하는 혈전 배출술(draining thrombi)의 효과를 알아보기 위해서, 저자는 의도적으로 혈전침착된 정맥의 절반 만을 절개하고 배출을 실시하였다(그림 5.18). 대부분의 경우 절개된 부분과 절개되지 않은 부분에서 색소침착 차이는 나타나지 않았다.

물론 몇몇 환자는 색소침착없이 혈전이 사라진 경우도 있었다. 또 25%의 경우에서는 절개를 실시하지 않은 부위는 색소침착없이 혈전이 감소되었으나 오히려 절개를 한 부위에서 색소침착이 일어났다.

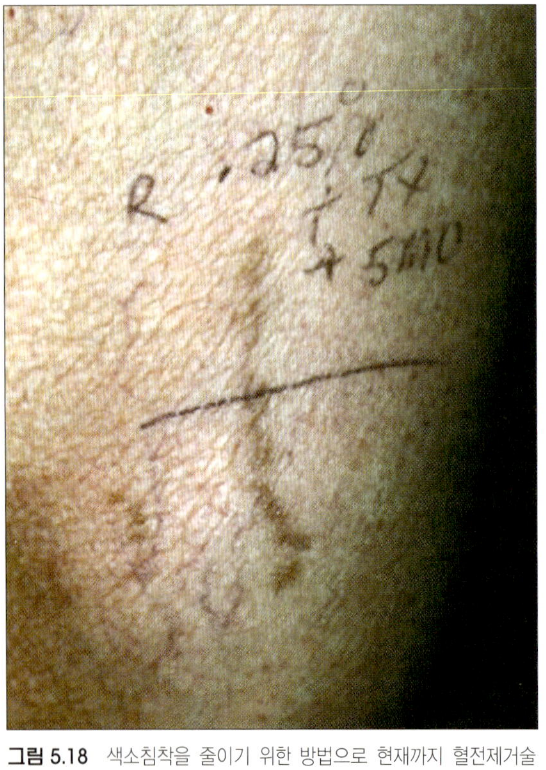

그림 5.18 색소침착을 줄이기 위한 방법으로 현재까지 혈전제거술을 권장해 왔었다. 이 사진은 색소침착을 줄이기 위해서 실시하는 혈전 배출술이 효과가 없음을 나타내고 있다. 그어진 선 윗 부분은 절개 및 배출이 실시된 부분이며, 아래는 그렇지 않다.

장기간의 관찰/증식과 퇴축

정맥류 치료와는 달리 모세혈관확장증의 치료는 근본적으로 적절하게 치료가 되는 경우는 거의 없다. 몇 번의 치료로 모세혈관확장증을 완전히 없앴다고 생각되었지만, 몇 년 후 치료 부위에 새로운 혈관이 생성되어 돌아오는 일이 비일비재하다. 이러한 신생혈관들은 크기는 더 작고 치료에 저항성이 크다. 특히 넙다리 안쪽이나 바깥쪽에 발생한 경우에는 특히 더욱 그렇다. 대개 치료 혈관의 퇴축(involution)과 이후 새로운 혈관의 생성, 다시 치료를 실시하고 신생혈관이 발생하는 순환이 몇 년 동안 지속되게 된다. 본인은 환자들에게 이러한 현상에 대한 자료를 제공해준다.

매팅(Matting)/신생혈관발생/2세대 정맥(second generation vein)

매팅(matting)이라는 단어는 1988 년에 처음으로 등장하였다. 이 단어는 경화요법 시행 후에 발생하는 매우 작은 혈관들을 일컫는 것이다. 이러한 저항성 있는 작은 혈관들은 경화 요법 후 매우 짧은 시간 내에 혹은 긴 기간 후에 생성될 수 있으며, 이는 치료에 의해 외상적으로 유발된 혈관 리모델링 과정의 일부로 생각이 된다. 비록 다른 통상의 혈관과 다른 외양이 보이지는 않으며 이전에 치료된 혈관 부위에 또 생성되는 경우도 많지만, 실제로는 치료 반응성에 있어서 이전의 혈관들과 차이를 보인다.

Matting/혈관생성 vs. 세포자멸사 : 혈관생성의 위험성

모세혈관확장증이 왜 생기는 지는 아무도 알지 못한다. 억제 시토카인의 문제인지, 증식 시토카인의 불균형인지, 세포자멸사(apoptosis) 과정에서의 실패인지, 비정상적인 정맥의 혈역동학적 변화 등 어떤 것이 핵심적인 원인인지는 아직 모르고 있다. 어떤 경우라도 환자는 혈관 성장에 있어 문제가 있는 것으로 보이는 거미정맥(spider vein)의 다수 생성을 나타내게 된다. 보통은 혈관 성장은 정교하게 조정된다. 환자에게 경화제를 주입할 때마다(손상을 입을 때마다), 혈관생성을 촉진하는 효과가 누적이 된다.

혈관 치료를 받는 환자에게는 환자 자신이 현재 치료에 의해 파괴된 혈관과 주변 조직에 의해 역으로 혈관 생성이 촉진될 수 있는 아슬아슬한 줄타기(tightrope)를 하고 있다고 알려주어야 한다. 추가로 저자는 환자들에게 최적의 치료 효과를 보는 때는 모세혈관확장증 치료 첫 몇차례의 시행에서라고 이야기 해준다. 여러 번의 치료 후에도 혈관이 잔존하는 경우나 재발된 경우의 치료를 원하는 환자들은 어떤 방법을 사용하더라도 그 결과에 실망하게 된다. 저자는 신생혈관 생성에 있어서 정맥혈 역류가 어떤 영향을 미치는가에 대해 DUS를 이용한 연구를 시행하였다.

이 연구를 통해 유의할 만한 매팅이 있는 환자에게서 역류가 있는 경우는 매우 적은 정도만을 차지함을 알 수 있었다. 그리고 역류가 발견된 환자가 정맥 고혈압을 완화하기 위해 외과적 수술을 받은 경우에서 몇몇은 매팅의 개선을 보이기도 했으나 그렇지 못한 경우도 있었다. 매팅은 또한 자연스럽게 줄어들기도 하기 때문에, 환자가 외과적 수술을 통해 매팅의 개선 효과를 볼 수 있는지에 대해서는 알 수가 없었다.

정맥 역류

정맥 역류와 고혈압은 모세혈관확장증을 유발할 수 있으며, 관정맥확장증(corona phlebectasia)과 같이 그 기전은 정맥내 전단력수용체(shear receptor)의 자극과 관련이 있는 것으로 생각된다. 만약 환자가 원한다면 무력한 큰 정맥과 직접 연결된 모세혈관확장증을 각각 경화시킴으로써 좋은 결과를 얻을 수 있다.

역류가 존재하지 않는 경우에도 모세혈관확장증이 발생할 수 있다. 역류와 혈관의 크기는 서로 연관이 있으며, 보통 일반적으로 직경 2.5 mm 이상의 크기를 가지는 하지 말단부의 정맥들은 대개 도플러 검사 상 역류를 나타내게 된다.

근막 틈새 (Fascial gap)

근막 틈새는 근막이 존재하지 않는 부위이기 때문에, 망상정맥과 모세혈관확장증이 함몰된 형태로 촉지가 될 수 있다. 이러한 틈새에는 빛을 투과시켜 혈관 관찰이 가능하며, Tyndall effect가 감소되는 양상도 나타난다. 넙다리 외측부와 외측의 장딴지근에 보통 잘 나타난다.

근막 틈새를 지나는 큰 망상정맥은 때때로 취약하여 색소침착이 잘 일어날 수 있으며, 적은 농도의 경화제에 잘 반응하기도 한다.

궤양

경화요법에 의해 부차적으로 발생한 조직 괴사(궤양)에 대한 역학에 대해서는 아직 잘 파악되기 않고 있다. 모든 경화제는 조직 괴사를 유발할 수 있다(피부에 직접적인 접촉을 해도 괴사를 발생시키지 않는 경화제도 해당됨). 대부분의 경우 궤양은 시술의 방법에 문제가 있었거나, 경화제 농도를 너무 높였을 때 발생하게 된다. 혈관외누출(extravasation)이 되었을 때도 발생하지만, 누출 없이 잘 시술 하였을 때도 생길 수가 있다. 궤양에 앞서서 나타나는 전조로 고장성 식염수를 사용했을 경우 심한 통증과 지속적

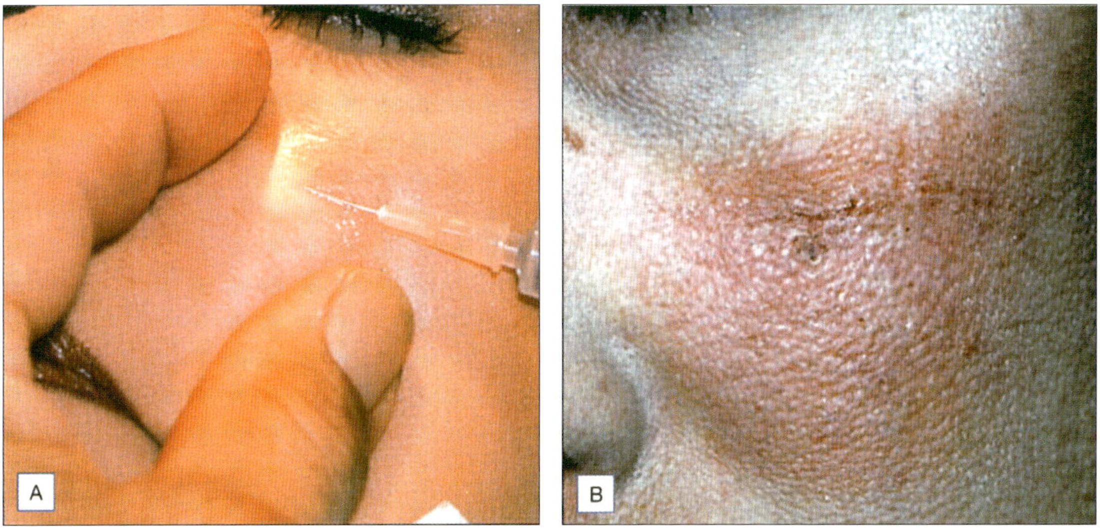

그림 5.19 (A) 얼굴 정맥에 경화제 주입 후에 발생한 지속적인 탈색 소견. 궤양 발생이 임박했음을 보여주는 중요한 징후이다. (B) 궤양이 발생한 모습. 얼굴 정맥류에 있어서 치료효과는 경화요법이 우수하긴 하나 이러한 궤양 발생의 우려 때문에 비교적 안전한 레이저를 사용하게 되는 이유가 된다.

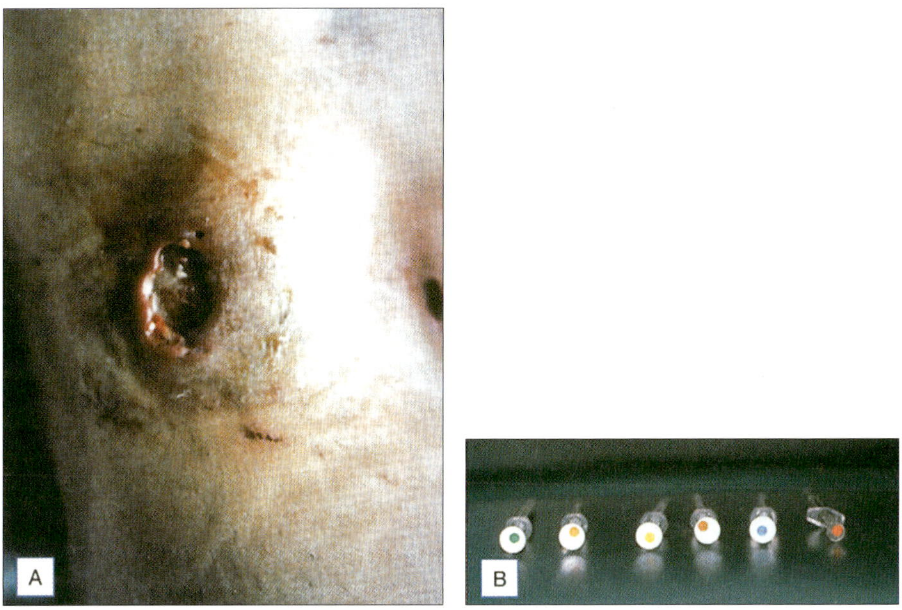

그림 5.20 (A) 혈관외누출된 고장성 식염수를 '중화' 시키려고 사용한 식염수가 오히려 더 고장성인 것으로 잘못 사용되어 심부 궤양을 유발한 모습 (B) 이러한 치명적인 실수를 막기 위해서는 경화제 농도에 따라 색깔이 다른 스티커를 붙여 구별할 수 있도록 해두어야 한다.

인 탈색이 발생한다(그림 5.19). 이러한 경우와는 관계없이 발생할 수 있는 궤양의 원인으로는 동정맥 기형이 있는 부위로 경화제가 주입되었을 때나, 신경학적으로 유발된 혈관수축 현상 때문인 등으로 생각된다.

조직 괴사를 예측하고 다루는데 유용한 수단으로는 전조 징후(precursor sign)을 알아내는 것이다(점상 출혈과 지속되는 탈색, 혹은 매우 어두운 색의 반출혈 등). 이에 대한 치료로 많은 방법이 존재한다. 혈관외누출된 양의 약 10배 정도에 해당하는 양의 일반 식염수로 환부를 홍수법 치료(flooding)를 하는 방법이 있다(그림 5.20). 또한 몇몇에서는 hyaluronidase (Wydase)를 주사할 것을 주장하기도 한다.

간단한 마사지 혹은 니트로글리세린 연고를 이용한 마사지도 효과적이다. 궤양은 얼굴과 복사뒤(retromalleolar) 부위에 좀더 흔하게 나타난다(그림 5.19, 5.16). 주입 속도를 늦추고 낮은 농도의 경화제를 이용하면 궤양을 줄일 수 있다. 지연성 궤양(delayed ulcer)은 전조 징후 없이 발생하기도 한다. 때때로 치료 후에 별 이상이 없었던 환자가 4~5일 후에 시술 부위에 가피가 생긴 것을 호소하며 다시 내원하는 경우가 발생한다. 이 가피는 조직 괴사 이후에 생긴 유착성 괴사딱지(eschar)이다.

이러한 경우를 위해 환자에게 반드시 치료 후에 불편함을 느끼거나 낙설이 발생했을 경우에는 반드시 시술자에게 알려야 함을 교육해야 한다. 궤양이 발생했을 경우 5% benzoyl peroxide와 DuoDERM을 이용해 치료하거나 Second skin을 사용한다. 괴사 조직을 외과적으로 절제할 경우 오히려 더 큰 손상을 줄 수 있으므로 피한다. 궤양 발생에 대한 정확한 지식을 전달하고 세심한 환자 동의를 받는 것이 환자나 의사 모두에게 중요하다.

질문과 답변

Q : 모세혈관확장증 치료 시에 먼저 망상 정맥류 쪽에 먼저 경화제를 주입해서 색소침착과 매팅(matting)을 줄이고 좀더 빠르고 효과적으로 치료하는 것이 가능한가요?

A : 그런 방법에 대해서는 논란이 진행 중입니다 ; 본인은 실제 임상에서 경험해보지는 못했지만, 넙다리 외측부에 큰 역류성 정맥류가 있을 경우에 경화제의 전도로로 매우 좋은 역할을 하므로 이곳에 경화제를 주입하면 적은 회수로도 큰 효과를 볼 수 있다고 합니다. 망상정맥과 모세혈관확장부 사이의 교통이 나쁜 케이스 같은 때는 정맥류가 파괴되고 모세혈관확장증 치료는 하지 못한채로 오히려 색소침착과 혈전을 남기게 됩니다.

Q : 압박을 통해 색소침착을 줄일 수 있나요?

A : 몇몇 환자들에게서는 어떤 방법을 사용하더라도 색소침착의 진행을

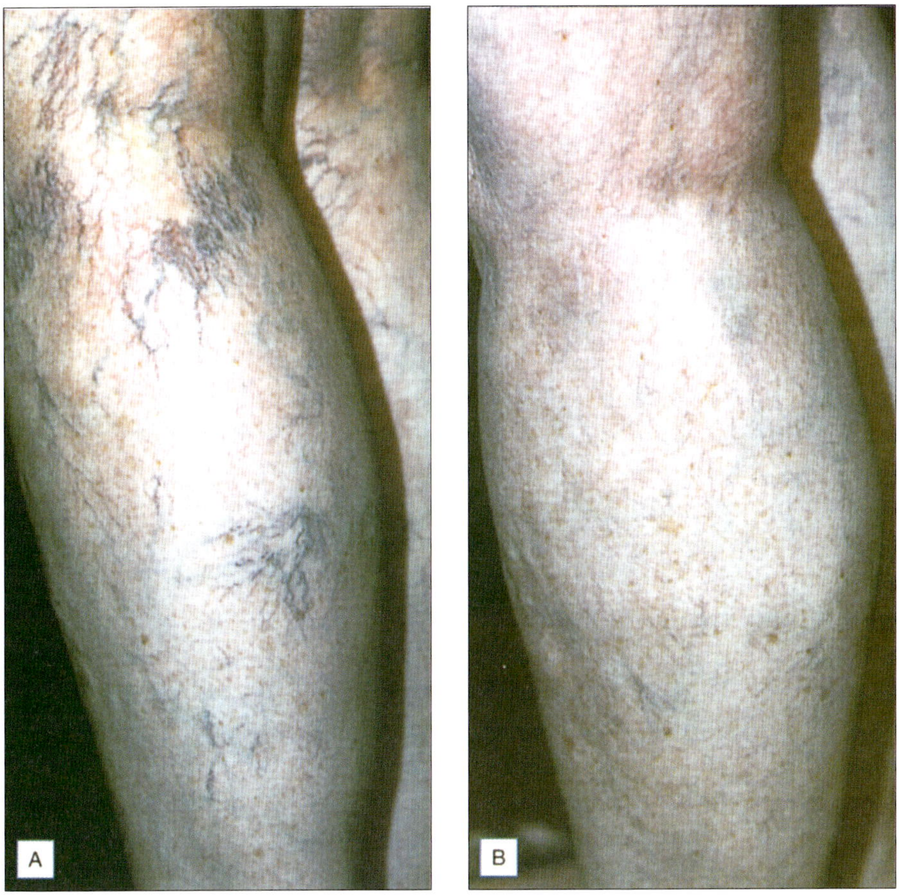

그림 5.21 (A) 얼굴 정맥에 경화제 주입 후에 발생한 지속적인 탈색 소견. 궤양 발생이 임박했음을 보여주는 중요한 징후이다. (B) 궤양이 발생한 모습. 얼굴 정맥류에 있어서 치료효과는 경화요법이 우수하긴 하나 이러한 궤양 발생의 우려 때문에 비교적 안전한 레이저를 사용하게 되는 이유가 된다.

막지 못하는 경우가 있습니다(그림 5.11, 5.12, 5.21).

Q : 경화요법 후에 발생하는 색소침착은 멜라닌 때문인지, 헤모시데린(hemosiderin) 때문인지 알고 싶습니다.

A : 직접 생검 해본 결과 헤모시데린만이 있는 것으로 밝혀졌습니다. 아프리카계 미국인의 경우에도 마찬가지였습니다. 염증후의 색소침착이 주 역할을 하는 경우도 있을 수 있습니다.

Q : 혈전을 배출 시키는 것이 색소침착 제거에 도움이 될까요?

A : 몇몇 경우에서는 그렇기도 하고 오히려 악화시키는 경우도 있습니다. 보통 대부분의 경우에는 아무런 영향을 주지 않습니다. 혈전은 몇 달 동안 지속 되다가 색소침착 없이 체내 흡수 됩니다.

Q : 경화제의 농도를 높이면 모세혈관확장증이 좀더 빠르게 치료할 수 있나요?

A : 0.4mm 직경 이상의 혈관에서는 그렇습니다 ; 하지만 더 많은 혈전과 색소침착, 매팅이 흔하게 발생할 수 있습니다(그림 5.8, 5.9).

Q : 모세혈관확장증의 크기와 지속 시간에는 어떤 관계가 있나요?

A : 모세혈관 확장증은 시간이 지남에 따라 작고 붉은 혈관에서 시작하여 점점 어두워집니다(붉은자줏빛 혹은 파랑/녹색 혼합). 혈관의 피부 돌출과 사행화(tortous)도 이때 진행되며, 때때로 정맥 고혈압을 동반하기도 합니다. 0.6~0.9 mm 직경의 피부로 돌출된 혈관들은(때로는 더 큼) 낮은 농도의 경화제에도 잘 반응하며 이는 주로 60세 이상의 환자에서 잘 관찰됩니다. 이런 양상이 가장 잘 나타나는 경우는 관정맥확장증(corona phlebectasia)으로 생각됩니다.

Q : 압박 양말이나 붕대를 사용하는 경우는 언제이며, 주로 어떤 것을 사용하시나요?

A : 큰 정맥류를 치료할 경우에 본인은 Microfam(3M) 테이프(테이프 알레르기가 없는 환자) 그리고 Kotex(Kimberly-Clark Inc.) 패드를 micropare(3M) 테이프를 이용하여 고정합니다. 1주 정도 유지시킵니다. 이후 낮과 밤에 압박 양말을 1주나 더 긴 시간 정도 착용하게 합니다. 혈전이 잘 생겨서 단단하게 만져지게 되면 더 이상 압박 양말은 필요하지 않습니다. 본인은 환자에게 낮 동안에 20~30 mmHg의 압박 양말을 착용시키고 밤에는 TED 양말을 쓰게 합니다. 압박술은 무릎 아래쪽에 위치한 혈관 및 직경이 2 mm 이상인 혈관이 있는 경우와 각종 증상을 호소하는 환자에게 가장 효과가 좋습니다.

Q: 테이프 알레르기가 있는 환자에게 어떻게 국소 압박술(spot-compress)을 실시하나요?

A: Kotex 패드를 붙이고 그 위에 Ace bandage를 합니다.

Q: 혈관의 크기 외에 치료 결과에 영향을 미치는 요소로는 무엇이 있는지요?

A: 환자의 연령, 피부 표면의 상태, 이전의 치료 경력, 가족력, 항응고제와 같은 약물의 사용, 생활습관(장시간 서있거나 앉아있는 등), 운동 형태와 외상 경력 등이 있습니다. 또한 정맥 역류의 존재, 압박술의 시행 여부, 여성 호르몬, 비만, 경화제의 농도, 주입 속도(force), 해부학적 위치, 혈관벽의 두께와 깊이, 경화제의 양 등도 영향을 미칩니다. 혈관의 극도 취약성과 관련한 인자로는 작은 혈관의 돌출과 사행화를 비롯해 그 외 예측하기 어려운 환자 자체의 특성 등이 있습니다.

Q : 하지 말단 정맥류를 치료하는 방법에 대해 아직도 논란이 많은 이유는 무엇인지요?

A : 인간의 정맥과 동맥은 단순한 혈류의 통로 역할 뿐만 아니라 복잡한 하나의 기관으로서 종양의 성장, 동맥 경화, 류마티스 염증, 태반 형성 등에 관련한 다양한 생리적이고 병리적인 역할을 하고 있습니다.

경화요법과 다른 치료 요법들은 목표 혈관의 파괴와 50개에 달하는 성장인자의 활성화를 통한 혈관의 재생과 증식 사이에서 아슬아슬한 줄타기를 하는 것과 같습니다.

Q : 레이저가 하지 말단 정맥류 및 작은 정맥류를 제거하는데에 효과가 있는지요?

A : 경화요법은 정맥류 치료에서 약 90%의 비중을 차지하는 일차적 요법입니다. 레이저는 나머지 10%의 경우에서 사용하게 됩니다(그림 5.4).

Q : 거미정맥류를 치료하는데 레이저 사용을 선호하는 사람들의 이유는 무엇인가요?

A : 이것은 복잡한 문제입니다. (1) 특정한 소혈관의 경우는 경화요법에 잘 반응하지 않을 때가 있습니다. 이러한 저항성은 일시적일 때가 많으며 레이저 치료 자체가 소혈관에 대한 반응성이 좋기 때문에 효과적으로 보이는 경우가 많습니다. 사실 적정한 기간 동안 기다린 다음 다시 경화요법을 실시하면 좋은 결과가 나오게 됩니다. (2) '장난감 가게의 의사(doctor in toy shop)' 현상 때문입니다. 의사는 새로운 치료 기술과 장비를 시험해보길 원하며 레이저도 그 중에 포함됩니다. 대중의 관심을 끌기에도 좋습니다. 의료 기구 생산업체의 스폰서를 받고 있는 많은 연구들이 행해지고 있으며, 이들은 새로운 장비의 사용이 더 효과적인 결과를 도출 할 수 있다고 과장되게 보고 합니다. 레이저가 좀더 우수함을 나타낸다는 경화요법과 레이저의 비교 연구들이 많이 등장하고 있습니다. (3) 대중은 레이저라는 새로운 요법에 대해 흥미를 느끼며 이것을 이용하면 좀더 발전된 치료를 받을 수 있다고 생각합니다. 하지만 결국 레이저 시술의 전문가들도 경화요법이 여전히 하지 정맥류의 치료에 일차적인 수단임을 인정하고 있습니다. 적절한 경우에만 레이저를 사용해야만 하며, 그렇지 않으면 환자가 치료에 불만족할 수 있습니다.

Q : 큰 역류성 정맥류에 대해서 혈관내 레이저와 고주파 치료를 하는 것은 외과적 수술과 경화요법에 비교해서 어떠한가요?

A : 환자 선택을 적절히 할 경우 기존의 방법보다 더 우수한 결과를 보일 수 있는 것으로 생각되고 있습니다.

Q : 모세혈관확장증 치료에 있어서 새로운 치료법이 등장하고 있나요?

A : 증식성 시토카인과 세포자멸 과정 사이를 조절하는 약제들이 등장하였으며 원치 않는 혈관 생성을 억제하는데 좋은 효과가 있는 것으로 나타났습니다. Imiquimod(Aldra)는 시토카인의 구성을 변화시키고 세포사멸을 유도하여 혈관종을 치료하는데 효과를 나타내고 있습니다. 항-VGEF(혈관 내벽 성장 인자) 약제는 눈의 신생혈관 생성의 치료에 효과적인 것으로 증명되었습니다. Imiquimod는 안

정성이 증명되었기 때문에 잘 낫지 않는 모세혈관확장증의 치료에 사용해 볼 수 있습니다.

Q : 여성 호르몬이 경화요법의 반응성에 미치는 영향은 어떠한가요?

A : 여성 호르몬은 혈관 내벽의 구조를 유지하고 외상에의 반응과 과분비될 경우 새로운 혈관의 생성 등에 중요한 역할을 하고 있지만 구체적인 것에 대해서는 잘 알려져 있지 않습니다.

치료 핵심 (treatment pearl)

작은 혈관(직경 0.3 mm 이하)에서 경화제의 농도를 크게 높인다고(4배)해서 빠른 치료를 할 수 있는 것은 아니다. 오히려 색소침착의 확률을 증가시키고 신생혈관의 생성과 궤양을 유발한다.

0.5~0.9 mm의 혈관의 경우에는 2배 농도를 주면 일부 반응성이 더 좋아진다고 한다. 이러한 사이즈의 혈관에서는 농도를 높이면 혈관 파괴를 촉진하고 색소침착과 응고를 증가시킨다고 한다. 직경 2 mm 이상의 혈관의 경우에는 다량의 혈류에 의한 경화제 희석의 효과를 극복하기 위해 고농도를 주입해야 할 때가 많다.

하지만 유난히 취약한 혈관을 가진 환자도 많기 때문에 환자 개개인의 특징에 맞추어서 경화제 농도를 조절해야 할 것이다.

주입 속도 (injection force)

빠르게 경화제를 주입할 경우, 특히 고농도로 주입하는 경우라면 조직 손상을 크게 일으켜 신생혈관의 증가와 색소침착 및 궤양 형성을 일으킬 뿐만 아니라 치료 속도의 증가도 기대에 못 미칠 수 있다. 주입 중에 점상 출혈이나 홍반이 보인다면 주입 속도를 늦추거나 경화제의 농도를 낮춰볼 것을 생각해 보아야 한다.

경화제 농도의 선택

보통은 경화제 농도를 낮추면 치료 효과가 늦게 나타나고 치료 실패도 잦아지지만, 대신 색소침착이 적어지고 혈전과 염증 및 매팅이 줄어든다.

본인은 0.1 mm에서 0.5 mm 사이의 직경을 지닌 혈관의 경우 대개 0.75%의 polidocanol을 사용한다. 0.6에서 0.9 mm 사이의 경우에는 농도를 0.5% 로 낮추며, 특히 융기되고 사행형의 혈관을 지닌 고령의 환자들의 경우에는 특히 주의한다. 1 mm 직경 이상의 혈관은 경화제에 대한 반응이 제 각각인 경우가 매우 많다. 혈관벽의 두께 (촉지해서 알아봄), 깊이, 환자 연령, 위치도 반응성에 관여한다. 통상적인 농도의 결정은 '한눈에 보는 지표' (Box 5.3)에 정리되어 있다.

그 외 다른 사항들은 다음과 같다.

1. 임신은 하지 정맥류에 다양한 영향을 끼친다. 반복된 임신의 경력을 가진 환자에서 좀더 초기에 그리고 심각하게 정맥류와 모세혈관확장증이 나타난다. 임신 3기에 이러한 현상이 최고조에 달한다. 출산 후 최소 6개월 이상 지난 후에 치료를 시작하는 것이 바람직하다. 임신 중에 나타나는 정맥류는 출산 후 거의 즉시 사라지는 경향을 보인다.
2. 환자에게 가장 불편함을 주는 혈관이 어디인지 짚어보라고 해본다. 이렇게 함으로써 시술 후에 환자에게 전화가 걸려와 '잘못된 위치를 수술했다' 고 불평을 듣는 일을 방지할 수 있다.
3. 넙다리 전측부를 치료하는 것을 잊어서는 안 된다. 대부분의 경우에서 환자의 불만은 눈에 잘 보이는 몇몇의 혈관이 치료되지 않았을 때 나온다. 넙다리와 다리 뒤쪽의 부분은 환자들이 거의 신경 쓰지 않는다.
4. 이전에 궤양이 발생했던 부분을 치료할 때는 환자에게 특별한 주의를 당부한다. 가장 위험한 부위는 안쪽 복사(medial malleolus)이며, 이전의 궤양에 의해 발생한 흉터를 발견하고 미리 주의할 수 있다.
5. 환자의 불만에 대해 잘 들어주어야 한다. 치료 결과에 만족하지 못할 경우 차후 간단한 검사 등에 대해서는 무료로 해줄 수 있음을 알려준다.
6. 여러 번 치료를 거듭함에 따라 모세혈관확장증의 치료 저항성이 증가함을 알려주어야 한다.
7. 결과에 대해 보증을 해서는 안 된다. 각 혈관을 치료할 때마다 꼭 이에 대해 말해주어야 한다. 치료를 반복할 경우 오히려 다른 혈관이 더 나타날 수 있음을 알려주어야 한다.
8. 매우 큰 혈관을 가지고 있고, 정맥부전증이 있는 환자는 통상적인 경화요법을 실시하기에 최적의 대상은 아니다. DUS나 도플러 초음파 검사를 통해 역류를 발견할 수 있으며, 본인은 이러한 환자들을 전용 초음파 검사 장비를 갖추고 이런 환자를 항상 다루는 병원으로 이송시킨다. 젊은 환자의 경우에는 판막 이상이 원인인 경우가 많다. 판막부전증의 다른 징후로는 관정맥확장증(corona phlebectasia), 가족력, 월경 주기에 따라 피로와 동통이 나타나는 것 등이 있다.
9. 모든 환자들은 각각의 특징을 가지고 있으며, 이에 맞추어 치료를 해야됨을 강조해야 한다.
10. 미용 치료에 대해서는 보험 적용을 받을 수 없음을 알려주어야 한다.
11. 환자들이 치료 전보다 치료 후에 눈에 보이는 혈관이 더 많아졌다고 생각하며 불평하는 경우가 있다. 그러므로 시술 전에 미리 사진을

촬영해 놓는 것이 좋다. 저자는 이전에 신경 쓰지 않았던 혈관들이 치료 후에 꼼꼼히 살펴보게 됨으로써 그렇게 보이는 것일 거라고 설명한다.

12. 환자가 불만을 나타내는 가장 큰 원인은 혈전이 생김에 따라 '양말 안에 돌이 들어간 듯한' 느낌을 받는 것이다. 환자들은 이것이 과연 융해되어 없어질 것인지에 대해 극도의 걱정을 한다. 이러한 혈전은 위험성이 없다는 것을 알리고 다시 내원하여 진찰받을 것을 당부하면 이러한 불안을 해소할 수 있다.
13. 0.2 mm 직경 이하의 작은 혈관의 경우 모세관충만(capillary filling)을 검사한다. 빠른 모세관충만을 보일 경우 이는 높은 혈류 속도와 저항이 있음을 암시한다.
14. 경화요법 후 환자 불만족의 가장 큰 원인은 저항성의 작은 모세혈관 확장증이 나타나는 것이다. 이전의 치료에서 좋은 결과를 경험했던 환자들이 이후의 치료에서 상태가 나빠지면 이를 치료 기술의 미숙함이나 다른 경화제를 사용했기 때문이라고 생각하는 경향이 있다. 미리 환자에게 이전 치료 받지 않았던 모세혈관확장증과 치료 후 이차적으로 나타나는 혈관은 분명히 차이가 있음을 알려주면 이러한 불만을 피할 수 있다. 현재 본 저자는 이전에 치료 받은 환자를 다시 치료 할 때 '한눈에 보는 지표' 들과 같이 다양한 방법을 이용하여 시술 하고 있다(Box 5.3).
15. 증상이 있고, 도플러 검사에서 이음부부전증(junctional insufficiency)이 있고 5 mm 직경이상의 혈관이 있거나 중증의 과정맥 확장증(corona phlebectasia)이 있는 경우 환자에게 DUS를 실시하는 것은 보통 적절하다. 하지만 단순히 정맥류가 있거나 작은 망상 정맥이 있는 경우에는 잘 실시하지 않는다.
16. 경화요법은 0.3~5 mm 직경 사이의 혈관을 치료하는데 가장 적합한 방법이다. 0.3 mm 직경 이하의 혈관은 치료에 큰 저항성을 나타낸다. 좀더 큰 혈관은 경험많은 시술자에 의해 치료될 수 있다.
17. 환자에게 정맥류와 모세혈관확장증의 근치 방법은 존재하지 않음을 알려야 한다. 반복 치료가 필요할 수 있으며 지지 양말(support hosiery)을 착용하는 것이 도움이 된다는 것을 가르쳐 주어야 한다.
18. 경화제의 농도가 너무 낮을 경우에는 치료 혈관의 근위부 쪽에만 혈전이 생길 수 있다.
19. 4시간 이상 환자가 음식물을 섭취하지 못했을 때는 오렌지 주스나 과일 등을 주어 혈관미주신경 반사를 예방한다.
20. Paper examination shorts(Distributed by Mckesson General medical corp. (800) 755-2090), Edroy OpticAids -5 diopter (Distributed by Mattingly International Inc. (800) 826-

4200)는 매우 유용하며 비용도 저렴하다.

21. 위생 냅킨은 테이프와 양말을 같이 이용할 경우 매우 좋은 압박 드레싱 재료가 된다.
22. 경화제 주사 후 환자가 바로 가려움증을 호소할 경우(보통 발목 주변), 얼음팩(예: Instant Cold Compresses, Mckesson Medical-Surgical, Richmond, VA)을 사용하면 좋은 효과를 볼 수 있다.
23. 통증에 대한 역치가 높은 환자의 경우, 특히 고농도의 식염수를 주입해야 할 때 주의한다. 이 시술 중에 심한 통증을 느껴서는 안되며 통증이 있을 경우 바로 말할 것을 당부한다. 통증이 있어도 역치가 높은 환자들은 이것을 감지하지 못하기 때문에 그냥 넘어가게 된다.
24. 표면의 혈전정맥염은 환부내에 2.5 mg/cc 의 triamcinolone acetonnide(Kenalog)를 주입함으로써 쉽게 치료할 수 있다. 혈전을 절개할 때 다른 국소 마취제와 함께 주입할 수도 있다. 만약 혈전정맥염이 특별한 혈전 형성 없이 일어난다면, 간단히 압통이 있는 곳의 환부내에 스테로이드 주입을 해주면 된다. 가성위축증은 거의 일어나지 않는다.
25. 사진과 환자 안내 책자를 이용하면 환자가 치료에 대해 현실적인 기대를 갖게 하고 치료에 협조적인 상태로 유도할 수 있다.
26. 압박술을 포함해 경화 요법에서 시행되는 각종 절차에 대한 자세한 설명을 해주는 것이 좋다. 언제 그리고 왜 이러한 시술을 하는지 설명하고 치료 반응 및 합병증에 대한 사진 등을 보여준다. 본인은 예전에 환자에게 자를 주면서 실제로 치료결과를 평가해 보도록 했었다. 그러나 환자가 자신의 정맥을 정확하게 재는 일은 어렵기 때문에 보통 이런 방법 큰 도움이 되지 않았다. 치료법에 대한 팜플렛을 만들어 새로 방문하는 환자에게 보여주고 환자 스스로 자세하게 작성할 수 있는 병력 기록지를 주는 것이 더 도움이 되었다. 이러한 기록지를 작성하여 오는 환자는 좀더 효율적으로 진단과 치료를 할 수 있다.
27. 특정한 해부학적 위치에 시술하는 경우 좀더 나은 결과 혹은 나쁜 결과를 일으킬 수 있다. 넙다리 후측부는 어떤 크기의 혈관을 시술하더라도 대체로 만족스런 결과를 얻는다. 장기적인 예후도 좋으며, 저항성 모세혈관확장증도 잘 생기지 않는다. 발목과 얼굴은 궤양이 생기기 가장 쉬운 곳이다. 넙다리 외측 및 내측부는 매팅이 가장 흔하게 발생한다. 직경 2 mm 이상의 혈관이 정강이 쪽에 있을 경우에는 손의 정맥류 치료와 유사하게 고농도의 경화제를 이용해야 한다. 유방 보형물 삽입술 이후 전형적으로 보이는 망상 정맥류는 쉽게 치료할 수 있다. 얼굴의 모세혈관확장증은 레이저 치료가 가장 효과가 좋다. 큰 얼굴의 정맥(0.6~1.3 mm 직경)의 경우에는 경화

제 주입으로 치료하지만 조직 괴사가 잘 발생할 수 있다. 이렇게 부위별로 치료 결과가 다른 것은 각각의 혈관 내벽의 속성이 다르기 때문인 것으로 생각된다.

28. 재발은 매우 드물다. 보통 재발이라고 말하는 것들은 같은 부위에 실제로 신생 혈관이 나타나는 것이다. 사진 촬영을 하여 주의 깊게 살펴봄으로써 명확해 진다.
29. 저자가 모은 유용한 저서와 자료들은 info@drdavidmduffy.com 에서 이용할 수 있다.

결론

모든 크기의 혈관의 치료에 있어서 성공과 실패는 특정한 치료방법의 선택과 조합에 의한 것보다는 내부적인 요소에 기인하는 경우가 많다.

비록 정맥류에 대해 전문가들이 합의한 가이드라인이 존재하기는 하지만, 모세혈관확장증에 있어서는 치료에 대한 합의가 거의 이루어진 것이 없다. 저자의 경험으로는 어떤 치료방법을 시행하더라도 환자 개개인의 특성에 의해 치료 결과가 결정되는 것으로 생각된다.

감사의 글

Peggy Goodwin과 인내심을 갖고 도와준 우리 스탭에게 감사하는 바이다. 혈관 크기와 색소침착의 정도를 잘 관찰해 준 Dr Mary P. Lupo에도 감사한다.

마지막으로 Mitchell Goldman, Robert and Margaret Weiss 그리고 Neil Sadick에도 감사를 표한다. 이 4명은 단 10년 정도의 기간에 지난 한 세기에 이루어진 업적보다 더 많은 유용한 지식을 창출해 내었다.

참고문헌

Bergan J, Weiss R, Goldman M 2000 Extensive tissue necrosis following high-concentration sclerotherapy for varicose veins. Dermatologic Surgery 26:535–542

Cabrera J, Cabrera J Jr 2000 Treatment of varicose long saphenous veins with sclerosant in microfoam form: Long-term outcomes. Phlebology 15:19–23

Cabrera J, Cabrera J Jr, Garcia-Olmedo MA et al 2003 Treatment of venous malformations with sclerosant in microfoam form. Archives of Dermatology 139:1409–1416

Davis L, Duffy D 1990 Determination of incidence and risk factors for post-sclerotherapy telangiectatic matting of the lower extremity: A retrospective analysis. Journal of Dermatologic Surgery and Oncology 16:327–330

Dover JS, Sadick NS, Goldman MP 1999 The role of lasers and light sources in the treatment of leg veins. Dermatologic Surgery 25:328–336

Duffy D, Garcia C, Clark RE 1999 The role of sclerotherapy in abnormal varicose hand veins. Journal of Plastic and Reconstructive Surgery 104:1474–1479

Duffy D 1988 Small vessel sclerotherapy: An overview. Advances in Dermatology 3:221

Duffy DM 1996 Second-generation telangiectasia often resists repeat Tx. Dermatology Times

Duffy DM 1998 Sclerotherapy induced vascular remodeling/neovascularization. Phlebology Digest October:6–11

Duffy DM 1999 Cutaneous necrosis following sclerotherapy. Journal of Aesthetic Dermatology and Cosmetic Surgery 1:157–168

Duffy DM 1999 Complications of sclerotherapy for vessels involving the hands and face. Aesthetic Dermatology and Cosmetic Surgery 1:91–93

Duffy D 1999 Techniques of small vessel sclerotherapy. In: Goldman M, Weiss R, Bergna J (eds) Varicose veins and telangiectasia: diagnosis and treatment. 2nd edn. Quality Medical Publishing, St Louis, MO pp 518–547

Duffy DM 2000 How to educate patients about sclerotherapy. Skin and Aging October: 30–37

Duffy D 2002 Vessel size: An excellent prognosticator of clinical outcomes following sclerotherapy. Presented at Hugh Greenways' Superficial Anatomy and Cutaneous Surgery. July 15–20, La Jolla, CA

Duffy DM 2004 Lasers and IPL for lower extremity leg veins: Last resort or promising alternative PowerPoint presentation. ASCDAS December 2004, Phoenix, AZ

Duffy DM, Goldman MP, Kaplan RP 1987 Post-sclerotherapy hyperpigmentation: A histologic evaluation. Journal of Dermatologic Surgery and Oncology May; 13(5):547–550

Evan G, Littlewood T 1998 Apoptosis: A matter of life and cell death. Science Magazine 281:1317–1321

Ferris FL 2004 A new treatment for ocular neovascularization. New England Journal of Medicine 351:2863–2865

Folkman J 1995 Clinical applications of research on angiogenesis. Seminars in medicine of the Beth Israel Hospital, Boston, MA. New England Journal of Medicine 333:1757–1763

Gibbons GH, Dzau VT 1994 The emerging concept of vascular remodeling. New England Journal of Medicine 330:1431–1438

Goldman MP, Bergan JJ 2001 Sclerotherapy: Treatment of varicose and telangiectatic leg veins. 3rd Edn. Mosby St Louis, MO

Green D 1998 Reticular veins, incompetent reticular veins and their relationship to telangiectases. Journal of Dermatologic Surgery 24:1129–1141

6 레이저 수술
Laser Surgery

Melissa A. Bogle, Neil S. Sadick

서론

다루어질 주제

미국 내 여성의 41%와 남성의 15%에서 하지 정맥이 두드러지게 발생하고 있다. 혈관 병리학적 구분에 따르면 이것은 표면 거미 정맥(spider vein), 모세혈관확장증, 심부 망상정맥(reticular vein)들, 그리고 융기된 정맥류(protuberant varicosity) 등으로 나누어진다(그림 6.1). 원인으로는 유전, 호르몬, 지속되는 기립 상태, 비만, 임신, 노화 등이 있다.

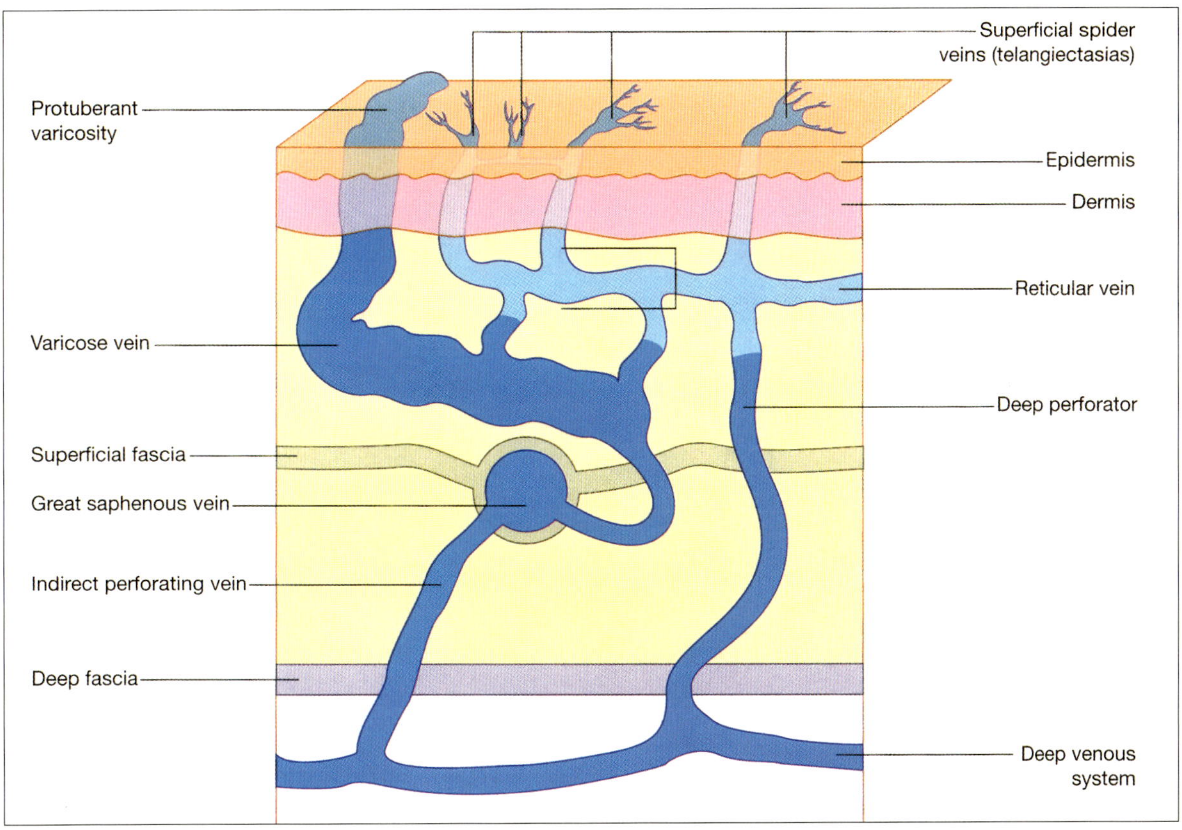

그림 6.1 하지 정맥의 종류를 보여주는 도형. 표면 거미정맥 (모세혈관확장증), 심부 망상 정맥, 융기된 정맥류. (Somjen GM 등 1993 Anatomical examination of leg telangiectasis with duplex scanning, Journal of Dermatologic Surgery and Gynecology 19:940)

비록 하지 정맥류가 피로, 부종, 박동성 통증(throbbing) 및 동통(pain)을 유발하기는 하나 정맥류 치료의 목표는 주로 미용에 초점이 맞추어져 있다. 하지의 정맥망(venous systenm)은 표면과 심부 얼기(pleux)들 사이의 복잡하고 상호연결된 구조로 이루어져 있다. 표면 정맥은 피부 바로 아래에 위치하고 있으며, 심부정맥은 근육 내를 주행한다. 이 두 구조 사이의 혈류 패턴 때문에 심부의 망상정맥이나 정맥류에서 압력이 증가하게 되면 표면의 거미정맥(spider vein)이 나타나게 된다.

혈관의 크기와 깊이, 두께 및 혈류 패턴이 다양하게 존재하기 때문에 하지 정맥은 얼굴의 정맥보다 치료가 훨씬 어렵다. 한가지 중요한 점은, 하지에서는 아무리 표면정맥이라고 하더라도 얼굴과는 달리 피부 표면에 아주 가까이 위치하지 않으며 수 밀리미터 가량의 깊이에 위치해 있다는 것이다. 즉 레이저 수술에 의해 생기는 부작용이나 불완전 관해는 혈관에 미치는 레이저 효과가 혈관의 일부만을 침투하기 때문에 일어나는 것이다(그림 6.2). 모든 정맥류를 한번에 치료하는 방법은 없으며 경화요법이나 정맥 절제술 및 적출술에 레이저 수술을 보조적으로 사용할 수 있다.

레이저 요법은 작은 모세혈관확장증(0.5 mm 이하)과 다른 요법에 의해 유발된 모세혈관확장성 매팅(telangiectatic matting)을 치료하는데 특히 효과적이다. 이것은 또한 큰 정맥류 및 거미정맥을 치료하는데 이용될 수 있으나, 아직은 경화요법이 황금기준(gold standard)의 치료법이다.

정맥류는 외과적으로 절제하거나 혈관 내로 절제하는 것이 가장 효과적이다 (Box 6.1). 이 장에서는 레이저 수술만을 다룰 것이다. 경화요법, 외과적 절제술, 혈관내 절제술(endovenous ablation) 등은 다른 부분에서 다룰 것이다.

treatments of choice for various types of leg veins

- Small telangiectasias : laser or sclerotherapy
- Telniectatic matting : laser or sclerotherapy
- Large spider veins, reticular veins : sclerotherapy
- Varicose veins : surgical excision, endovenous ablation

Box 6.1 treatments of choice for various types of leg veins

환자 선택

레이저 치료는 작고 표면에 위치한 붉은색 혹은 푸른색의 정맥을 없애

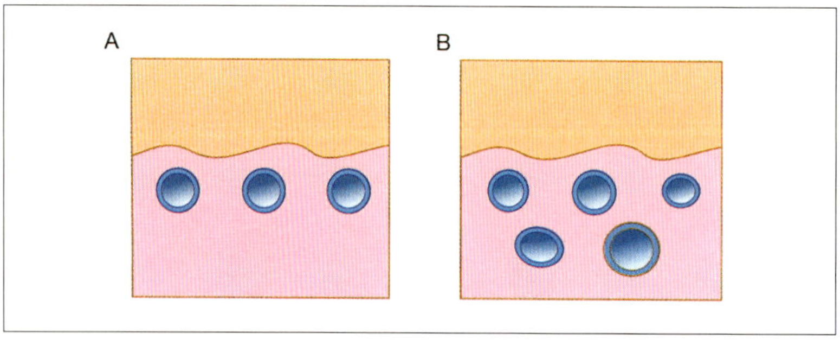

그림 6.2 얼굴의 혈관과 하지 정맥의 차이를 보여주는 e도형. (A) 얼굴의 모세혈관확장증은 하지의 경우보다 위치하는 깊이가 얇고 균일하며, 혈관 벽도 두께가 얇고 형태가 비슷하며 정수압도 낮다. (B) 다리의 모세혈관확장증의 혈관은 깊이가 좀더 깊고 불균등하며, 혈관 벽의 두께가 두껍고 형태도 다양하며 정수압도 높다.

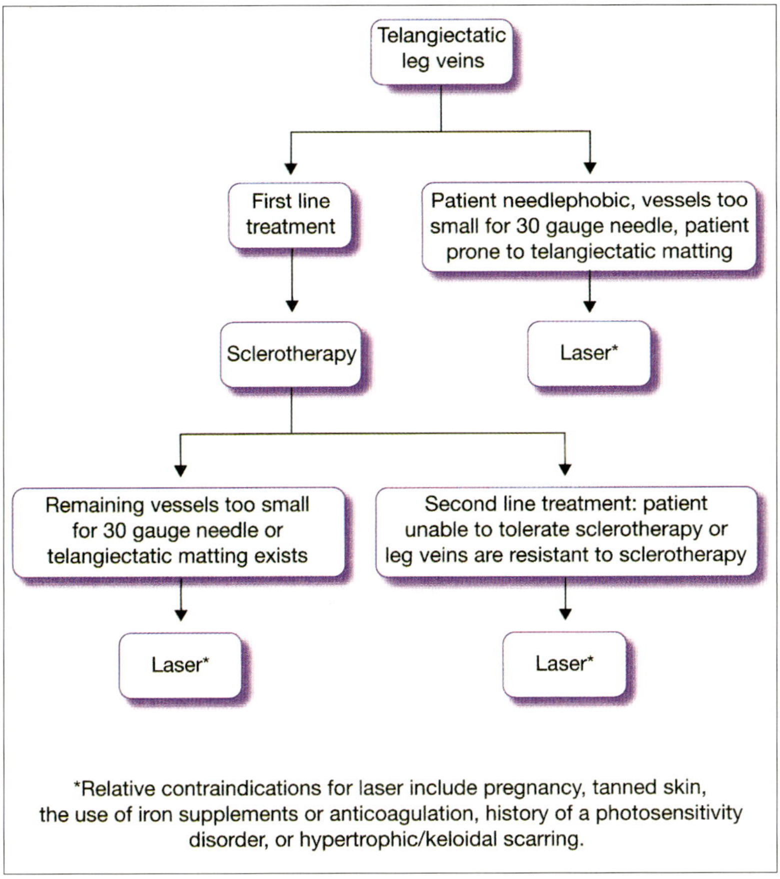

그림 6.3 모세혈관확장성 하지 정맥류를 치료하기 위한 레이저와 경화요법 사용의 가이드라인.

는데 가장 효과적이다. 모세혈관확장성 매팅(telangiectatic matting) 이 잘 생기며, 경화요법의 효과가 적고, 외과적인 시술(needle fear)에 거부감을 나타내는 환자에게 특히 이상적인 치료법이다.

상대적인 금기증은 임신 중일 때, 피부가 탔을 때, 철분 보조제나 항응고제를 사용하는 경우, 광과민성 증상의 병력이 있을 때, 켈로이드 및 과증식성 경향의 피부일 때 등이다(그림 6.3).

기대 효과

레이저 치료는 하지 정맥류 치료의 효과적인 치료 수단이다. 보통 작은 모세혈관확장증은 시술 즉시 제거되며, 환자나 시술자가 시술의 성공을 바로 알 수 있다. 좀더 큰 확장증이나 망상정맥의 경우에는 시술 즉시에는 효과가 잘 보이지 않으나 몇 달이 지나면서 점점 좋아지게 된다. 시술 대상 혈관은 시술 후에 응고가 되기 때문에 착색이 되는 경우도 있다.

최근의 Sadick의 연구(2003)에 의하면 1064 nm Nd:Yag 레이저로 단

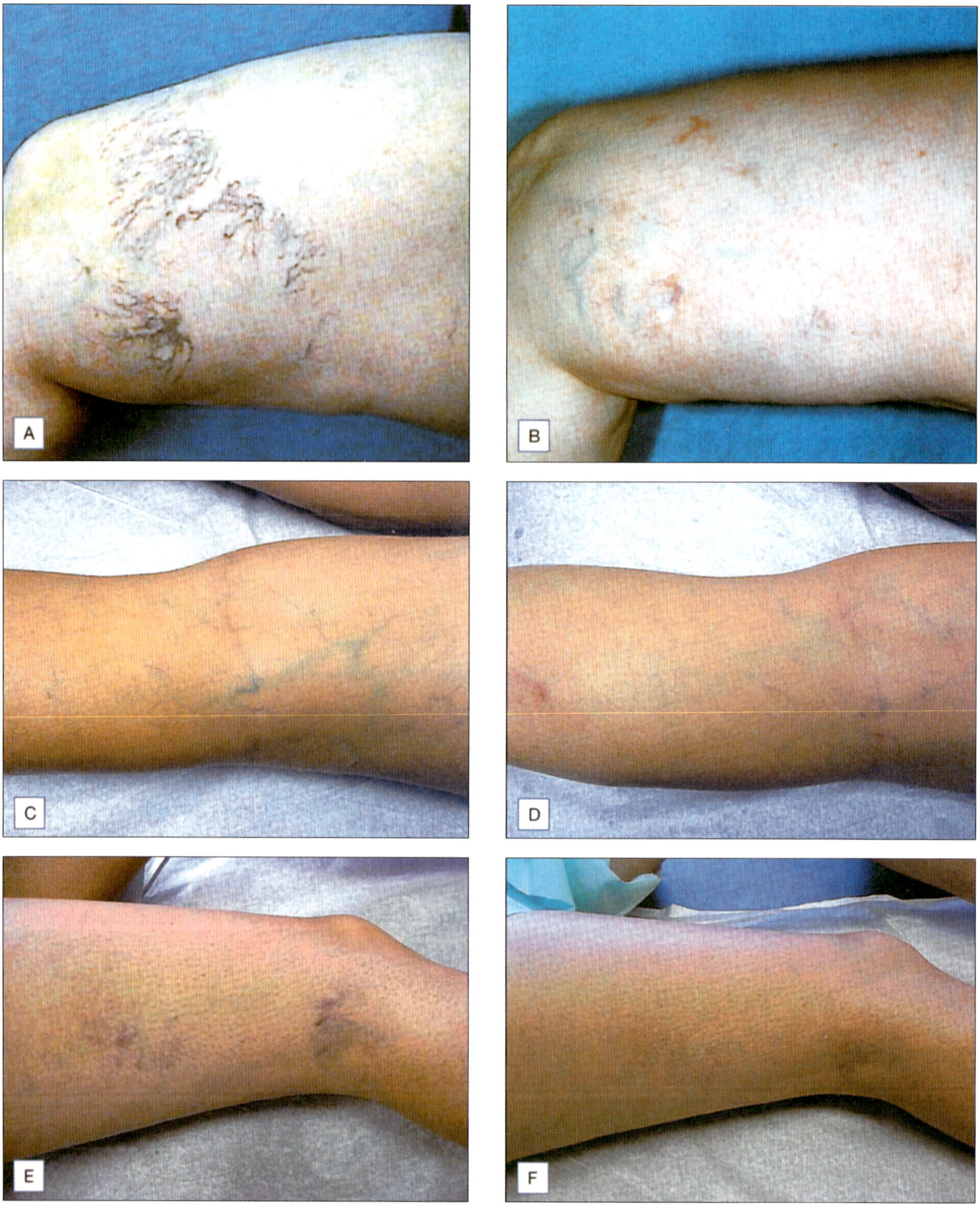

그림 6.4 오른쪽 그림은 1064nm Nd:Yag 레이저로 변량적 단일모드 접근(variate monomodal approach) 3차례 시행한 모습을 보여주고 있다. (A, B) 환자1 (C, D) 환자2 (E, F) 환자3

일모드 접근(monomodal approach)을 시행한 정맥류 시술에서 약 1달 간격으로 3번의 치료를 했을 때 약 20퍼센트의 경우에서 50~75%의 정맥류 개선 효과가 있는 것으로 보고 되었다(그림 6.4).

시간이 지나면서 효과가 나타나며, 6개월이 지났을 때 80퍼센트의 혈관들이 75%이상의 개선 효과를 보이는 것으로 나타났다. 치료받은 환자의 90%가 치료에 만족해 하였다.

Eremia와 Umar가 1064 nm Nd:Yag 레이저와 810 nm diode 레이저, 755nm Alexandrite 레이저를 이용해 0.3~3 mm 직경의 정맥류를 시술한 비교 연구가 있다. 1064nm Nd:Yag 레이저가 3개월 기간의 추적 연구에서 가장 큰 개선 효과가 있는 것으로 나타났다(Box 6.2).

22명의 여성을 대상으로 한 연구에서 Alexandrite 레이저는 홍반과 매팅(matting)이 문제가 되었으며, 장파장 diode 레이저는 결과 예측이 불가능 하였다. 이 이상의 장기간 추적 연구는 시행되지 않았다.

레이저 치료에서 문제되는 것들은 여러 번의 시행이 필요하다는 점, 환자가 불편해 하는 점, 고가의 장비 구입이 필요한 점 등이 있다. 보고된 합병증으로는 일시적인 색소침착증, 홍반, 피부 외피의 변형, 혈전 생성과 모세혈관확장성 매팅(telangiectatic matting) 등이 있다.

체계적 접근(systematic approach)을 한 경화요법은 한번의 시행으로 80~90%의 정맥류를 치료할 수 있다. 혈관 외과적 수술과 경화요법은 상대적으로 비용이 저렴하기 때문에 레이저 치료는 일차적인 치료로는 잘 권장되지 않는 편이다.

1064nm Nd:Yag 레이저와 810nm diode 레이저, 755nm Alexandrite 레이저에 대한 비교

레이저	Patients achieving 75% clearance at 3 months
1064 nm Nd:Yag	88%
810 nm diode	29%
755nm Alexandrite	33%

* *(Reproduced from Eremia S, Li C, Umar SH 2002 A side-by-side comparative study of 1,064 nm Nd:Yag, 810 nm diode and 755 nm alexandrite for treatment of 0.3–3mm leg veins. Dermatoligic Surgey 28:224–230)*

Box 6.2 1064nm Nd:Yag 레이저와 810nm diode 레이저, 755nm Alexandrite 레이저에 대한 비교

치료 전략에 대한 개관

치료적 접근

자세한 신체 이학적 검사를 환자에게 실시하여 하지 정맥류의 종류와 크기 비정상적인 판막과 역류의 존재 여부 등을 확인해야 한다. 역류를 보이는 큰 정맥류를 먼저 찾아서 파악해야 차후 시술에서 작은 모세혈관확장증과 색소탈색증, 모세혈관확장성 매팅(telangiectinc matting) 등의 합병증을 피할 수 있다.

하지 정맥류의 치료는 다음과 같은 체계적 접근을 하여야 한다(그림 6.5). 먼저 정맥류와 큰 영양공급혈관(feeder vessel)을 외과적으로 제거하거나(결찰, 적출, 혹은 외래 정맥절제술 등) 혈관내 접근 방법으로 막아주어야 한다. 경화요법은 큰 혈관에서 작은 혈관으로 진행하여야 한다.

이렇게 하면 한번의 치료로 80~90%의 정맥류를 제거할 수 있다. 30~32 게이지 바늘 등으로도 경화요법이 어려운 매우 작은 잔여 혈관 정맥류는 레이저와 광 요법으로 치료한다.

정맥류 치료를 위한 레이저 장비가 갖추어야 할 요건

- 이상적인 레이저는 주위 조직보다 헤모글로빈에 의해 좀 더 잘 균형있게 흡수되는 파장을 가져야 한다.
- 표적 혈관의 완전한 깊이에 침투가 되어야 한다.
- 중복피부의 손상 없이 충분한 에너지가 혈관을 손상시킬 수 있게 전달되어야 한다.
- 에너지가 주위 조직을 손상시키지 않고 혈관을 천천히 응고시키기에 충분한 긴 노출시간에 전달되어야 한다.

Box 6.3 정맥류 치료를 위한 레이저 장비가 갖추어야 할 요건

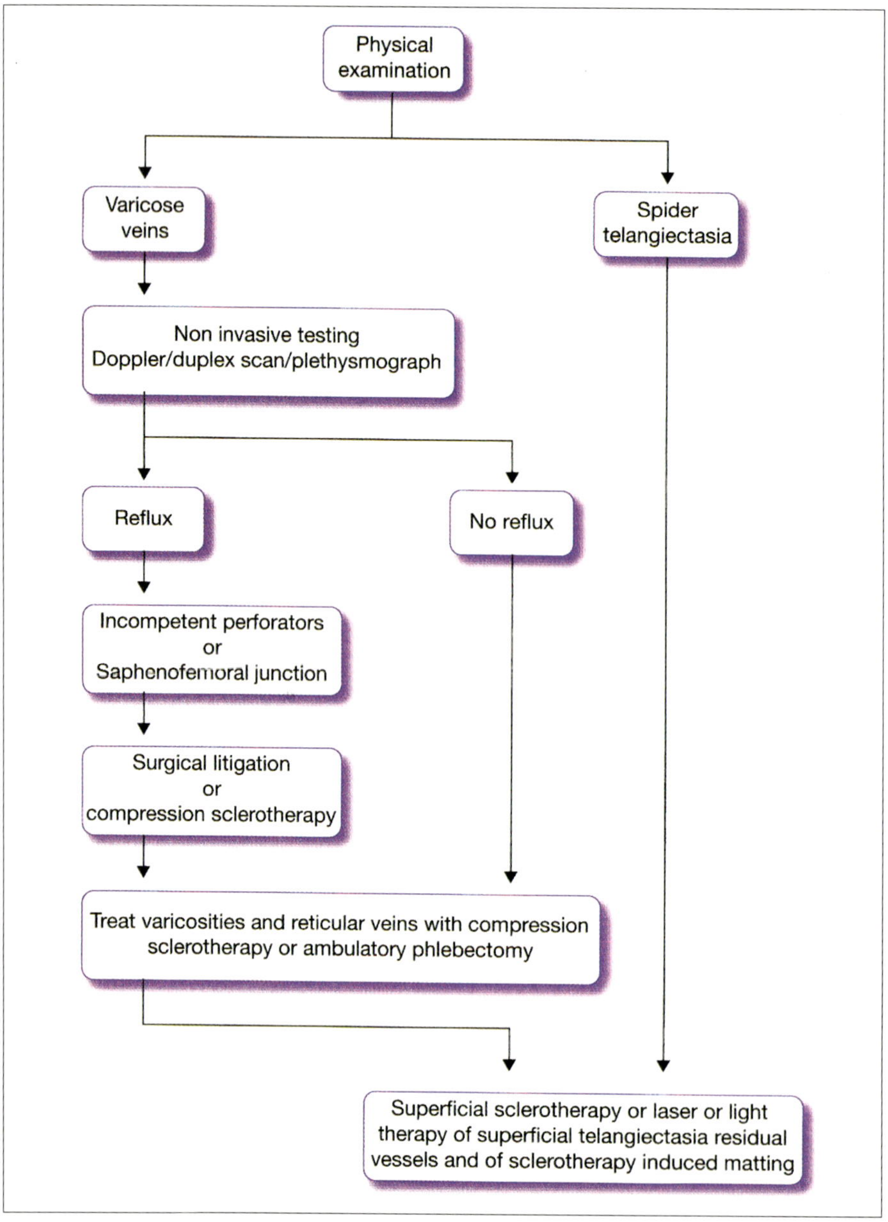

그림 6.5 하지 정맥류 치료에 대한 체계적 접근

하지 정맥류 치료용 레이저의 최적의 수치 요소들	
Wavelength	530–1064 nm
Pulse duration	2–100 ms
Fluence	30–150 J/cm^2
Spot size	1.5–10 mm

Box 6.4 하지 정맥류 치료용 레이저의 최적의 수치 요소들

주 결정요인

치료에 사용되는 레이저는 선택적 광열융해(selective photothermolysis)의 원리에 기초한다(Box 6.3). 이 레이저의 파장 길이와 펄스 지속시간, spot size를 각각의 치료 대상 혈관에 맞추어 조절하면서 치료해 나간다(Box 6.4).

헤모글로빈은 광흡수 파장은 410, 540, 577 nm에서 최대를 이루고 920~940 nm에서도 높은 흡수를 보인다. 푸른색의 정맥은 디옥시헤모글로빈의 흡수파장에 좀더 잘 반응하며, 붉은 정맥은 옥시헤모글로빈의 흡수파장에 잘 반응한다(그림 6.6). 헤모글로빈이 장파의 가시광선과 근적외선의 범위까지 흡수하는 것은 0.5 mm 이상 직경, 피부 아래 깊이 최소 0.5 mm의 혈관의 치료에 있어서 중요하다.

침투 깊이는 레이저의 파장 길이와 분산 범위, 그리고 주변 피부로의 흡수 정도에 따라 결정된다. 긴 파장은 분산이 적고 피부로 더 깊이 침투할 수 있다. 그래서 심부 정맥 치료를 위해 긴 파장의 레이저가 필요하다.

초기에 언급한 이러한 특징들 때문에 이중모드(bimodal)를 가진, 이중파장(dual-wavelength)의 레이저가 붉은색과 푸른색의 하지정맥을 둘 다 치료할 목적으로 개발되었다. 단파장(500~600 nm) 레이저는 옥시헤모글로빈이 풍부한 작고 붉은색인 정맥류를 치료하는 데 효과적이다. 한편 장파장(800~1100 nm)은 심부의 푸른 모세혈관 확장증과 망상정맥을 치료하는데 효과적인 것으로 나타났다. 이러한 방법의 단점은 최적의 결과를 얻기 위해 여러 개의 레이저 장비를 사용해야 한다는 점이다.

수정된 단일모드(monomodal) 접근법은 한 개의 1064 nm Nd:Yag 레이저를 이용하여 치료한다(그림 6.3). 직경 1 mm 이하의 미세하고 붉은 혈관들은 보통 표면 쪽에 위치하고 있고 옥시헤모글로빈 함량이 높다. 즉

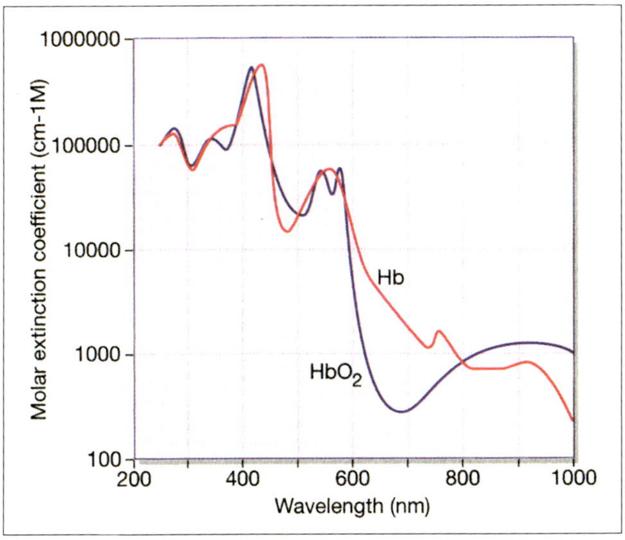

그림 6.6 헤모글로빈/디옥시헤모글로빈의 흡수파장

1064nm Nd:Yag 레이저를 이용한 단일모드(monomodal)의 접근			
Vessel size	**Spot size**	**Fluence**	**Pulse duration**
〈1 mm (red)	Small	High	Short
1–3 mm (blue)	Large	Moderate	Long

Box 6.5 1064nm Nd:Yag 레이저를 이용한 단일모드(monomodal)의 접근

이것들은 작은 조사 범위(2 mm 이하), 고출력(350~600 J/cm^2), 짧은 조사 시간(15~30 nm)으로 잘 치료된다. 직경 1~4 mm의 큰 푸른색의 정맥류는 좀더 피하 깊은 곳에 위치하며 산소포화된 헤모글로빈의 양이 적다. 즉 이것들은 넓은 조사 범위(2~8 mm), 보통출력(100~350 J/cm^2), 긴 조사 시간(30~50 nm)으로 치료한다.

이상적인 환자의 특징
■ 하지 정맥이 경화요법에 저항성을 갖는다. ■ 경화요법을 견디지 못한다. ■ 주사침을 두려워 한다. ■ 모세혈관확장성 매팅이 일어나기 쉬운 경우 ■ 30게이지의 직경이 현존하는 것보다 작은 혈관일 경우

Box 6.6 이상적인 환자의 특징

환자 상담

정맥류의 진단에는 이전의 병력의 기록과 함께 유전, 호르몬, 장기간의 기립 상태, 비만, 임신, 노화와 같은 위험요소에 대한 고려가 다 포함되어야 한다. 환자를 기립시킨 상태에서 자세한 이학적 검사를 실시해야 한다.

이전의 피부 착색과 비정상적 정맥의 크기와 종류를 체크해야 한다. 소형 도플러를 이용해서 정맥의 위치를 잡고 혈류를 평가해야 한다. 만약 역류가 있을 경우 DUS로 더 자세한 검사를 해본다.

환자에 대해 심도 있는 이학적 검사를 실시 하는 것뿐만 아니라 이를 바탕으로 적절한 치료법 (경화요법, 외과적 시술, 레이저, 혼합요법 등)을 결정해 알려주는 것도 매우 중요하다.

치료 기술

환자

레이저 치료에 이상적인 환자는 이전에 정맥류와 비정상적인 천공지(perforator) 및 망상정맥에 대해 외과적 시술이나 경화요법을 받았던 환자들이다.

레이저 치료는 경화요법 시행 이전에도 다음의 환자에게 고려해 볼 수 있다. (1)바늘에 대한 두려움을 가진 경우, (2)경화요법을 견디지 못한 경우, (3) 경화요법에 반응이 없는 경우, (4) 모세혈관확장성 매팅(telangiectatic matting)이 일어나기 쉬운 경우(그림 6.3) 등이다.

하지 정맥류 치료용 레이저와 그 파장	
레이저	**Wavelength**
Pulsed dye	585–605 nm
KTP	532 nm
Alexandrite	755 nm
Diode	810 nm
Nd:Yag	1064 nm
Intense pulsed light	515–1200 nm

Box 6.7 하지 정맥류 치료용 레이저와 그 파장

하지정맥류 치료를 위한 레이저들의 종류 Eremia 2002

Device	Clinical use	Common settings
Pulsed dye laser	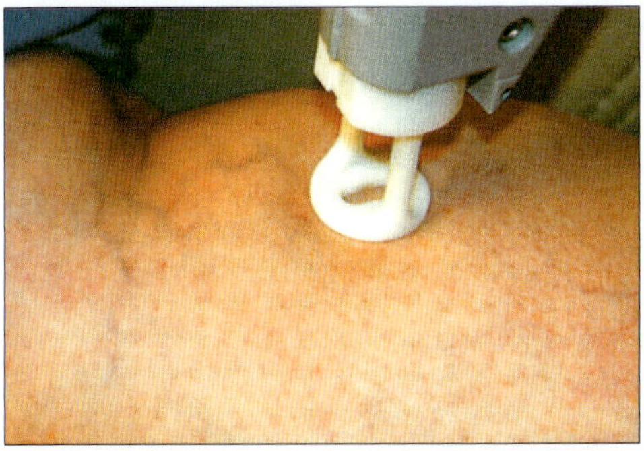	16~20 J/cm^2, 3×10 mm elliptical spot, 10~20 msec, 50/20 DCD (Vbeam, Candela Corp, Wayland, MA)
KTP laser	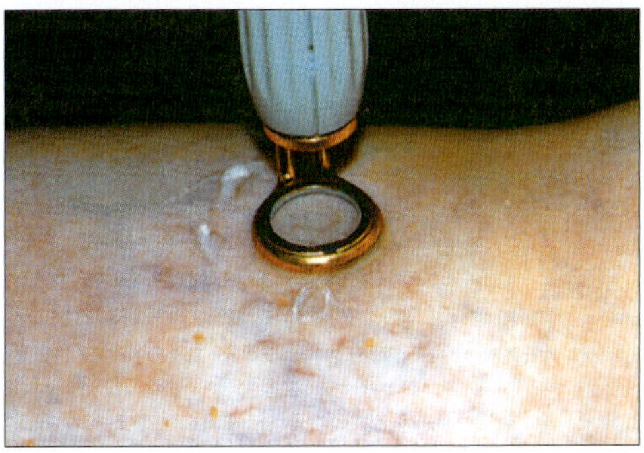	12~20 J/cm^2, 3~5 mm spot, 10~15 ms, sapphire contact cooling (Gemini, laserscope, San Jose, CA)
Alexandrite laser	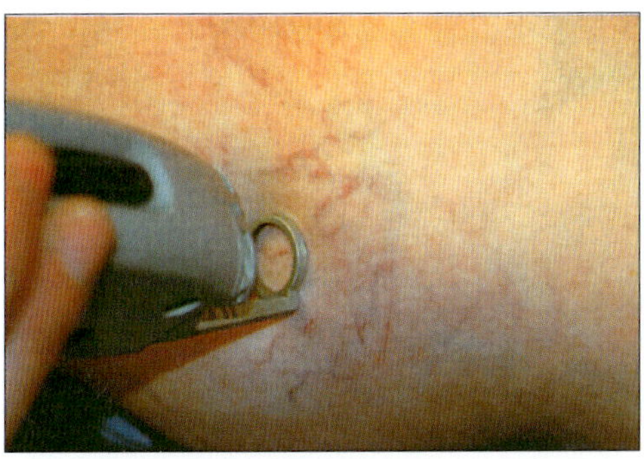	70 J/cm^2, 8 mm spot, 3 ms, 70/20 DCD (GentleLase, Candela Corp, Wayland, MA)
Nd:YAG laser	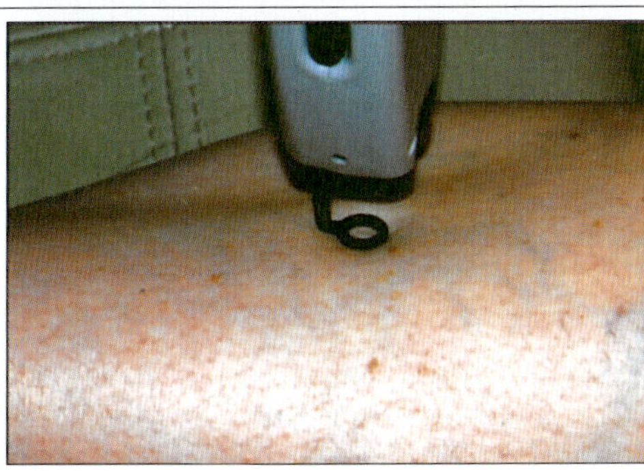	450~500 J/cm^2, 1.5 mm spot, 60 ms, 50/20/10 DCD or 230~300 J/cm^2, 3 mm spot, 60 ms, 50/20/10 DCD for vessels $<$ 1 mm in diameter. Reticular veins should use lower energy, starting at 180 J/cm^2. Avoid pulsing telangiectasia over reticular veins as depressions and scarring may occur (GentleYAG, Candela Corp, Wayland, MA)

Box 6.8 Lasers available for treatment of leg veins

하지정맥류 치료를 위한 레이저들의 종류 Eremia 2002		
Device	**Clinical use**	**Common settings**
Intense pulsed light	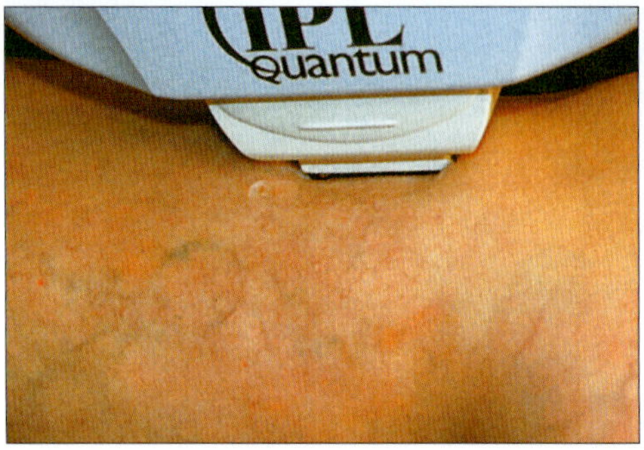	35~40 J/cm^2, 2.4 mm spot, 7.0 ms pulses (double pulse) with 10~20 ms delay between, 570 mm filter, contact cooling with gel (Quantum, Lumenis Aesthetic, Santa Clara, CA)

Box 6.9 Lasers available for treatment of leg veins. Data from Eremia 2002

장비

정맥류 치료에 다양한 레이저들이 이용된다. 1980년 대에 pulsed-dye 레이저가 도입된 것이 최초로 효과적인 결과를 얻은 시초이다. 하지만 당시에 레이저 파장은 표면의 모세혈관확장증을 치료하기에 충분하였으나, 조사 시간이 너무 짧아 큰 혈관에 대해 작용을 효과적으로 하지 못했다. 또한 시술 후의 착색 현상과 멍 등이 나타났다.

최근의 장파장 레이저, 늘어난 펄스 지속시간의 레이저가 개발이 되면서 치료 효과가 크게 높아졌으며, 고출력에서도 피부 손상을 방지하게 위해 냉각 장치도 함께 포함되어 등장하게 되었다. 현재 몇몇 long-pulse dye 레이저는 조사 시간 조절이 가능하여 심부의 정맥뿐만 아니라 표면의 넓은 모세혈관확장증도 치료할 수 있다. 모세혈관확장을 파괴하기 위한 최적의 펄스 지속시간은 1~50 ms로 알려져 있다. 그러나 환자에게 시술 후 홍반이 몇 주 동안 지속될 수 있음을 꼭 알려주어야 한다. 만약 과색소침착증이 발생하면 사라지려면 몇 달이 걸리게 된다.

KTP 레이저는 보통 피부색의 환자의 작은 모세혈관확장성 정맥류를 치료하는데 효과적이다. 대부분의 경우 3~5 mm 조사 범위, 10~15 ms 조사 시간, 14~20 J/cm^{2}의 출력에서 가장 좋은 효과가 나타난다(Aura ; Laserscope, San Jose, CA). 일시적인 붉어짐과 표면의 낙설은 흔하지만, 홍반은 드물게 나타난다. 멜라닌 색소는 녹색 광선도 흡수하기 때문에, 어두운 피부색의 환자들은 같은 출력의 레이저에서도 약한 에너지를 받을 수 밖에 없으며 혈관 응고가 잘 일어나지 않게 된다.

얼굴 쪽의 혈관을 치료할 때, 고출력의 레이저를 여러 번 조사되지 않도록 하는 것이 중요하다. 즉 즉각적인 효과가 피부에 나타나지 않으면 무리

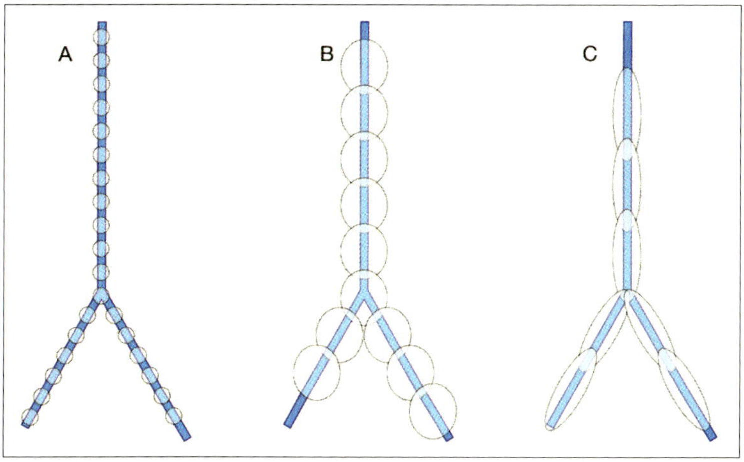

그림 6.7 (A) KTP 혹은 1064nm Nd:Yag 레이저 시술 시 열손상을 방지하기 위해 서로 조사 범위가 겹치기 않게 하는 도형. (B, C) 장파장 Alexandrite와 pulsed-dye 레이저의 경우에는 15~20% 정도의 조사 범위는 필요할 경우 겹쳐서 조사하여도 된다.

하게 여러 번의 조사를 할 수 있으며 이럴 경우 결국에는 피부의 만입 및 질감의 변화를 초래 할 수 있다 (그림 6.7).

다른 레이저로는 장파장 Alexandrite, diode 레이저, 장파장 1064 nm Nd:Yag 레이저 등이 있다. 장파장일수록 침투 깊이가 늘어나며 헤모글로빈에서의 파장 흡수가 좋아서 큰 모세혈관확장성 혈관과 심부 망상정맥을 치료하는데 효과적이다. 또한 장파장 레이저는 표피의 멜라닌에는 작용이 적기 때문에 어두운 피부의 환자의 경우에도 좀더 안전하게 시행 할 수 있다.

Alexandrite 레이저의 경우 가장 이상적인 지표는 20 J/cm^2 출력으로 1HZ 주기로 2회 조사(double pulse)를 반복하는 것이다. 홍반, 매팅(matting), 장기간의 멜라닌 흡수로 인한 색소침착의 변화 등이 부작용으로 발생할 수 있다.

장파장 Nd:Yag 레이저는 하지 정맥류 치료에서 일차적으로 가장 많이 쓰이는 종류이다. 이전 장에서도 논의되었지만 조사 범위, 에너지와 조사 기간을 조절하여 작은 모세혈관확장증에서부터 큰 망상 정맥류에 이르기까지 모두 치료가 가능하다. 또한 영양공급정맥과 망상정맥의 정수압에서 기인하는 문제들도 처리할 수 있는데, 그 이유는 3 mm 직경까지의 정맥도 치료가 가능하기 때문이다(비록 통증이 있기는 하지만). 1 mm 직경 이하의 표면 혈관의 치료에는 작은 조사 범위(2 mm 이하), 짧은 조사 기간(15~30 ms), 고출력(350~600 J/cm^2)가 이상적이다(Lyra : Laserscope, San Jose, CA). 1~4 mm 직경의 망상정맥의 경우에는 넓은 조사 범위(2~8 mm), 긴 조사 기간(30~60 ms), 적정 출력(100~370 J/cm^2)을 유지하는 것이 좋은 결과를 낼 수 있다.

IPL(Intense pulsed-light) 장치들도 하지 정맥류의 치료에 이용될 수 있음이 보고 되었지만, 시술 결과가 일정하지가 않다. 이 장비는 noncoherent light의 500~1200 nm에 해당하는 파장을 단일, 이중 혹은 삼중으로 발사한다. 긴 파장의 레이저는 피하 심부로 들어가서 심부정맥을 응고시킨다. 보통 550과 570 nm 필터로 몇몇의 적외선 파장과 함께 붉은 색과 노란색의 파장을 출력 시킬 수 있다. 이 장비는 넓은 조사 범위로 치료할 수 있어 장점이 있지만 한편으로는 납득할만한 수준의 물집, 낙설, 변색 등의 부작용이 나타나고 있다. 특히 어두운 색의 피부를 가진 환자들에게 그렇다.

새롭게 개발되는 기술로는 diode 레이저나 IPL(intense pulsed-light) 광원을 이용한 광에너지와 양극성 고주파 에너지를 병행하는 방법이 있다. 이 두 가지 종류의 에너지가 같이 사용됨으로써 상호상승적인 효과를 유도하여 더 좋은 결과를 얻을 수 있다고 생각된다. 레이저가 선별적으로 혈관을 가열하면 온도가 올라감으로 인해 혈액의 전도도가 상승하고, 고주파 에너지의 흡수율이 올라가게 된다. Sadick(2005)이 915 nm 다이오드 레이저와 고주파에너지 장치를 이용해서 연구한 결과에 의하면 1~3회의 치료에서 30퍼센트의 환자들이 75% 이상의 정맥류 제거 효과를 얻었고, 78%의 환자들이 50% 이상의 효과를 보았다고 보고되고 있다.

치료 원리

대부분의 환자는 레이저 치료를 문제없이 견디어 낸다. 만약 환자가 민감하거나, 넓은 범위의 모세혈관확장증이나 망상 정맥을 치료해야 한다면 시술 1시간 전에 국소 마취제를 시술 부위에 도포한 후 플라스틱 랩으로 덮어놓는다. 몇몇 경우에는 망상 정맥을 치료하는 중 국소 마취제의 영향범위 보다 더 깊은 곳으로부터 통증과 불편함이 유발될 수가 있다.

미리 이러한 사항에 대해 환자에게 시켜주면, 대부분 추가적인 마취를 실시하면서 시술을 무리없이 마칠 수 있다. 환자와 시술자가 준비되면, 알코올로 치료 부위를 소독하고 눈 보호장비를 착용한다.

532 nm KTP레이저로 작은 모세혈관확장증을 치료할 경우, 출력은 12~20 J/cm^2, 조사범위는 3~5 mm, 조사 시간은 10~15 ms 정도로 하는 것이 최적의 결과를 얻을 수 있다(Aura; Laserscope, San Jose, CA). 피부 냉각도 시술 전후 도중에 항상 이루어져야 주변조직의 열손상을 줄이고 환자의 불편함을 감소시킬 수 있다. 각각의 레이저 조사 범위는 서로 겹치지 않게 주의하며 1~2 mm 간격을 유지하면서 혈관의 주행경로를 따라 이동한다(그림 6.7). 핸드피스를 잡고서는 피부에 최소의 압력만을 가해야 치료 대상 혈관을 압박하는 일이 생기지 않는다(그림 6.8).

치료 목표는 즉시 혈관 수축과 함께 정맥류가 사라지거나 혹은 혈관내 혈전이 생성되면서 착색(darkening) 되는 것이다. 비록 한번의 시술로 완전한 정맥류 치료가 이루어질 수도 있지만, 보통 최소 1달의 간격을 두고 2~3회의 시술을 하는 것이 최대의 효과를 보기 위해서는 필요하다.

1 mm 직경 이상의 망상 정맥류를 치료하기 위해서는 장파장의

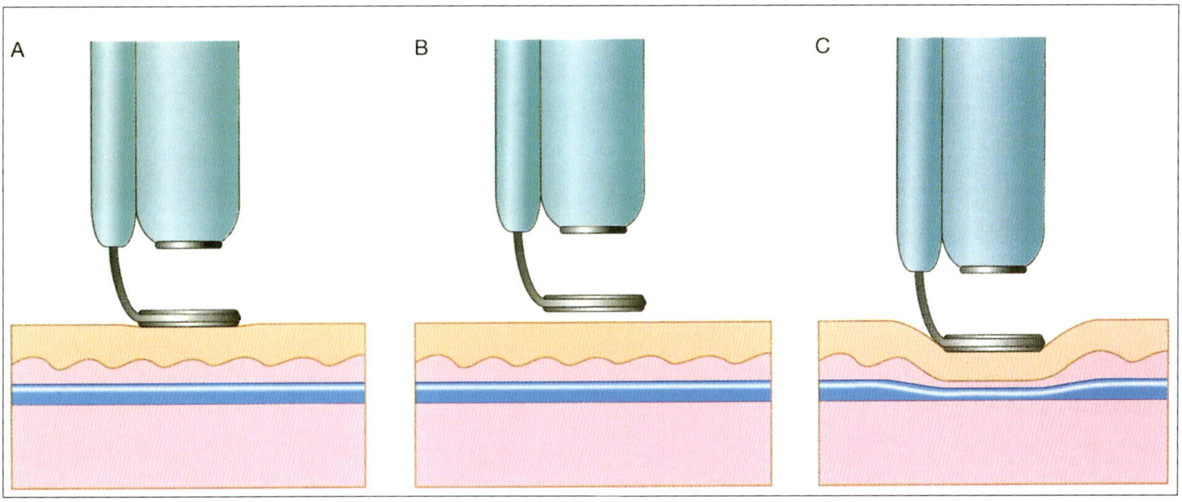

그림 6.8 1064nm 레이저의 핸드피스으로 피부에 가하는 압력을 정도별로 나타낸 도형. (A) 핸드피스를 적정한 힘으로 잡고 피부에 약간의 압력을 가하여 눌러주는 모습. 가장 이상적인 모습이다. (B) 피부에 핸드피스를 접촉시키지 못하고 떠있게 되면 냉각을 적절하게 하지 못하게 되고 화상이나 궤양을 일으킬 수 있다. (C) 압력을 너무 세게 가하게 되면 정맥을 누르게 되고 헤모글로빈 함량이 적어져서 적절한 파장 흡수가 일어나지 않게 되어서 치료 효과가 떨어지게 된다.)

1064 nm Nd:Yag 레이저를 이용하는 것이 가장 최선의 방법이다.

몇몇 1064 nm 레이저는 다양하게 조사 범위와 파장 조사 시간을 조절할 수가 있기 때문에 작은 모세혈관확장증을 포함한 여러 크기와 형태의 정맥류를 치료할 수 있다. 1 mm 직경 이하의 표면 혈관을 제거하려면 조사 범위 1.5 mm, 조사 시간 15~30 ms, 출력 350~600 J/cm^2 정도로 하는 것이 이상적이다(Lyra ; Laserscope, San Jose, CA). 직경 1~4 mm의 망상 정맥을 치료하려면 조사 범위 3~8 mm, 조사 시간 30~60 ms, 출력 100~370 J/cm^{2}로 하는 것이 좋다.

고출력의 레이저 사용 시에 피부 손상을 방지하고 환자의 불편함을 없애기 위해서 시술 중의 냉각 유지는 필수적이다. 작은 직경의 혈관들을 치료할 때는 KTP의 경우와 같이 핸드피스를 잡고 피부에 약한 압력을 가해주어서 혈관의 직경을 줄이고 혈관내 헤모글로빈의 양도 줄인다.

이렇게 하면 적은 열 에너지로도 혈관 침투 범위를 넓게 할 수 있어 피부 손상을 줄일 수 있다. 작은 혈관의 경우 치료 즉시 효과가 나타나는 경우가 많지만, 크고 넓은 모세혈관확장이나 망상 정맥의 경우에는 몇 주에서 몇 달을 기다려야 효과가 나타나는 경우도 있다.

시술 후의 부종이나 두드러기, 홍반은 흔하게 나타나는 현상이다. 아이스팩이나 국소 스테로이드를 이용하면 빠른 회복을 도울 수 있고 염증후 색소침착증도 감소 시킬 수 있다. 압박 스타킹은 작은 모세혈관확장증을 치료하는 경우에는 특별히 필요하지 않다고 생각되고 있다. 압박스타킹은 혈관내 혈액 유입을 막아주기 때문에 큰 모세혈관확장증이나 망상 정맥류의 경우에서 시술 후 1주일 정도 착용해주면 시술 결과를 향상 시킬 수 있다.

흔한 문제들

- 즉각적인 변화가 현재 일어나지 않을 때는 혈관의 재치료나 중복 펄스를 즉각 피하라.
- 두번 째 패스(pass)를 하기 전에 치료 부위를 냉각하라.
- 가능한 한 가장 낮은 출력을 항상 사용하라.
- 과도한 열 손상을 줄이기 위해 최소 1~2mm 간격으로 레이저 펄스를 하라.

Box 6.10 흔한 문제들

문제해결

하지 정맥류의 레이저 치료에서 몇 가지 사항이 문제가 될 수 있다(Box 6.10). 과도한 열손상을 방지 하기 위해서 시술자는 반드시 즉각적으로 가시적인 효과가 보이지 않는다고 레이저 조사한 부위에 반복해서 조사를 하는 행위를 해서는 안 된다. 열응고가 일어나서 효과를 보이기 까지는 몇 분의 시간이 항상 필요하기 때문이다.

레이저 조사를 받은 조직이 충분히 냉각되기 전에 다시 조사를 받게 되면 과도한 열손상이 생길 수 있으며, 이것은 흉터와 궤양을 유발할 수 있다. 즉시 효과가 잘 보이지 않을 경우 다른 부위를 치료하다가 5~10분이 지나면 다시 효과가 나타나지 않은 부위로 돌아와 재조사 하는 것이 좋다.

유사하게 레이저 출력도 합병증을 방지하기 위해 치료 가능한 한 최저 출력으로 낮추어야 한다. 일단 최저 출력으로 시작하였다가 혈관의 반응에 따라 출력을 올리면서 조절하는 것이 좋다. 피부의 탈색 소견이 보이면 과도란 열손상이 있다는 증거이며, 꼭 피해야 한다.

마지막으로 의사는 외측으로 열손상이 확산되는 것에 대해 인지하고 있어야 한다(특히 1064 nm Nd:Yag 레이저의 경우). 치료 부위에 연결된 혈관들도 응고 가능한 정도의 충분한 열손상을 전도 받을 수 있기 때문이다. 이러한 이유로 해서 조사 간격은 최소 1~2분이 되어야 한다.

부작용, 합병증, 그리고 대안적 치료법

레이저 치료 후 합병증은 피부 손상, 혈전증, 색소침착증, 매팅(matting), 불완전 제거(incomplete clearance) 등이다(Box 6.11, 그림 6.9).

환자들은 대체 시술 과정에서 불편함을 느끼지만, 시술 후에 불편함을 호소하는 경우는 드물다. 모세혈관확장성 매팅(telangiectatic matting)이나 불완전 제거가 생긴 경우에는 레이저나 경화요법 등으로 재치료를 받는 것이 좋다. 혈전이 발생한 부위는 자연적으로 시간이 지남에 따라 사라지거나 혹은 18 게이지 바늘로 제거 시킬 수 있다.

시술 후 색소침착은 대개 일시적이며 피부 냉각을 적절히 하고 장파장의 레이저를 사용함으로써 감소시킬 수 있다. 어떤 종류의 레이저를 사용하더라도 반흔의 생성과 정도를 줄이기 위해서 섬세한 상처 관리가 중요하다.

Bland Petrolatum-based 연고를 이용해 충분히 상처부위에 도포를 해주거나, 낙설 및 미란이 있을 경우에는 강력한 국소 스테로이드 제재를 사용한다.

부작용들

- 일시적인 과다색소침착
- 자반
- 모세혈관확장성 매팅
- 통증
- 혈전증
- 표피 손상
- 불완전 제거

Box 6.11 부작용들

경험자들을 위한 고급 주제

1. 단일모드(monomadal) 파장 레이저에서 조사 시간을 조절하면 하지 정맥류를 효과적으로 치료할 수 있다.

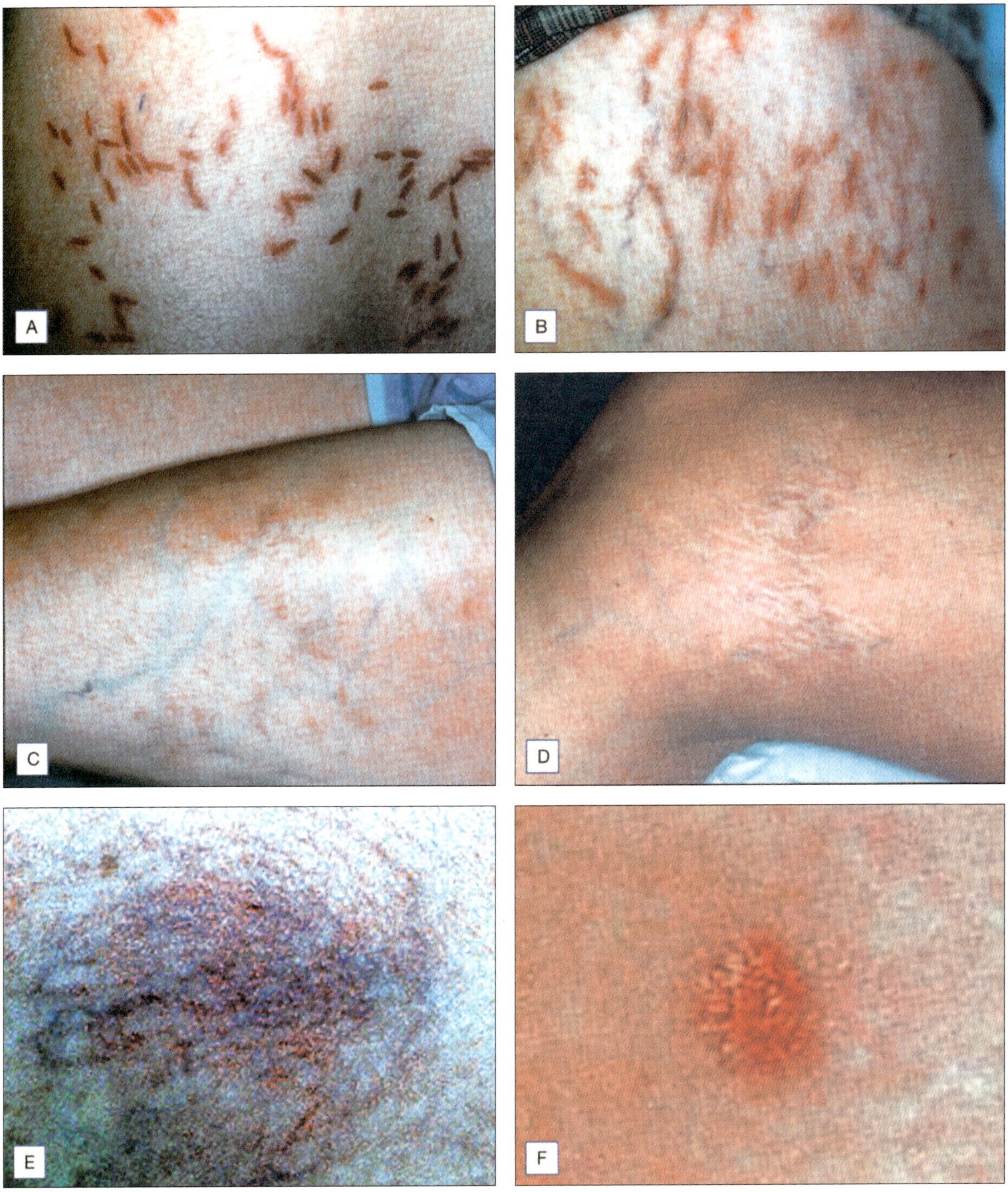

그림 6.9 하지 정맥류의 레이저 치료 중에 나타나는 합병증들. (A) pulsed-dye 레이저 치료 후 1일째에 나타난 홍반 (타원형). (B) 물집. (C) 일시적 색소침착. (D) 어두운 피부를 가진 환자에서 발생한 색소탈색. (E) 모세혈관확장성 매팅(telangiectatic matting). (F) 궤양.

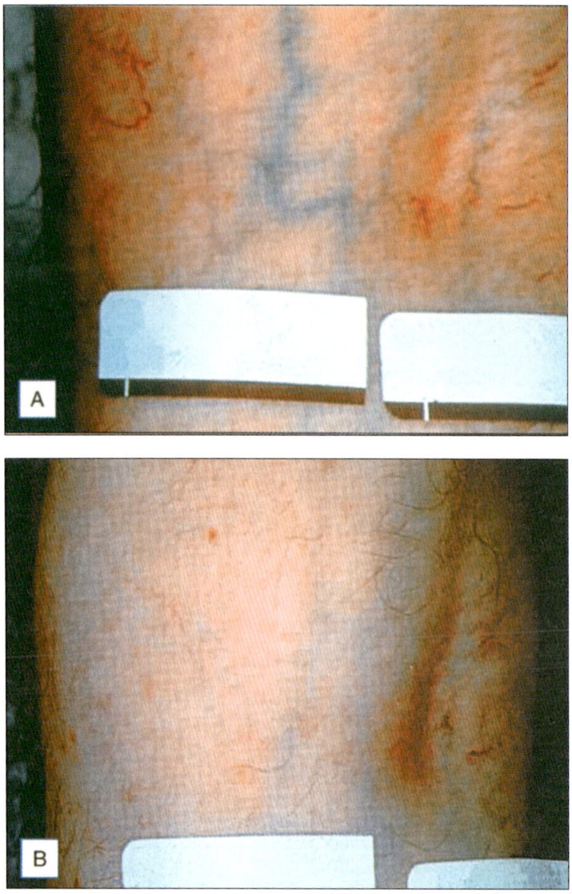

그림 6.10 (A) 하지 망상 정맥류 치료 전. (B) 장파장 Alexandrite 레이저로 치료한 모습. 조사 범위 8mm, 출력 70J/cm^2, 조사 시간 3ms, 3회 패스(pass).

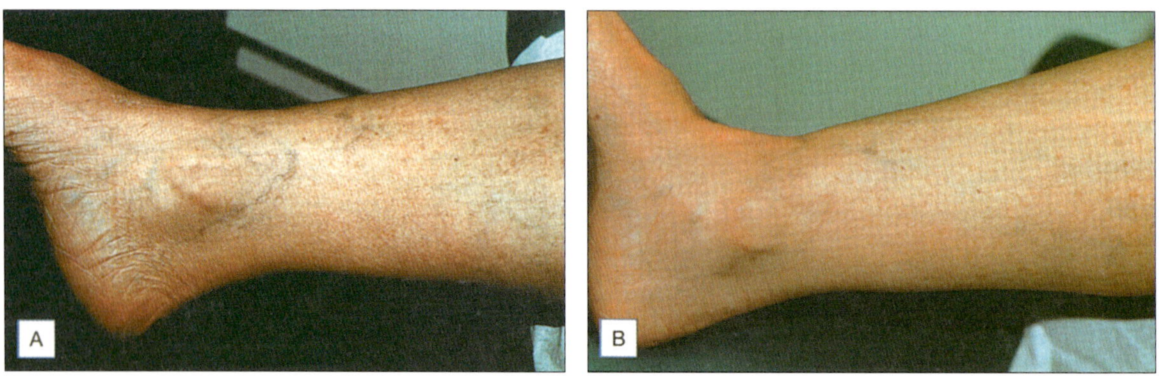

그림 6.11 (A) 하지 망상 정맥류 치료 전. (B) 1064nm 레이저로 치료한 모습.

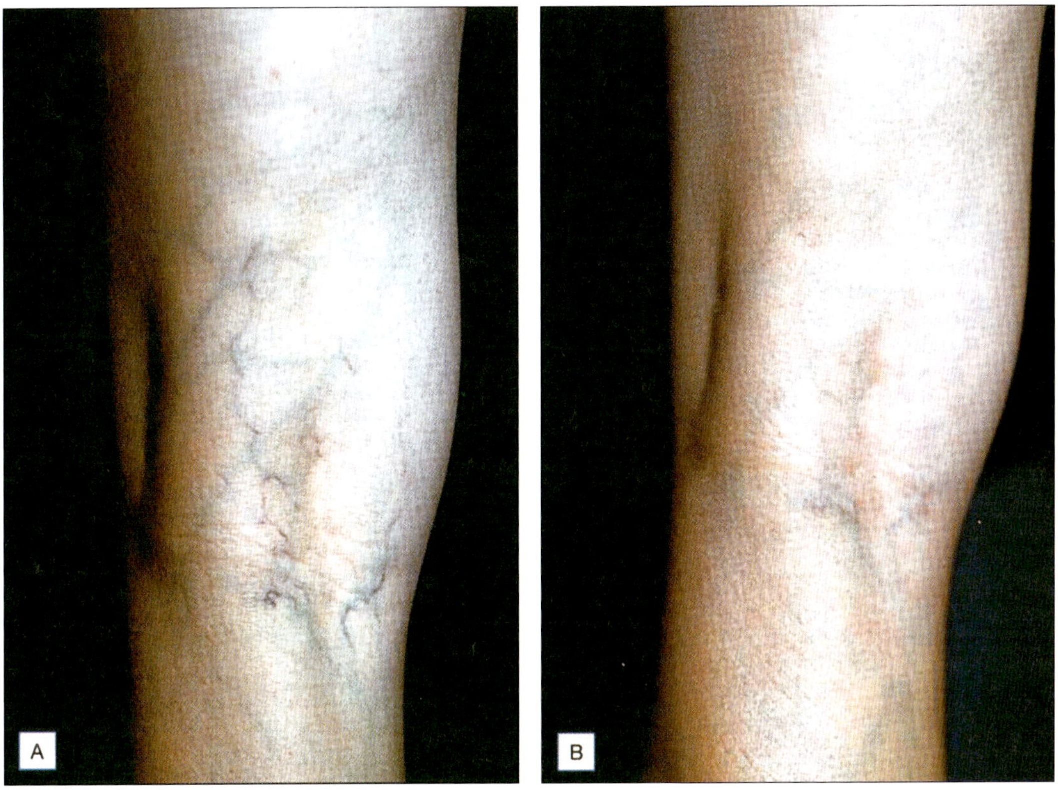

그림 6.12 (A) 하지의 큰 모세혈관확장증 치료 전. (B) pulsed-dye 레이저로 치료한 모습. 3×10mm 타원형으로 조사, 조사 시간 10ms, 출력 18J/cm2, 50/20 DCD.

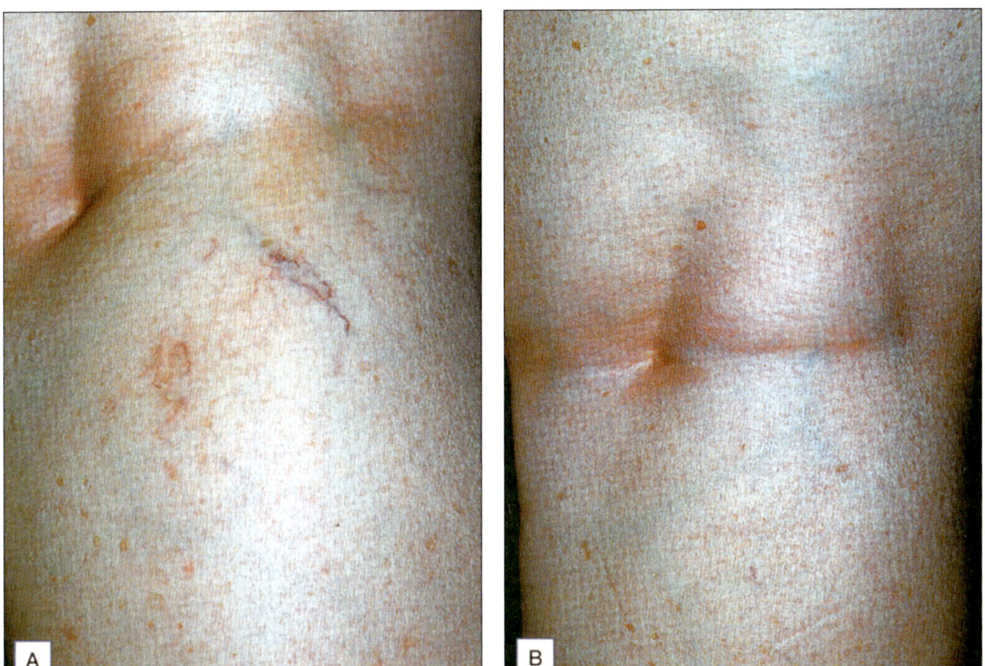

그림 6.13 (A) 거미 모세혈관확장증(spider telangiectasis) 치료 전. (B) 장파장 1064nm 레이저로 8주간 간격을 두고 3회 치료한 모습.

2. 레이저 시술을 하고 나서 추가적으로 레이저 시술을 하려면 8주 정도는 간격을 두어야 한다.
3. 비융기된(nonelevated) 정맥류의 레이저 치료에서는 시술 후 압박은 필요하지 않다.
4. 인공선탠을 한 환자들의 경우에는 하지 정맥 레이저 치료 후에 염증 후 색소침착증이 발생할 가능성이 높아진다.
5. 레이저 치료의 최종점은 즉각적인 색소침착(pigment darkening)과 혈관 수축이다.
6. 레이저와 경화요법을 한번에 병용함으로써 추가적인 치료 효과를 얻을 수 있다.
7. 혈전 생성을 줄이기 위해서는 하지 정맥 레이저 치료 전에 가능한 경우 경구 피임제 등의 약물을 중단해야 한다.

시술 전후 사진들

그림 6.10~6.13에 망상 정맥류와 거미 모세혈관확장증(spider telangiectasis)의 치료 결과를 볼 수 있다.

참고문헌

Bernstein EF 2001 Clinical characteristics of 500 consecutive patients presenting for laser removal of lower extremity spider veins. Dermatologic Surgery 27:31–33

Dover JS, Sadick NS, Goldman MP 1999 The role of lasers and light sources in the treatment of leg veins. Dermatologic Surgery 25:328–336

Eremia S, Li C, Umar SH 2002 A side-by-side comparative study of 1,064 nm Nd:Yag, 810 nm diode and 755 nm alexandrite for treatment of 0.3–3 mm leg veins. Dermatologic Surgery 28:224–230

Kauvar AN 2000 The role of lasers in the treatment of leg veins. Seminars in Cutaneous Medicine and Surgery 19:245–252

Levy JL, Elbahr C, Jouve E, Mordon S 2004 Comparison and sequential study of long pulsed Nd:Yag 1,064 nm laser and sclerotherapy in leg telangiectasias treatment. Lasers in Surgery and Medicine 34:273–276

Omura NE, Dover JS, Arndt KA, Kauvar AN 2003 Treatment of reticular leg veins with a 1064 nm long-pulsed Nd:Yag laser. Journal of the American Academy of Dermatology 48:76–81

Ross EV, Domankevitz Y 2003 Laser leg vein treatment: a brief overview. Journal of Cosmetic and Laser Therapy 5:192–197

Sadick NS 2003 Laser treatment with a 1064 nm laser for lower extremity class I–III veins employing variable spots and pulse width parameters. Dermatologic Surgery 29:916–919

Sadick NS, Makino Y 2004 Selective electro-thermolysis in aesthetic medicine: a review. Lasers in Surgery and Medicine 34:91–97

Sadick NS, Trelles MA 2005 A clinical, histological, and computer-based assessment of the Polaris LV, combination diode and radiofrequency system, for leg vein treatment. Lasers in Surgery and Medicine 36:98–104

Sadick NS, Weiss RA, Goldman MP 2002 Advances in laser surgery for leg veins: bimodal wavelength approach to lower extremity vessels, new cooling techniques, and longer pulse durations. Dermatologic Surgery 28:16–20

7 통원정맥절제술

Ambulatory Phlebectomy

Albert-Adrien Ramelet

서론

로마 시대와 중세 때의 기록에도 남아 있고, 스위스의 피부과 의사 Robert Muller도 주장한 바이지만, AP(Ambulatory Phlebectomy)은 안전하고 효과적인 외과 수술적인 방법으로 기능부전의 두렁정맥(incompetent saphenous vein)과 그것의 주요 지맥들(tributaries), 천공지(perforator), 망상정맥(reticular vein) 및 모세혈관 확장증의 영양정맥(feeding vein), 심지어는 청색 모세혈관확장증(blue telangiectasis)까지 제거할 수 있는 방법이다(단 두렁대퇴부〈saphenofemoral〉 부위와 대부분의 경우 두렁오금이음부〈saphenopopliteal junction〉은 제외). 또한 AP는 정맥류염과 얇은 혈관 정맥염 등을 치료 가능하며, 눈주위(periorbital) 및 관자(temporal), 이마(frontal) 부위와 복부 쪽, 팔 부위, 손등 부위 같은 다양한 곳의 정맥 확장증(venous dilatation)도 치료할 수 있다.

AP는 연장자를 포함해 모든 환자에서 시행이 가능하다. 대부분의 AP 시술은 통원 치료로 이루어지지만, 다른 외과적인 시술과 결합하여 통원 혹은 입원 치료 식으로 행할 수도 있다.

외래 정맥절제술의 목표는 정맥류를 완전히 제거함으로써 역류의 원인을 없애고 근치(definitive treatment)하는 것이다. 몇몇 케이스에서는 약간의 호전 혹은 단기간의 효과만을 보는 것을 목표로 할 수 있다.

예를 들어 더 이상의 치료를 원하지 않거나 치료가 불가능한 젊은 부인에게서 통증이 있는 정맥류 혈관 하나만을 적출해 내거나, 나이든 환자에서 하지의 궤양을 없애기 위해 증상이 있는 정맥류 부위 혹은 영양정맥(feeding vein) 한곳만을 제거하는 시술 등이다.

다루어질 주제

이 장에서는 AP를 시행하여 증상의 개선을 볼 수 있는 환자를 선별하는 방법과 시술을 안전하고 효과적으로 하는 방법에 대해 말하려고 한다. 그러나, AP는 교과서만 읽는다고 배울 수 있는 것이 아니며, 경험이 많은 정맥 시술자(phlebologist)가 시술하는 과정에 참여하여 마취제를 주입하는 법과 실제 시술을 하는 것 및 붕대 감는(bandaging) 과정을 보고 조언을 듣는 과정이 있어야 한다.

모든 환자에 대해 사려깊은 문진과 검사를 실시해야 하며, 이 과정에는 최소한 소형 도플러를 이용한 검사, 더 나아가서 DUS를 하는 것이 좋다(Box 7.1). 투과조명을 이용해서 망상의 정맥류와 모세혈관 확장과 연관된 영양정맥(feeding vein)을 찾는 것도 좋다.

환자 선택

모든 연령의 환자들이 AP로 치료받을 수 있다.

모든 일차성 및 이차성 정맥류(CEAP 분류기준에서 C1-C6에 해당하는 saphenous, reticular, peineal, telangiectatic, perforatingveins)를 AP로 제기 할 수 있다 (Box 7.2 7.3 ; 그림 7.1 ~7.3). 특이한 적응증들은 이 장마지막에 설명할 것이다.

AP를 시행하기 특히 적당한 부위는 넙다리의 덧두렁정맥(accessory saphenous veins), 샅고랑음부정맥(groin pudendal veins), 망상 정맥류 혈관(Albanese의 기술에 의하면 다리오금(popliteal fossa), 넙다리와 다리 외측부 등이 해당), 발목의 정맥, 발등의 정맥망 등이다.

대부분의 경우에서 통원 시술을 하게 되지만, 고위결찰(high ligation; crossectomy)과 기능부전의 두렁정맥(incompetent saphenous vein)을 절개(strip)하는 수술 등과 같이 시술하여 통원 및 입원 치료로 할 수도 있

진단 방법들

- 환자 상담
- 환자가 누운 자세일 때 임상적 시험
- 광선 투과(transillumination)
- Doppler 또는 duplex 초음파

Box 7.1 진단 방법들

CEAP(2004) 분류 중 C 클래스

C_0: 정맥 질환의 시진 및 촉진 표시가 없음
C_1: 모세혈관확장증 또는 망상정맥
C_2: 정맥류, 3mm의 직경이나 더 큰 직경에 의해 망상 정맥과 구분됨
C_3: 홍반
C_4: 이차적 만성 정맥 장애에 따른 피부 및 피부 밑 조직의 변화
C_{4a} : 색소침착 또는 습진
C_{4b} : 지질성 피부경화(lipodermatosclerosis) 또는 위축성 피부표백증(atrophie blanche)
C_5 : 치료된 정맥 궤양
C_6 : 활동성 정맥 궤양

각 임상적 분류는 증상(S=symptom)의 현존 또는 증상의 부재(A=asymptomatic)에 대한 아래 표기(subscript)에 의해 좀 더 특징 지어진다. 증상에는 쑤심, 통증, 당김, 피부가려움, 무거움증, 근육경련, 기타 정맥 기형으로 인한 불만 등이다(자료인용: Eklof B 등 2004 Revision of the CEAP classification for chronic venous disorder: consensus statement. Journal of Vascular Surgery 40: 1248-1252)

Box 7.2 CEAP(2004) 분류 중 C 클래스

AP를 위한 적응증

- 두렁정맥류 및 두렁이차정맥류
- 망상 정맥류
- 회음 정맥류
- 발 등 부위의 정맥
- Varicose pearls
- 천공지(어느 정도 제한 있음)

두렁정맥의 고립된 부위에 대한 정맥절제술은 말단(termination)이 불충분하다면 실행되어서는 안된다. 천공지의 정맥절제술은 주의 깊게 관찰되어야 한다. 후크(hook)가 넙다리의 중간 천공지와 다리 측면 표면의 작은 천공지를 제거하기 위해 사용된다면 결과는 좋다. 그 결과는 하지의 중간 천공지와 관련해서 평범하다.

기타 적응증

- 모세혈관확장증의 소파술

기타 미용적 적응증

- 안면, 눈꺼풀, 팔 정맥 등

Box 7.3 AP를 위한 적응증

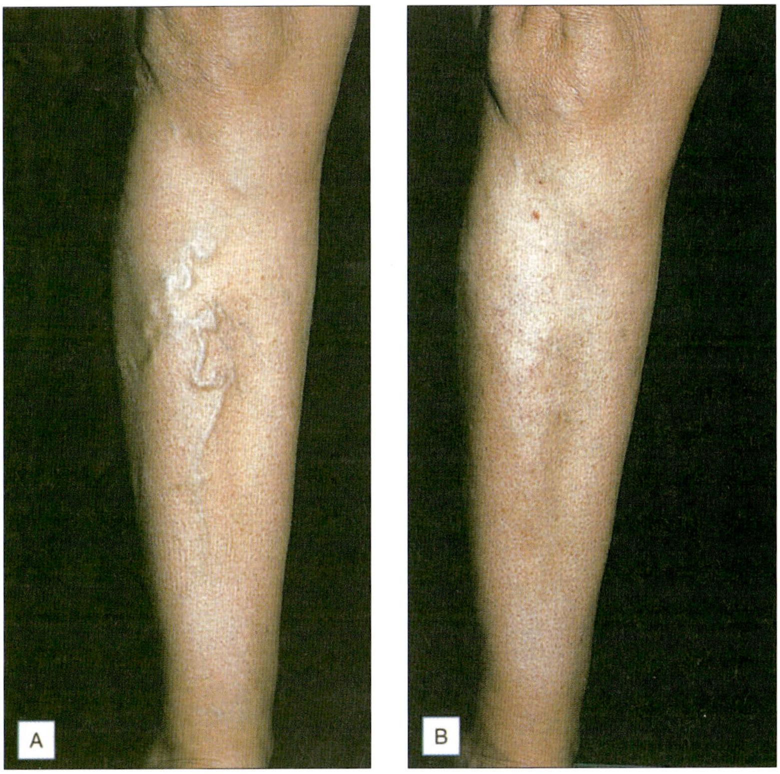

그림 7.1 (A) pretibial varicose veins (C2) (B) AP 시술 후 6주

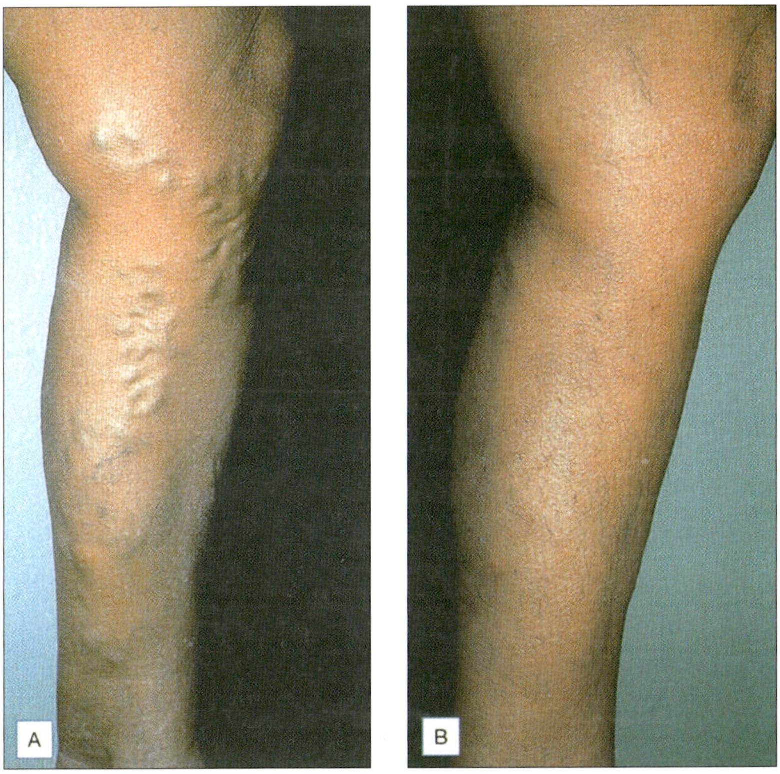

그림 7.2 (A) Dodd's perforator의 기능부전, 두렁부속 정맥류(saphenous accessory varicose veins). (B) AP 후 6주)

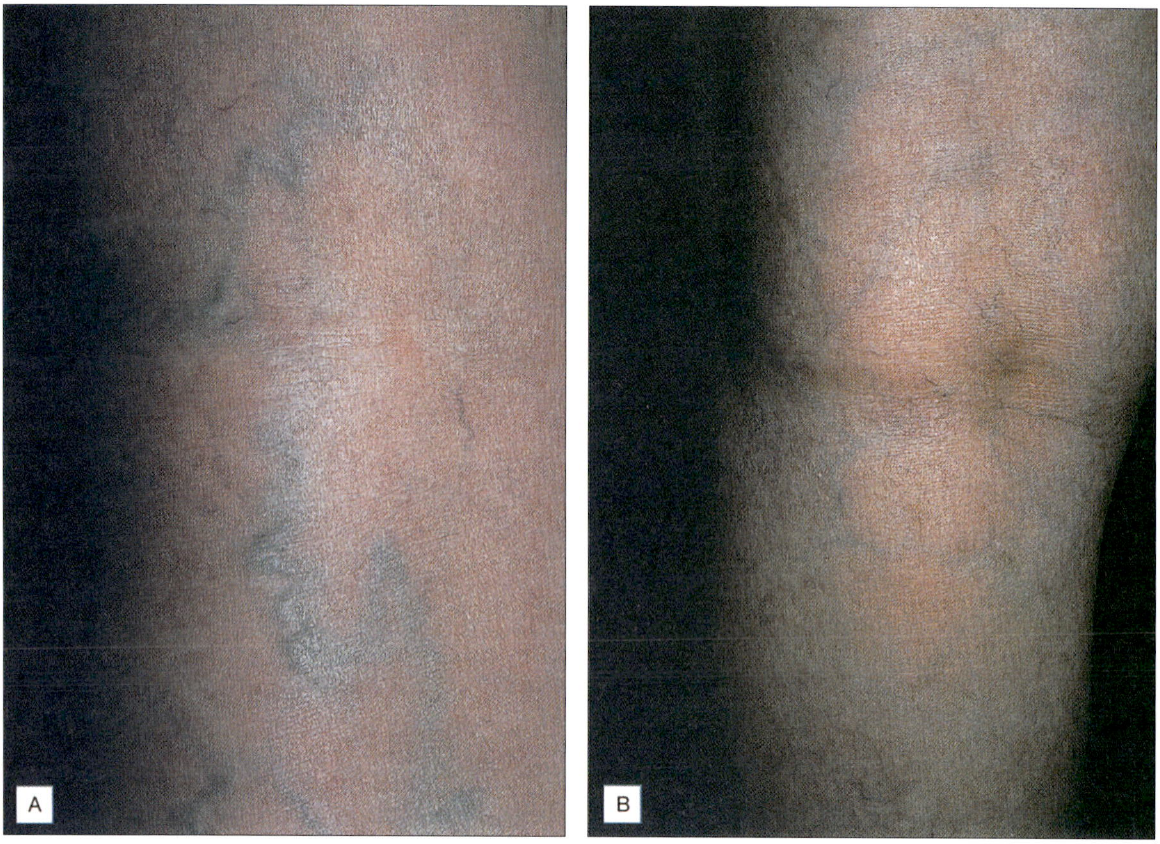

그림 7.3 (A) 망상 정맥류 (B) AP 후 6주

다. 금기증은 드물며 있더라도 절대적인 것은 아니다.

심각한 동맥혈 허혈증, 감염, 국소 마취제에 알레르기가 있을 때, 장기간의 침상생활 상태(bed-ridden status), 혈액 응고 기능의 이상이나 면역기능 이상이 있을 때 등등. 임신 중이나 분만 후에는 정맥류가 금방 감소하기 때문에 이 때는 AP를 잘 하지 않는다.

기대 효과

1966년 Muller가 처음으로 기술한 이후로, AP는 뛰어난 미용효과를 얻을 수 있는 매우 효과적이고 경제적인 방법으로 이용되고 있다. 근위부의 역류가 제거되어 있는 한은 장기적인 결과도 좋은 것으로 생각되고 있다. 최근 De Ross가 시행한 무작위 대조군 연구에 따르면 넙다리의 외측 덧정맥(lateral accessory vein)의 치료에 있어 AP가 일반적인 경화요법보다 좋은 장기적인 결과 및 우위를 보여 주는 것으로 나타나고 있다.

튜메선트의 출현에 따른 마취 테크닉이 이용됨에 따라 수술 전후의 통증을 크게 줄일 수 있게 되었다. AP는 수술실보다는 좀더 편한 분위기의 외래에서 주로 행해지기 때문에 환자들은 시술 받으면서 '매우 편안함'을 느낀다. 이 기술은 안전하다. AP의 부작용에 대해 연구한 몇몇 논문에서도 증명되었다. 이 기술 시행 시에 나타날 수 있는 몇 가지 부작용은 추후에 논의할 것이다. 좋은 결과를 얻고 재발을 방지하려면, AP는 반드시 적응증에 해당될 때만 시행하여야 한다.

모든 정맥류의 분지와 영양 천공지(feeding perforator)를 제거해서 재발을 가능성을 없애고 모세혈관확장증이 생기는 등의 부작용을 막아야 한다. AP는 쉽고 저렴하게 할 수 있는 시술이다.

경험 많은 시술자는 20~90분 정도에 양 하지의 정맥류를 한번에 제거할 수 있다. 오히려 이렇게 경험 많은 의사가 간단하고 신속하게 시행하는 방법이 새로운 첨단 기술을 이용한 방법보다 훨씬 효율적이고 경제적일 수 있다. 경화요법은 AP보다도 간단하고 쉬운 방법이지만, 표면 모세혈관확장증 이상으로 큰 정맥류를 시술하게 될 경우에는 수 차례의 반복되는 시술이 필요하고 재발율도 높아 잘 사용되지 않는다(Box 7.4).

AP와 경화요법의 일반적 적응증

- 경화요법: 모세혈관확장증 및 망상 정맥류
- 초음파 유도하 경화요법: 근막내 정맥류망. 작은두렁정맥 포함
- 통원정맥절제술: 망상 정맥류에서 큰막상 정맥류

** 이들 적응증은 논쟁 중이다. 시술 방법의 선택은 우선 임상의의 기술과 그 나라의 전통에 좌우된다.*

Box 7.4 AP와 경화요법의 일반적 적응증

치료 전략에 대한 개요

치료적 접근 및 주 결정요인

정맥학적 관점에서 주요 치료 방법으로는 압박요법, 경화요법, AP, 외과적 수술, 레이저 요법 등이 있다. 이 치료법들은 서로 겹치는 면도 있지만 각각의 적응증과 장점을 지니고 있다.

대부분의 경우, AP와 경화요법은 시행 방법이 가장 유사하다. 경화요법은 기본적으로 망상 정맥류와 모세혈관확장증을 치료하는데 사용된다. 새로운 형태인 거품 경화요법, 초음파 유도 경화요법 등을 이용하면 근막내 정맥류 망인 작은 두렁정맥(lesser saphenous vein)과 덧두렁정맥(accessory saphenous vein) 등을 제거하는데 매우 효과적이다. AP는 중등도에 이르는 근막외 정맥류를 제거하는데 경화요법보다 우위를 나타낸다.

AP를 이용하면 재발율이 낮고, 의도하지 않은 동맥내 경화제 주입과 같은 실수와 피부 괴사(경화제가 정맥외로 누출되거나 주입에 의해 동정맥 교통이 생겨버리는 경우), 피부 착색 등이 생기지 않는다.

환자 상담

이전 장에서 환자를 인터뷰하여 과거력을 작성하는 방법에 대해 논의하였다. 조리 있는 과거력 작성을 통해 증상과 위험요소를 평가하고 예후를

잘 예측할 수 있다.

환자의 불편 사항과 기대하는 점을 잘 듣고 이해해 주어야 한다. 왜냐하면 수술 후 환자가 실망하는 경우는 시술 자체의 실패에 의한 것보다는 환자가 비현실적인 효과를 기대하여서 생기는 것이 많기 때문이다.

환자의 병력과 증상을 잘 분석해야 동맥의 이상인지 정맥의 이상인지, 또는 신경뿌리의 자극, 골관절이나 근육-힘줄의 질병인지, 혹은 전신적인 형태인 섬유근육통인지 등을 감별 할 수 있다.

경련과 하지불편증후군(restless leg)과 같은 증상은 여러 질병에서 다양하게 나타날 수 있다. 정맥류는 이러한 증상을 치료할 수 없기 때문에 환자에게 이러한 사실을 시술 전 반드시 주지시켜야 한다.

시술 후 예후 및 만성 정맥 질환의 추후 변화 양상도 설명해 주어야 한다. 정맥류의 종류와 그 심각도, 위험 요소의 존재 여부에 따라 이후에 다양한 임상 경과를 밟을 것임을 알려주어야 한다.

의학적 검사

이 과정은 환자 치료에 있어서 필수적인 과정이다. AP의 결과는 정확한 진단과 정맥류 시작부와 진행 정도를 제대로 찾고 평가하는 것으로 좌우된다. 제3장에서 언급했듯이 도플러나 DUS를 이용할 수 있다(Box 7.1).

Equipment necessary for phlebectomy

- Local buffered anesthetic, normal saline or ringer' s solution
- Resuscitation equipment, indispensable during any procedure
- Sterile gloves and mask
- Disinfectant (not removing the marking stain of the course of varicose veins)
- No. 11 straight blade scalpel
- 18 gauge needle
- Phlebectomy hooks
- Mosquito forceps
- Sterile pads
- Dressing materials
- Elastic bandages

Box 7.5 equipment necessary for phlebectomy

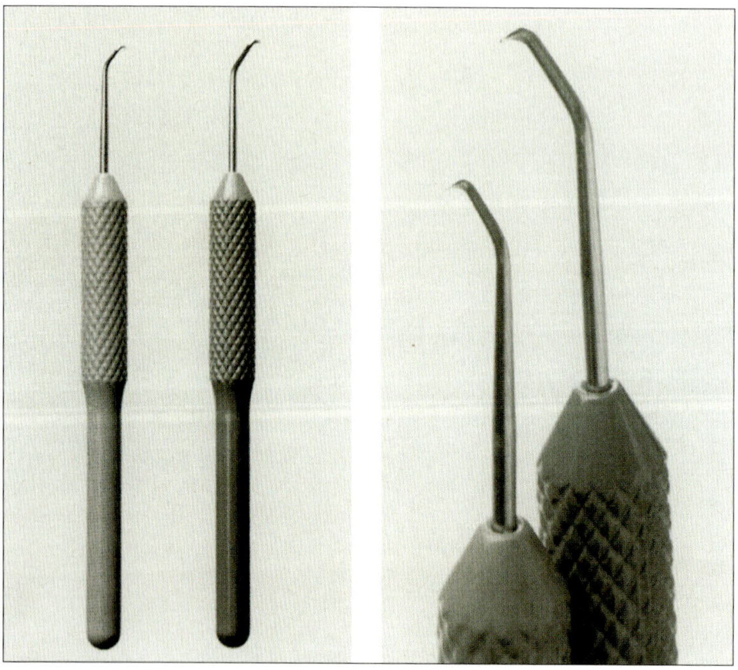

그림 7.4 Ramelet 후크

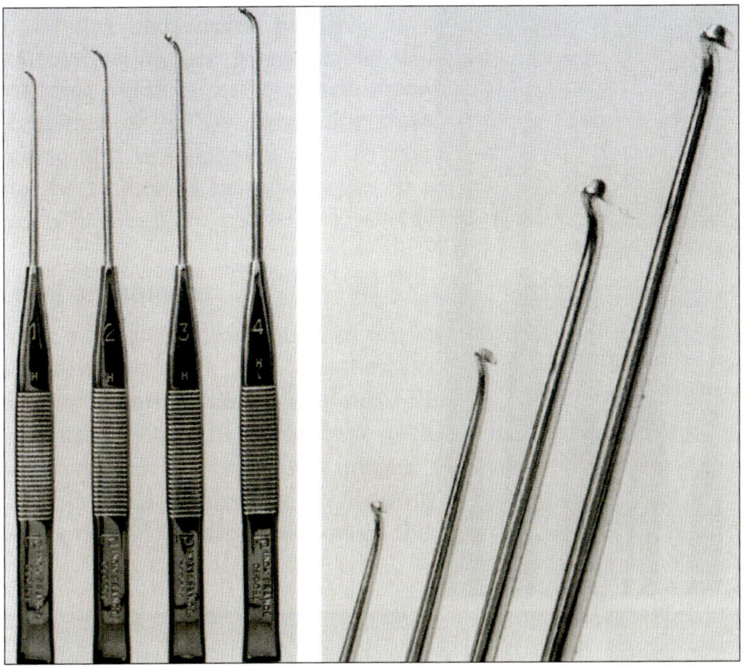

그림 7.5 Muller 후크

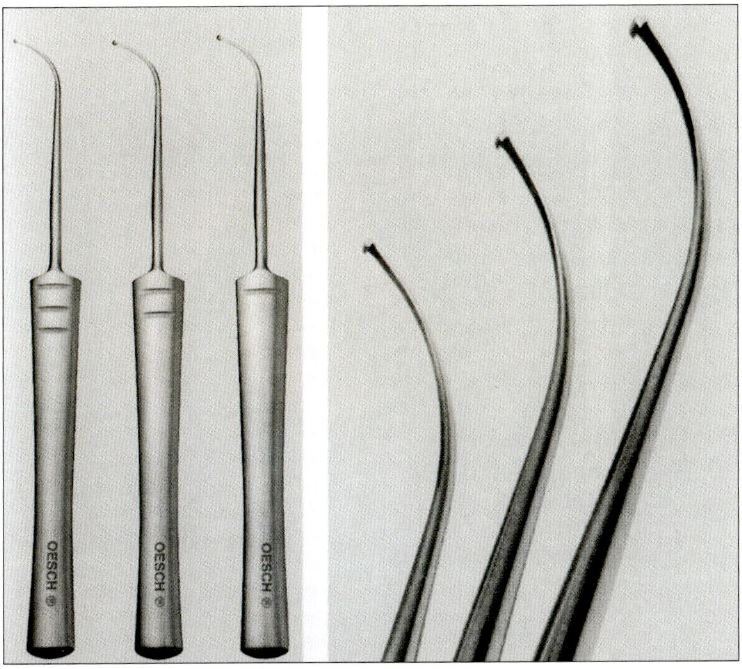

그림 7.6 Oesch 후크

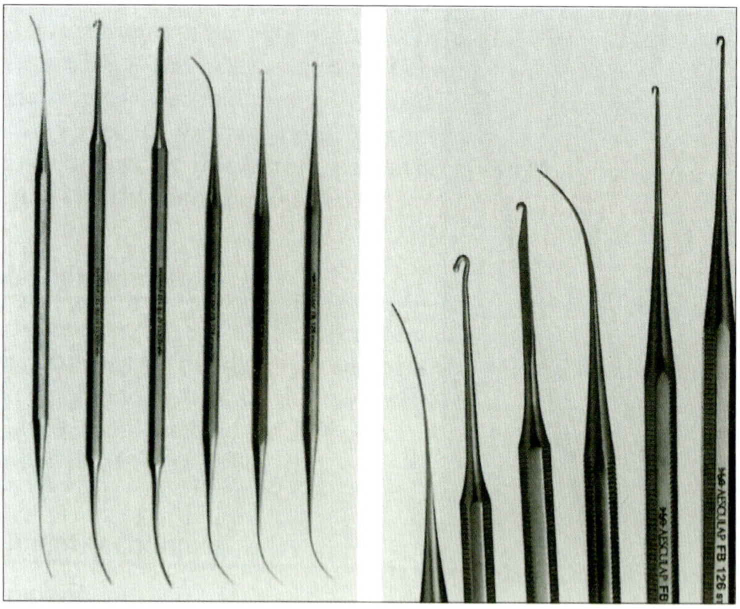

그림 7.7 Varady 후크

치료 기술

장비

AP를 하려면 몇 가지 외과적 기구들과 장비만 있으면 충분하다(Box 7.5). 정맥 파악과 적출을 위해 사용되는 후크(hook)로는 시중에서 판매되는 것으로 Muller, Oesch, Ramelet, Tretbar, Varady 등이 있다(그림 7.4~7.7).

Blunt hook는 피부 절개가 후크의 만곡(curvature) 직경만큼 이루어진 상태에서 정맥 적출을 위한 successful hook로는 사용해서는 안 된다. 몇몇은 정맥을 박리하기 위해 해부기구(dissector)를 이용할 것을 권한다. 이것은 절개 부위가 좀더 넓어져서 흉터가 잘 보일 수가 있기 때문에 많은 논란이 되고 있다.

Ramelet 후크(2개의 사이즈로 구성)는 특별한 장점이 있다(그림 7.5). 원주 형태의 파지부는 잡은 상태에서 손가락을 이용해 회전을 가능하게 하며, 손목과 손 전체를 돌리지 않아도 되어 편리하다. 또한 손잡이가 짧아서 섬세한 시술에서부터 중등도의 견인 시술까지 다 가능하다.

그리고 예리한 후크의 끝으로 정맥 주변의 콜라겐 섬유 조직과 정맥 외막을 잡아당긴 후 경사가 있는 부분으로 정맥 박리를 할 수 있다. 이렇게 하면 주변의 조직과 림프계에 손상을 최소화 할 수 있다. 예리한 끝부분은 정맥확장증의 소파술에도 쓸 수 있다(추후 기술).

치료의 원리

시술 전에 환자에게 그 과정을 설명하고 기대되는 효과와 위험요소를 알려주어야 한다. 시술 전에 하지를 면도 및 제모한다. 시술 전에 특별한 약물을 투여하는 일은 거의 없고, 보통은 수술 후 회복을 방해하므로 주지 않는다. 빠른 회복을 해야 혈전색전성 후유증을 예방할 수 있기 때문이다.

정맥류 표시하기

시술 전에 일차적으로 환자를 검사하여 표적 정맥에 표시(KMnO4나 felt tip pen for epidiascope 실체영사경)를 하는 것은 기본적인 단계다.

환자가 서있거나 누운 자세에서 표시하는데, 누웠을 경우에 특정한 정맥류 망 및 정맥류가 잘 보이는 경우도 있다. 투과조명을 이용하면 좀더 잘 정맥을 표시할 수 있어 적출 전에 정맥 진행을 잘 볼 수 있으므로 AP의 효과가 좋아진다(그림 7.8). 초음파를 이용하여 가시적인 정맥류 사이의 촉지되지 않는 정맥 망들을 찾아내서 표시하는 것도 가능하다(그림 7.9).

튜메선트 국소 마취법
(Klein's Formula, modified)

- Lidocaine (1%)-epinephrine; 50ml
- 8.4% sodium bicarbonate; 5ml
- Normal saline or ringer's Solution 500ml

Box 7.6 튜메선트 국소 마취법 (Klein's formula modified)

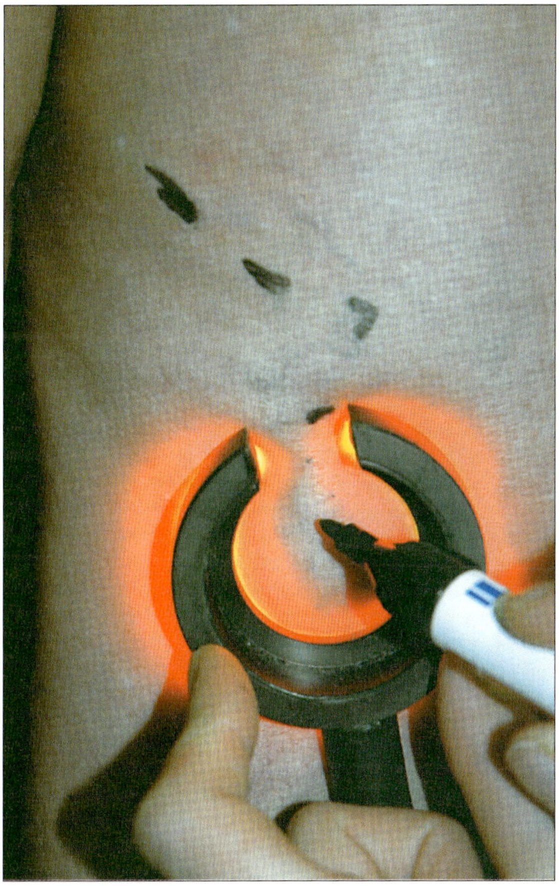

그림 7.8 투과조명법을 이용한 표시. 투과조명을 통해 잘 보이지 않는 표면의 정맥류가 나타나고 있다.

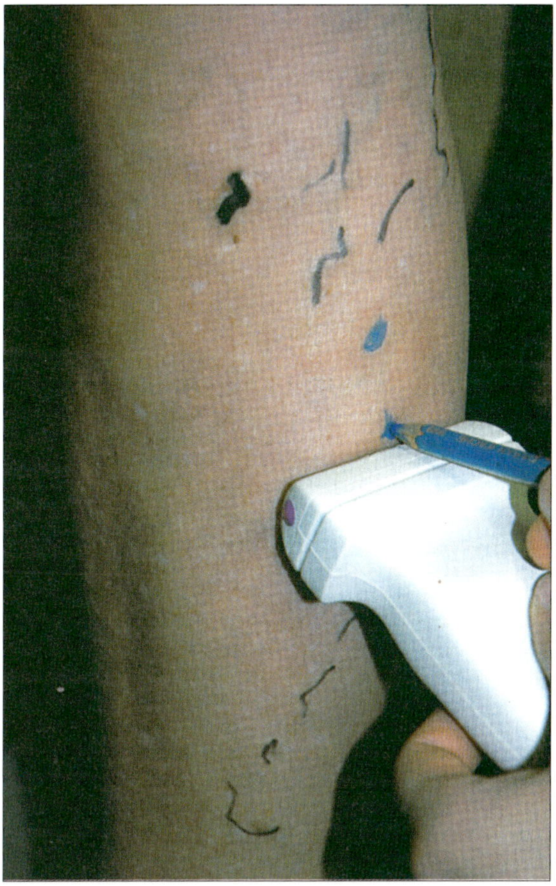

그림 7.9 초음파를 이용해 정맥류 사이의 촉지되지 않는 정맥망을 찾고 있다.

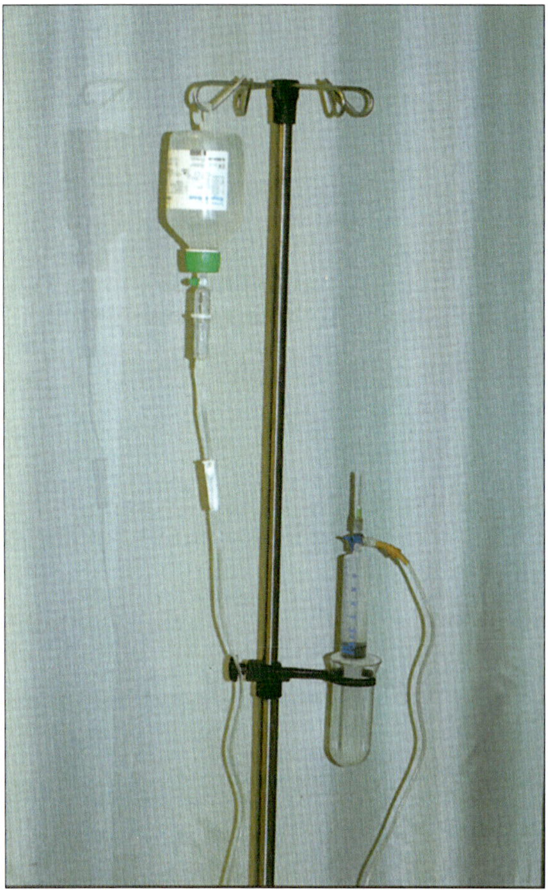

그림 7.10 튜메선트 마취법 : 3-way system을 통해 식염수나 Ringer's solution 리도카인-에피네프린을 희석 중.

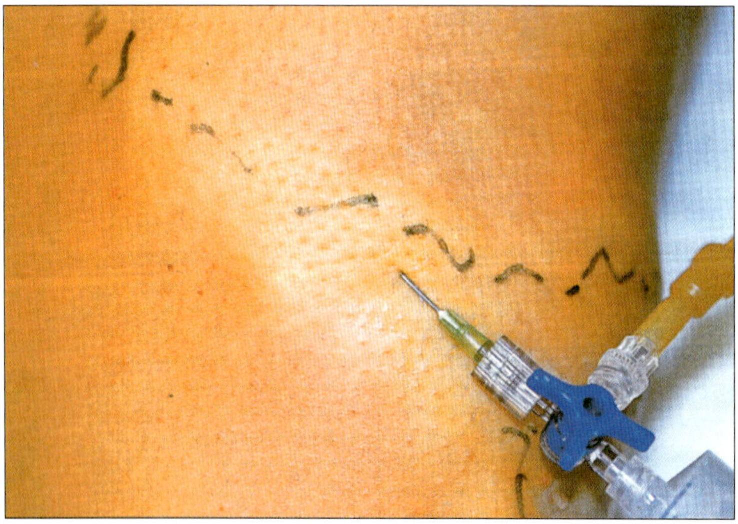

그림 7.11 튜메선트 마취법 : 정맥망에 마취액을 팽창 주입하고 있다.

국소 마취

완전히 수술부위를 소독(표시한 것이 지워지지 않도록 유의) 한 후에, 식염수나 Ringer' s solution에 희석한 리도카인을 이용해서 튜메선트 국소마취 한다(Box 7.6, 그림 7.10, 7.11). 튜메선트를 이용한 마취법은 다음과 같은 장점이 있다. (1) 통증이 거의 없다. (2) 하지 양측의 매우 넓은 부위를 시술 할 때도 독성이 적다. (3)혈관 주변부에 주입함으로써 자연스럽게 수압에 의한 박리(hydrodissection)가 된다. (4) 충혈된 주변 조직을 압박하여 출혈을 막을 수 있다. (5) 시술 중에 절개부위를 통해 마취액이 흘러 나옴으로써 출혈을 씻어낼 수 있다(rinsing). (6) 마취 시간이 길어진다.

시술 전 경화요법

이 방법을 통해 모세혈관확장증을 줄이고 시술 직후의 미용효과를 높일 수 있다. 튜메선트 국소 마취 후에 모세혈관확장증이 잘 보이지 않기 때문에, 평화요법은 AP 수술전에 시술되어져야 한다.

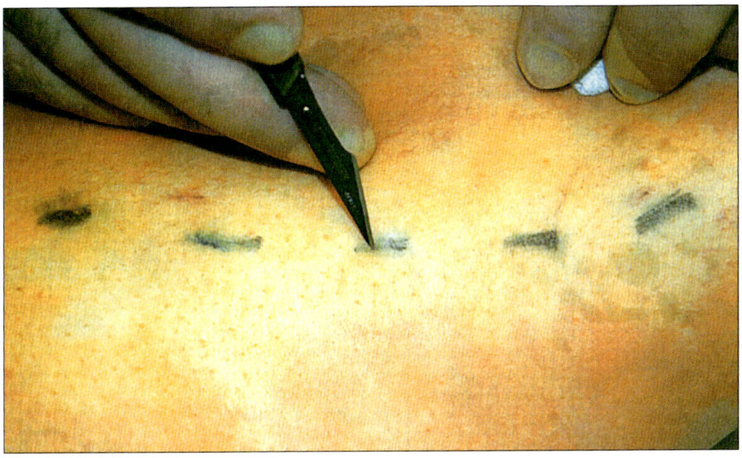

그림 7.12 스캘팰 절개

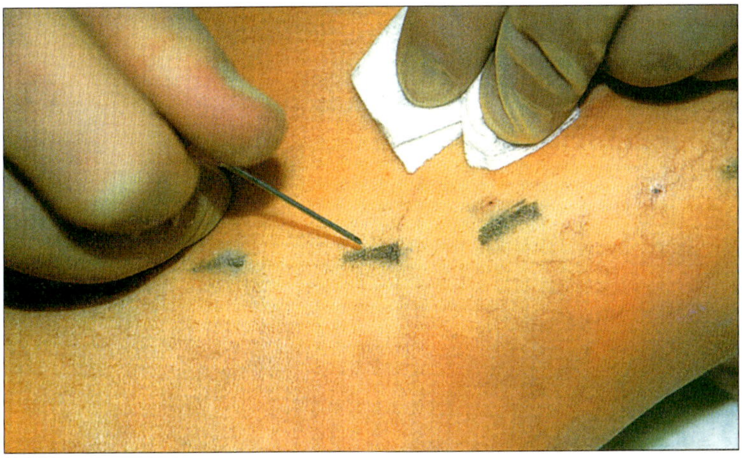

그림 7.13 18게이지 바늘을 이용한 절개

시술

스캘팰의 끝이나 바늘로 피부 절개를 넣는다(그림 7.12, 7.13). 절개는 장력을 가장 줄일 수 있는 방향으로 한다(넙다리, 다리는 수직으로, 무릎과 발목은 선을 따라 횡으로). 정맥류의 형태나 크기에 따라 각 절개 사이의 간격은 다르게 한다.

정맥류를 박리하고 난 후 후크로 잡아낸다(그림 7.14, 7.15). 왼손으로 mosquito forcep을 잡고 섬유지방조직에서 혈관을 분리하여 끄집어 낸다(그림 7.16, 7.17, 7.18). 정맥류의 주행 방향으로 끄집어낸 정맥을 다른 절개부위로 밀어 냄으로써 전부 제거해 나간다. 정맥을 따로 결찰하거나 피부 봉합을 할 필요는 없다. 천공지도 적정하게 잡아당겨서 제거한다.

출혈은 왼손으로 출혈부을 압박해 막고 혼자 어려운 경우에는 다른 보조자가 압박한다. 지혈이 어려운 곳(넙다리, 오금다리, 발등, 심하게 확장된 천공지 등)을 먼저 처리한다.

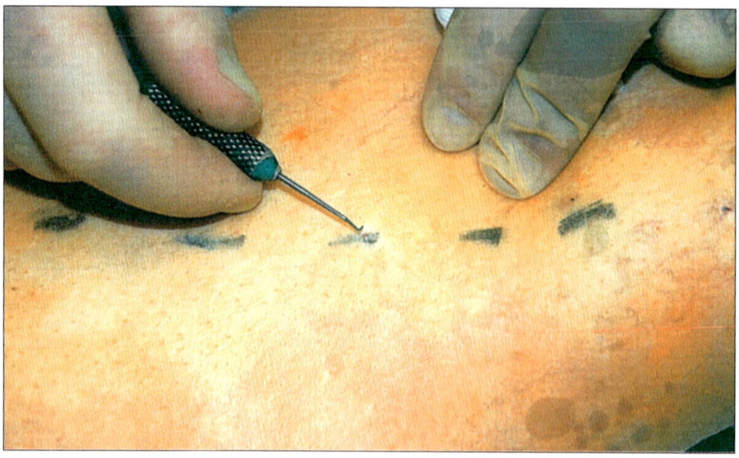

그림 7.14 작은 절개부위를 통해 후크를 넣는 중

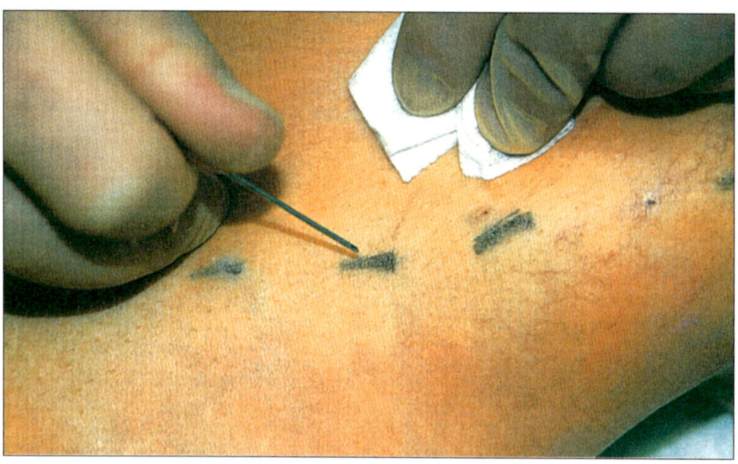

그림 7.15 후크를 이용해 정맥류를 박리 중

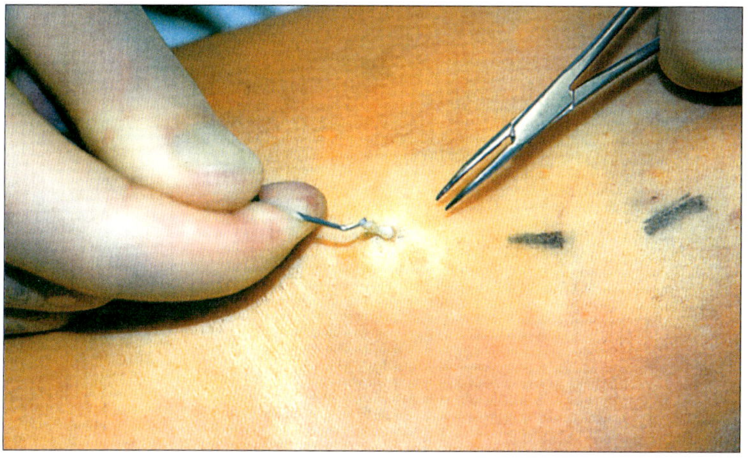

그림 7.16 후크의 끝으로 정맥류를 적출하는 중 ; 시술자의 왼손은 mosquito forcep을 들고 정맥류를 잡을 준비를 하고 있다.

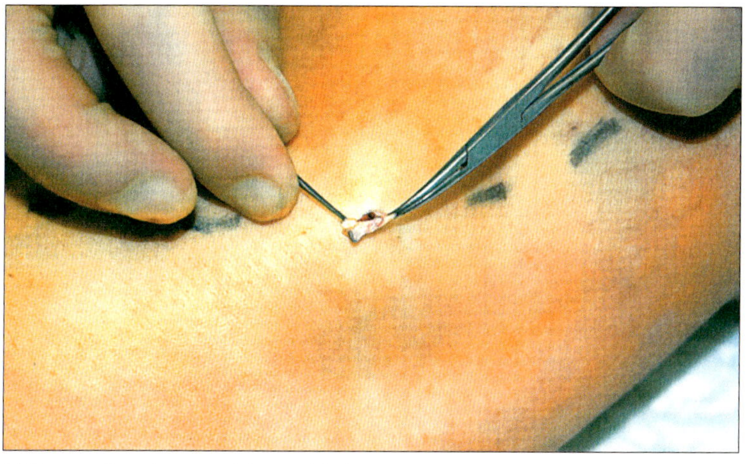

그림 7.16 후크의 끝으로 정맥류를 적출하는 중 : 왼손의 mosquito forcep으로 적출된 정맥류를 잡았다.

드레싱

과산화수소로 시술부위를 세척한 후 흡수성 좋은 깨끗한 드레싱을 이용해 덮어 준다. 이후 tubular knit stocking을 착용한다(그림 7.19). 발가락 관절부터 시술 부위 근처까지 탄력 붕대를 이용해 단단하게 감아주어 압박을 가한다. 압박 양말이나 다른 붕대를 이용할 수도 있다(그림 7.20).

수술 후 통증은 드물다. 환자는 보통 시술 후 바로 압박붕대를 착용하고 바로 움직일 수 있기 때문에 따로 예방적인 항응고제 투여는 하지 않는다.

출혈 위험이 클 경우 선택적 압박요법(selective compression)을 할 수도 있다. 둥글게 만 패드를 제거된 정맥의 주행 경로를 따라 대어준다.

붕대를 감기 전에 솜뭉치(cotton ball)와 같은 충전재를 복사뼈(malleoli), 복사뒤 고랑(retromalleolar gutter) 및 오금다리(popliteal fossa)에 채워줄 수도 있다.

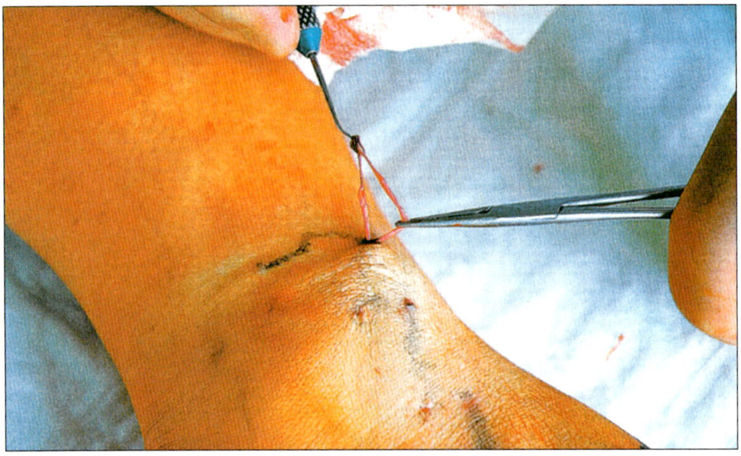

그림 7.18 후크와 mosquito forcep을 이용해 적출하는 모습. 점점 다른 절개 부위로 적출을 진행하면서 정맥류를 차츰 제거할 수 있다.

드레싱은 시술 직후에는 반드시 단단하게 해주어야 하며, 밤에는 느슨하게, 다음날 아침에는 다시 단단하게 유지시켜야 한다.

시술 후의 절차

시술 후에 다음과 같은 지시를 기록한 종이를 환자에게 주고 교육시키는 것이 좋다(Box 7.7).

1. 시술 후 바로 걷기 시작하고 일상생활 활동으로 돌아가도 됩니다.
2. 시술 당일에는 시술에 대한 걱정, 심부 신경의 마취로 인한 발 및 하지 근육의 일시적인 마비, 드물지만 시술 후 의식저하 등의 문제가

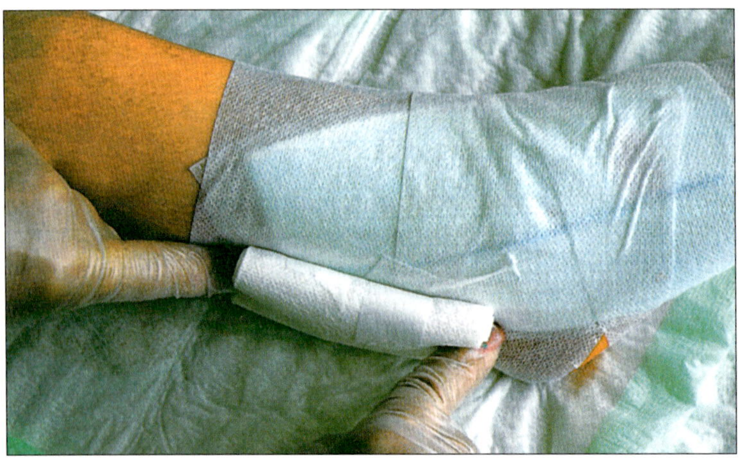

그림 7.19 흡수성 드레싱을 하고 접착 패드로 고정 시킨 후 tublular knit stocking을 착용 시킨 모습

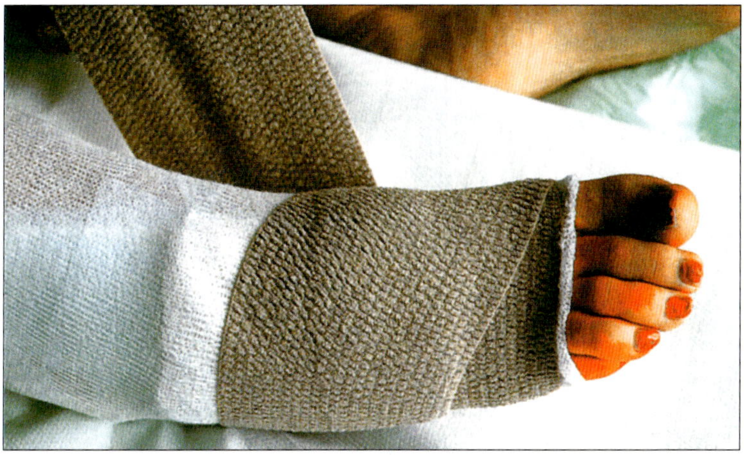

그림 7.20 단단한 압박 붕대를 발가락 관절에서 수술 부위 근처까지 감아주는 모습

생길 수 있으므로 운전을 하지 않는 것이 좋습니다. 일을 쉬실 필요는 없습니다.

3. 통증은 적습니다. 특히 튜메선트 마취 시에는 더욱 그러합니다.
4. 드레싱은 48시간 후에 교체합니다(그림 7.21). 이후에는 아침부터 밤까지 3주 동안 Class II 압박스타킹이나 붕대를 착용하면 됩니다.
5. 시술 후 나흘 째 되는 날부터 간단한 샤워를 해도 됩니다.
6. 미세한 홍반이 사라지기 전까지는 태양에 수술부를 노출해서는 안됩니다.
7. 시술 후 몇 주가 지나야 그 효과가 잘 나타납니다(그림 7.22).

문제해결

시술 시 기술적인 문제는 다음과 연관이 되어 있다.

(1) 정맥류의 크기, 특히 미세한 망상 정맥류의 경우 문제. (2) 정맥의 경도와 형태, 이전의 혈전증이나 경화요법을 시행했던 경우에 생기는 섬유화와 유착 및 노인에서의 연약한 정맥. (3) 부정맥의 위치, 넙다리 표면이나 오금다리(popliteal fossa), 무릎앞(prepatellar) 구역, 발목과 발등 등의 부위 (4) 환자 비만, 특히 넙다리 쪽에 환부일 때 이러한 어려움을 극복하기 위해서는 많은 훈련과 경험, 주의 깊은 고려가 필요하다.

환자를 위한 시술 후 지시사항 기록지

시술 후 지시사항

통원 정맥절제술은 환자가 잘 견디어 낼 수 있는 작은 시술이다. 의사의 시술실에서 할 수 있다. 오직 질병에 걸린 정맥을 마취하면 된다(정맥류를 따라 주입). 시술은 작은 절개를 통한 정맥류를 제거하면 되는데 아주 작은 흉터가 몇 달 지속된다. 제거한 정맥류는 재발하지 않으나 현재의 치료와 무관하게 다른 정맥류로 발전할 가능성이 있다. 이들 정맥류 역시 필요하다면 외과적으로 제거할 수 있다. 시술은 외래 환자 세팅에서 이루어지며 병가를 내거나 일상 생활의 방해는 없다.

시술 당일 주의 사항

- 수술 며칠 전에 다리의 털을 면도한다.
- 시술 전 직전에 마지막 목욕이나 샤워를 해라. 4일 동안 다리를 씻을 수 없기 때문이다.
- 시술 전날이나 당일 아침에 크림이나 연고를 다리에 적용하지 말라.
- 충분하게 넓은 신발을 신어라. 압박붕대는 발가락 끝부터 착용한다. 그러면 그 부위가 꽉 조일 것이다.
- 어떤 경우에는 살균하는 동안 속옷이 더러워진다. 할 수 있다면 쉽게 세탁할 수 있는 속옷을 입고, 별도 속옷을 가져가라.
- 시술 후에 운전을 하지 말라. 다른 사람이 운전을 하게 하거나 대중교통을 이용하라.
- 마지막으로 국소 마취와 시술을 잘 참을 만하기 때문에 긴장을 풀고 내원하라. 내원 전에 아침을 먹는 것이 좋다.

시술 후

- 시술 후 그리고 다음 날까지 많이 걷고 움직이는 것이 중요하다. 이것이 정맥 합병증을 예방하는 가장 최선이면서 가장 자연스런 방법이다. 이것이 이 테크닉의 장점이다.
- 시술 후 48시간 동안 밤낮으로 압박붕대를 해야 한다. 밤에는 압박붕대를 느슨하게 하고, 오전에는 단단하게 해야 한다.
- 24시간이나 48시간 후 의사의 진료실에서 드레싱을 바꿔야 한다.
- 환자는 아침에 일어나 밤에 침대에 들기까지 하루 종일 압박붕대나 정맥류 스타킹을 24일 동안 착용할 것이다. 탄력성 압박대(정맥류 스타킹이나 신축성 붕대)를 착용하는 것이 기본이다. 밤에는 간단히 다리를 (침대의 다리 아래 받침) 올려라.
- 수술 4일 후에는 간단히 샤워를 할 수 있다.

Box 7.7 환자를 위한 시술 후 지시사항 기록지

부작용

적절하지 못한 환자 선택은 시술 후 재발이나, 소위 신-모세혈관확장증(neo-telangiectasias)이라 불리는 모세혈관확장성 매팅(telangiectatic matting) 등이 발생하는 나쁜 결과를 낳는다. 후자의 경우 특히 정맥의 역류가 교정되지 않았을 경우에 잘 생긴다.

시술 시행 자체의 기술이나 압박 요령이 떨어질 경우에는 혈종 및 붕대 유발성(bandage induced) 부종, 흉터와 매팅(matting)을 유발 할 수 있다. 출혈이나 혈종, 일시적인 색소침착증이나 매팅(matting)은 드물지 않게 일어난다. 이것들은 물론 바람직한 것은 아니지만 시술 후 부작용이 아닌 전형적인 현상으로 보아야 한다.

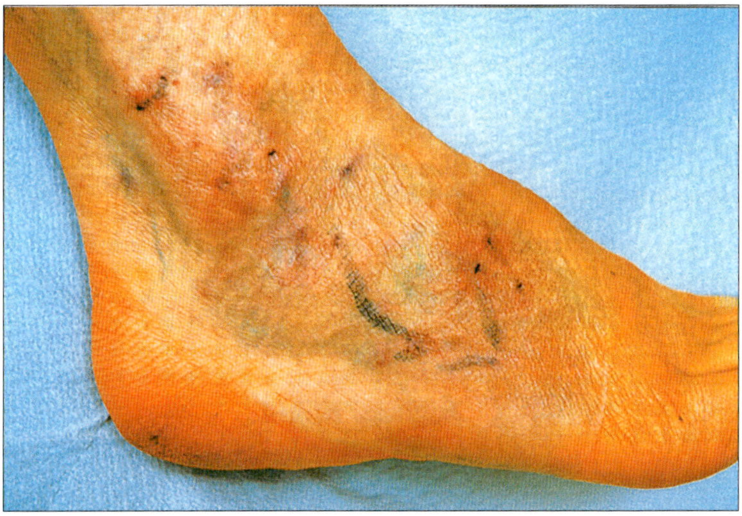

그림 7.21 시술 후 48시간이 지나 드레싱을 교체할 때의 모습. 혈종이 많이 감소하였다.

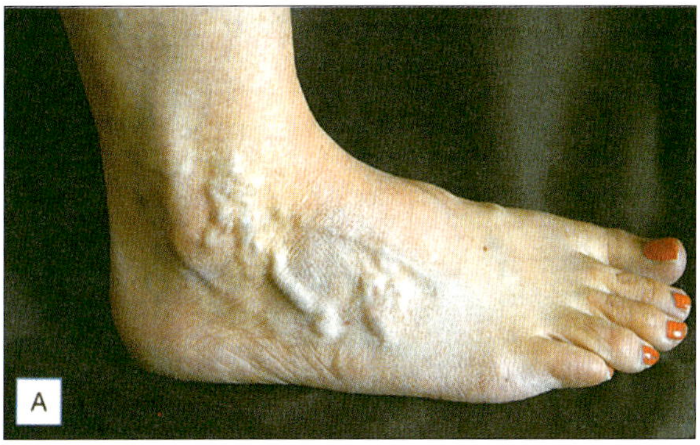

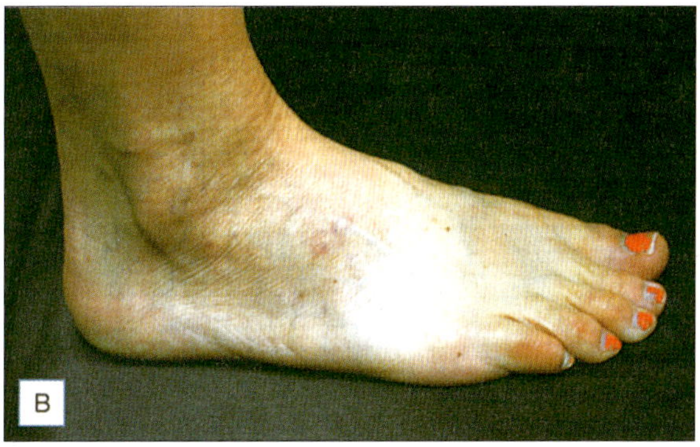

그림 7.21 (A) 시술 전 발등의 정맥류 망. (B) 시술 후 6주

합병증

합병증은 대부분 일과성이며 약하다(Box 7.8). 신-모세혈관확장증(telangiectatis matting)은 압박 시에는 사라지며, 경화요법이나 정맥절제술 실시 후에 드물지 않게 일어난다. 이러한 매팅은 몇 달 후 사라지거나 지속될 수 있다. 추가적인 경화요법이나 레이저 치료를 통해 이를 줄이는 것이 가능하다. 몇몇 케이스에서는 작은 천공지(small perforator)가 근처에 잔존하기 때문에 생기는 경우도 있으며 이것은 정맥절제술을 하여 해결 할 수 있다. 정맥절제술의 시행은 대체로 미용목적이 크기 때문에 합병증으로 발생하는 모세혈관확장성 매팅은 미용적으로 큰 문제가 된다.

다른 합병증은 림프성 가성낭종(주로 발목이나 pretibial, popliteal area에 발생), 그리고 일시적 혹은 지속적인 감각이상과 신경 손상 등이 있다. 상처감염, 켈로이드 형성, Koebner 현상(건선, 편평태선, 백반증),

피부염색 문신화(tattooing), 정맥염, DVT 등은 드물게 일어난다.

발등의 정맥절제술 후에는 시술 후 부종이 몇 주간 지속 될 수도 있다.

국소 마취 후 권태감이나 혈관미주신경 반응은 팽창 마취법이 등장한 후로 관찰되지 않고 있다. 마취 약제에 대한 과민 반응은 매우 드물다.

리도카인 자체에 대한 알레르기나 혹은 보존제에 대한 알레르기일 수 있다 (Parabens group). 필요할 경우 심폐소생술 장비와 산소 공급 장치 및 훈련된 인력을 배치해야 한다(Box 7.9).

어떠한 치료 과정 중에서라도 환자는 항상 발생할 수 있는 나쁜 예후와 결과 및 합병증에 대해 교육 받아야 한다 ; 이것은 특히 치료가 미용 목적으로 이루어질 때 더 중요하다.

대안적 방법들

시술이 실패하는 경우도 종종 발생하는데, 특히 정맥이 피하 깊숙이 혹은 근막 내에 존재하는 경우나 매우 작을 때, 이전에 염증이 있었던 경우에

AP의 합병증들

피부 합병증
- 물집
- 과다색소침착 또는 색소과소침착증
- 국소 감염
- 눈의 띄는 흉터
- 예외적인 합병증: 문신화(tattooing), 피부괴사, 활석(talc)에 의한 규폐증적인 육아종(silicotic granuloma), 즉 Koebner's phenomenon(건선, 백반 또는 편평태선)

혈관 합병증
- 수술 후 출혈
- 혈종
- 신모세혈관증(매팅)
- 임파성 조직내낭포(lymphatic pseudocyte), 림프루(lymphorrhea)
- 수술 후 홍반(발등)
- 표면 정맥염
- 심부 정맥혈전증

신경학상의 합병증
- 감각신경에 대한 일시적 또는 한정적인 손상
- 채택되지 않은 압박으로 나타나는 발목증후군(tarsus syndrome)
- 신경종

일반적인 합병증
- 실신
- 마취에 대한 알러지

Box 7.8 AP의 합병증들

실패하는 경우가 많다. AP 시행이 힘들 때는 보통 일차적으로 초음파 유도 경화요법을 사용한다. 환자가 외과적 시술을 받기 싫어할 때도 이용한다.

특별한 적응증

모세혈관확장증의 소파술

모세혈관확장증 치료법은 매우 실망스러운 편이다. AP를 통해 영양정맥(feeding vein)을 제거하거나 경화요법을 이용하여 재발을 막아야 한다.

불행하게도 영양정맥은 쉽게 발견하기 어려우며 이를 발견하기 위해서는 투과조명법을 이용해야 한다. 큰 모세혈관확장증은 blue Ramlet's hook의 예리한 부분(sharp harpoon)을 이용해 피하 소파술을 하여 제거할 수 있다 (그림 7.23). 남는 잔여물은 작은 절개를 넣어 적출해낸다.

이 테크닉은 아직 널리 이용되는 방법은 아니지만, 시행 경험이 많다면 어려운 케이스에서도 좋은 결과를 얻을 수 있다.

표면 혈전정맥염 (Superficial thrombophlebitis)

표면 혈전정맥염을 즉각적으로 치료하기 위해 정맥절제술을 이용할 수 있다. 혈관내 응혈을 노출 시키고(그림 7.24) 동 절개 부위를 통해 정맥 분지를 적출해 낸다. 이렇게 하면 한번에 정맥을 제거할 수 있고 환자는 거의 즉시 불편이 해소된다.

현재 논의되고 있는 새로운 치료 기술들

초음파유도하 정맥절제술 (Echo-guided phlebectomy)

상대적으로 접근이 어려운 정맥(주로 넙다리 쪽)을 초음파를 이용해 발견하고 후크로 제거한다. 초음파유도 경화요법과 비슷한 방법이다.

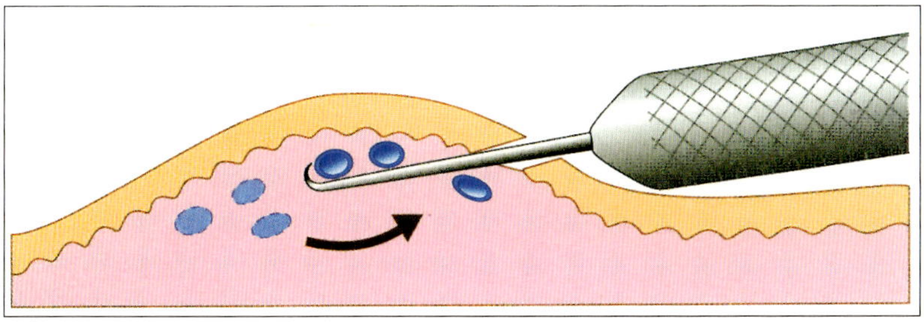

그림 7.23 Ramelet's blue hook를 가지고 모세혈관확장증을 제거하는 모습

key components of resuscitation equipment

- Epinephrine
- Diphenhydramine
- Solumedrol
- Diazepam
- Intubation kit[a]
- Oxygen
- Ambu bag
- Ringer's or saline solution
- Defibrillator[a]

[a]The interest of these devices in an office is debatable. they are useless if the practitioner has not been well trained in resuscitation. note also that this list varies according to local customs, distance to emergency rooms, etc. and it should not be forgotten that accidents are merely inexistent when performing ap in one office. it is more important to know whom to call in case of emergency!

Box 7.9 key components of resuscitation equipment

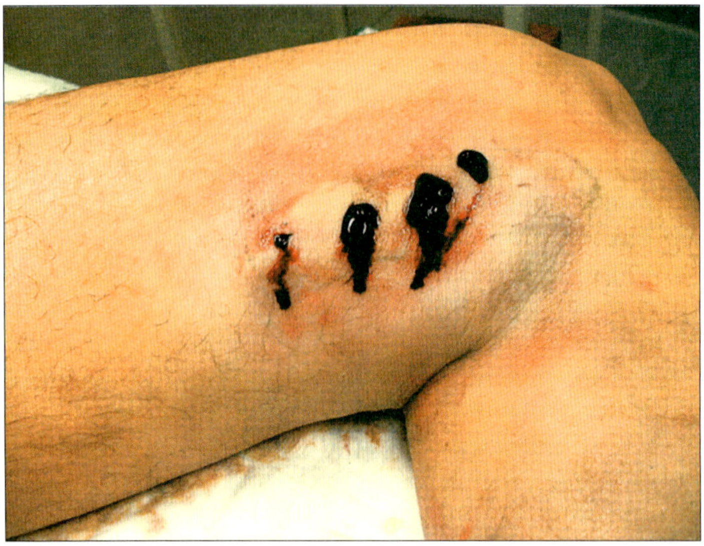

그림 7.24 GSV의 정맥류염. 국소 마취 후에 절개를 넣어 혈전을 노출 시킨다. 활동성 (fresh) 정맥류염이 있는 경우, 정맥류에 대해 정맥절제술을 실시하면 동시에 혈전도 제거된다.

투과조명하 정맥절제술 (Transillumination-powered phlebectomy)

원주 형태의 회전 칼날이 들어간 일회용 삽입관을 피하에 넣고 정맥류를 흡착한 후 절제하는 방법이다. 이 방법은 고가의 일회성 장비를 사용하는 시술이다. 부작용이 흔하게 일어나는 편이며 아직 이 시술의 가능성은 아직 문제가 있다.

다른 부위의 정맥들

하지 부위를 제외한 통원정맥절제술도 가능하다. 확장된 눈주위(preiorbital), 관자(temporal) 혹은 이마(frontal) 정맥망도 치료할 수 있다. 복부의 확장된 정맥을 AP도 시행할 수 있다(DVT 가능성이 떨어지는 정맥의 경우).

마지막으로 상지의 확장 정맥, 손등, 음경의 정맥도 AP로 제거할 수 있다. 그러나 단순히 미용적인 목적만으로 정상 정맥을 제거하는 것은 여전히 논란이 되고 있다.

후크의 다른 활용법

Ramlet의 후크는 Norplant와 같은 이식된 약물 투입 장치를 최소한의 반흔으로 제거할 수 있다. 정맥 생검술도 간단하게 할 수 있다.

참고문헌

Olivencia JA 2000 Complications of ambulatory phlebectomy: a review of 4000 consecutive cases. American Journal of Cosmetic Surgery 17:161–165

Olivencia JA 2003 Minimally invasive vein surgery. Techniques in Vascular Interventional Radiology 6:121–124

Olivencia JA 2004 Ambulatory phlebectomy turned 2400 years old. Dermatologic Surgery 30:704–708

Ramelet AA 1997 Complications of ambulatory phlebectomy. Dermatologic Surgery 23:947–954

Ramelet AA 1999 Télangiectasie: indications de la phlébectomie. Acta Médecine Interne et Angiologie 15:38–42

Ramelet AA 2002 Phlebectomy – cosmetic indications. Journal of Cosmetic Dermatology 1:13–19

Ramelet AA 2004 La phlébectomie selon Muller, description de la technique sous sa forme actuelle. Phlébologie 57:309–317

Roos KP de, Nieman FHM, Neumann HAM 2003 Ambulatory phlebectomy versus compression therapy: results of a randomized controlled trial. Dermatologic Surgery 29:221–226

Weiss RA, Ramelet AA 2002 Varicose veins treated with ambulatory phlebectomy. Emedecine Journal 3:748 http://www.emedicine.com/derm/topic748.htm

Weiss RA, Ramelet AA 2002 Removal of blue periocular lower eyelid veins by ambulatory phlebectomy. Dermatologic Surgery 28:43–45

8 정맥내 절제술
Endovenous Ablation

Steven E Zimmet

서론

다루어질 주제

이번 장에서는 큰두렁정맥(greater saphenous vein, GSV) 기능부전의 치료를 위한 정맥내(endovenous) 기술들, 즉 정맥내 레이저 절제술(endovenous laser ablation, EVLA)과 고주파 절제술(Radio-frequency ablation) (RFA, closure, VNUS Medical Technologies Inc, San Jose, CA)을 소개한다. 이 방법들은 레이저나 고주파 에너지를 혈관 내부로 전달해서 정맥의 섬유화를 일으킨다.

피하 GSV의 기능부전은 하지 정맥의 기능이 약한 남자의 15%, 여자의 25%에서 나타난다. GSV는 복사뼈 안쪽에서부터 서혜부(사타구니)까지 가서 대퇴동맥(femoral vein)과 두렁대퇴연결(saphenofemoral junction, SFJ)에서 만난다. 작은두렁정맥(small saphenous vein, SSV)이나 천공지(preforator), 덧두렁정맥(accessory saphenous vein), 음부정맥(pudendal vein) 같은 다른 내부의 정맥들도 표면 정맥류의 원인이 될 수 있다는 점에 유의.

이 장은 정맥내 절제에서 매우 유용하게 쓰이는 duplex ultrasound (DUS) 검사에 대해서는 이야기하지 않는다. DUS는 (1) 기능 부전의 형태에 대한 윤곽을 잡고 (2) GSV구조를 파악하며, (3) 관(Sheath)과 레이저 섬유/고주파 카테터(catheter)를 피부를 통과시키는 과정의 유도 (4) 튜메선트 마취(tumescent anesthesia) 과정의 모니터링 (5) 추후 진찰 시 결과 확인 등에 사용된다. 또한 이 장에서는 이 부문의 역사와 진찰법, 그리고 경화치료, 최소절개수술법 등 다른 치료법에 대해서도 다루지 않는다. 이에 관한 내용은 다른 장들에서 찾아볼 수 있다.

환자 선택 (Box 8.1)

정맥내 치료를 요하는 경우로는 피부 쪽 정맥류나 피하 정맥(super-

정맥내 절제를 위한 환자의 선택

- 금기증이 없는 통원 환자
- 아래 증세가 있는 환자들: 만성 정맥부전의 증세(홍반, 피부염, 하지의 색소침착, 지질성 피부경화, 정맥 궤양, 자연적인 출혈)가 있거나 없는 팽창된 정맥류
- 다음의 증세가 있는 환자: 다리 무거움, 쑤심, 피로, 밤 중 경련, 소양증, 하지불안증
- 초음파 소견: GSV의 부전. GSV는 sheath와 catheter/fiber의 적절한 위치를 허용함에 따라 최소의 비틀림(tortuosity)을 갖는다.

Box 8.1 정맥내 절제를 위한 환자의 선택

ficial veins) 기능부전증및 합병증이 있는 외래 환자중 GSV 역류가 있는 경우를 예로 들 수 있다. 일반적인 증상으로는 하지불안증(restless legs), 하지 통증, 무기력증, 피로, 자다가 쥐나는 증상(night cramps), 가려움증 등을 들 수 있다. 피하 정맥 기능부전으로 인한 합병증에는 정맥 현전 색전증, 부종, 습진, 지질성 피부경화, 정맥성 궤양, 자연 출혈 등이 있다. 역류 현상의 제거는 만성 정맥기능부전증의 증상과 핏줄자국이 많이 개선된다. 정맥내 치료를 해서는 안되는 경우는 Box 8.2에 기재되어 있다.

정맥내 시술의 금기증

- 활동성 이식 기구(active implanted device): 고주파 절제 전에 심장병 의사와 제조사에 자문을 구하라.
- 국소 마취에 대한 알러지
- 과응고 상태
- 치료되어 할 다리의 감염
- 림프부종
- 비통원 환자
- 말초 동맥 부전
- 허약한 건강
- 임신
- 최근/ 활동성 정맥 혈전색전증
- 치료할 정맥의 혈전증 또는 유착(synechiae)
- 비틀린 GSV(fiber/catheter를 위치시키기다 어려울 수 있다).

Box 8.2 정맥내 시술의 금기증

기대효과 : 일반적인 경우

정맥내 치료법은 정맥류 제거술(stripping)에 비하여 피부에 손상을 덜 주는 방법이다. 국소 마취를 한 후 시술할 수 있으며, 항불안제를 사용할 수도 있다. 또한 시술 후 바로 퇴원이 가능하다.

EVLA는 30~60분 가량, RFA는 45~75분 정도 소요된다. 시술 시간은 치료되는 혈관의 길이, 시술자의 실력, 그리고 최소절개수술법 등의 보조적 시술들이 이뤄지는가의 여부에 의해서 결정된다. 양쪽 시술 모두에서 환자의 만족도는 매우 높은 것으로 보고되고 있다.

정맥내 시술 후의 결과로는 치료된 부분의 전체 폐색(total occlusion of the treated segment), 초기 실패(전체적 혹은 부분적인), 늦은 재소통(전체적 혹은 부분적) 등이 있다. 보통 시술 후 1년 정도는 초음파검사상으로 GSV가 나타나지 않는다.

피하부의 두렁정맥이 어떠한 방법으로 치료되었는지 하는 것과 무관하게, 잔류 정맥류를 치료하기 위해 보조적인 치료법들이 보통 필요하다. 보조 요법으로는 레이저 피부 치료법(cutaneous laser), 피부 경화요법, 최소절개 수술법 등이 있다(그림 8.1).

최근에 EVLA와 RFA의 가격표와 CPT code가 제정되었다(Box 8.3).

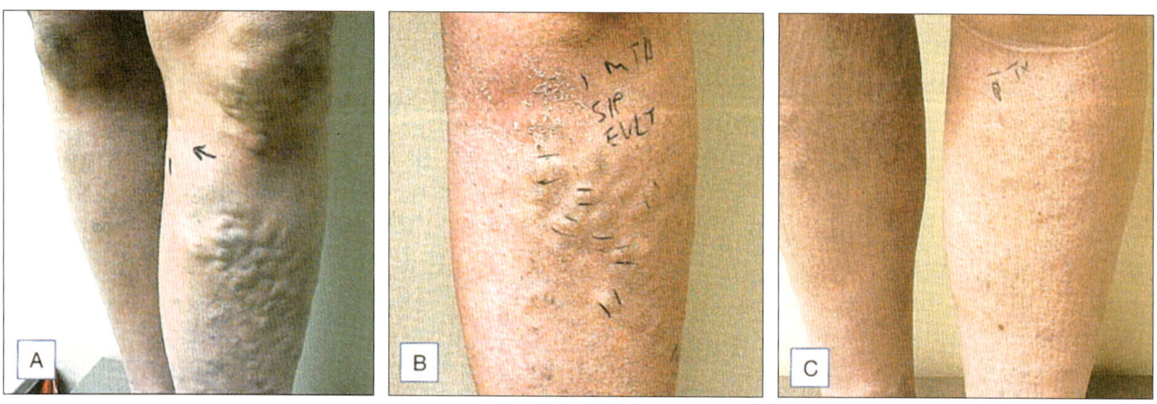

그림 8.1 정맥류 전 (A), GSV의 정맥내 레이저 후 1개월 (B) 잔여 정맥류의 경화요법 후 1개월 (C)

기대 효과: 고주파 절제법 (Radiofrequency Ablation)

RF 카테터는 전극 기구 근처의 영역으로 열을 천천히 발산한다. 피드백 제어로 가열은 85~90도 사이에서 유지되며, 이는 혈관 내피의 붕괴, 콜라겐 수축, 혈관 벽 경화 등을 일으켜 결과적으로 혈관 폐색을 일으킨다.

정맥 벽과 전극과 접촉이 잘 되는 것이 매우 중요하며, 제조사는 2~12 mm 정도 두께의 정맥을 치료하는데 RFA를 사용하기를 권장한다. 일부 숙련된 의사들은 외부 압력과 고용량 튜메선트 마취(tumescent anesthesia)를 이용하여 12 mm 이상의 직경을 가진 정맥을 치료하기도 한다. 일반적으로 90~95% 정도의 환자에게서 GSV의 일시적인 폐색이 보고된다. VNUS Medical Technologies의 자료에 따르면 1년 동안 역류가 일어나지 않은 환자들의 92%가 5년 이상 상태를 유지했다고 한다(그림 8.2).

무작위 전향 연구에 따르면 RFA 치료를 받은 환자들이 정맥제거(vein stripping) 치료를 받은 환자들보다 수술 후 회복시간이 빠르며, 일상생활로 복귀하는데 소요되는 시간도 짧으며, 더 높은 삶의 질을 누리고 있다고 한다.

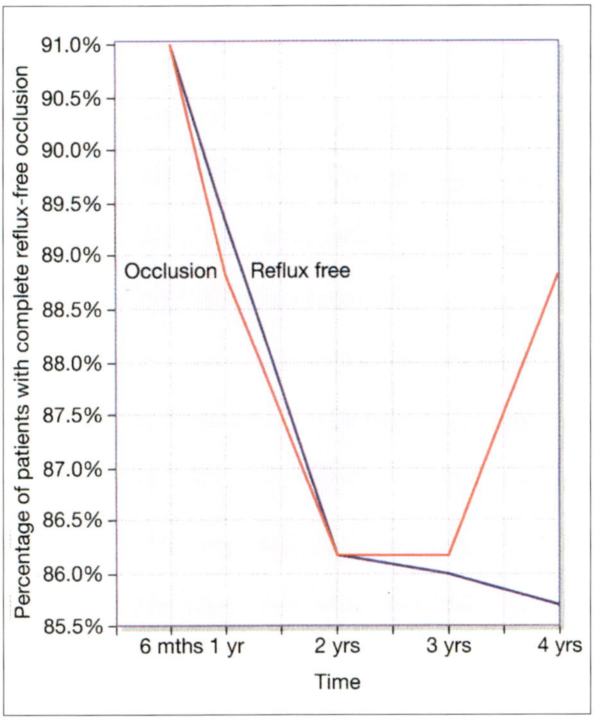

그림 8.2 VNUS Medical Technologies, Inc. 자료의 그래프. 폐색과 역류가 없는 폐색(reflux-free occlusion)을 가진 환자의 비율을 보여주고 있다.

EVLA와 RFA를 위한 CPT와 비용

CMS(Center for Medicare and Medicaid Service)는 EVLA와 RFA를 위해 AMA(American Medical Association)의 승인을 받은 새로 정한 Level 1 CPT 변제 코드에 대한 지불비용을 만들어 2005년 1월 1일 시행했다.

- 36475 모든 영상 유도 및 모니터링, 경피적인 치료, 고주파를 포함한 무능력한 정맥, 사지의 정맥내 절제술 등 1차 정맥 치료에서 의원, 병원에서 시술을 시행하는 경우 각각 전국 평균 $2216, $365를 변제한다.
- 36476 별도의 접근 부위를 통한 개별적인, 단일 사지에서 치료된 이차와 이후의 정맥 치료는 의원, 병원에서 시술을 시행하는 경우 각각 전국 평균 $434, $178을 변제한다.
- 36478 모든 영상 유도 및 모니터링, 경피적인 치료, 레이저를 포함한 무능력한 정맥, 사지의 정맥내 레이저 절제술 등 1차 정맥 치료에서 의원, 병원에서 시술을 시행하는 경우 각각 전국 평균 $2041, $365를 변제한다.
- 36479 별도의 접근 부위를 통한 개별적인, 단일 사지에서 치료된 이차와 이후의 정맥 치료는 의원, 병원에서 시술을 시행하는 경우 각각 전국 평균 $438, $178을 변제한다.

Box 8.3 EVLA와 RFA를 위한 CPT와 비용

기대 효과: 정맥내 레이저 제거술
(Endovenous Laser Ablation)

EVLA 용으로 다음의 파장이 현재 사용되고 있다.

810(DIOMED diode lasers. Diomed Inc., andover MA; Ceralas D15/810 diode laser, biotec, Inc., East Longmeadow, MA), 940(Dornier D940 diode laser system, Dornier MedTech Americas, Inc., Kennesaw, GA), 980(Ceralas D-980 nm Diode laser, AngioDynamics, Queensbury, NY), 1062 and 1320 nm(CoolTouch CTEV CoolTouch, Roseville, CA).

중국의 한 연구결과에 따르면 holminum 레이저(2078 nm)가 GSV를 폐쇄하는 데에 단기적으로 좋은 결과를 나타냈다고 한다. 정맥 벽의 손상은 레이저의 직접적인 영향과 레이저가 적은 양의 혈액을 가열해서 발생한 증기의 영향에 의해서 이루어지며, 이는 사용된 파장과는 별 관련이 없다.

후자가 EVLA 후에 발견되는 주변을 둘러싸는 균질의 손상(circumferential and homogenous injury) - 이것이 혈관의 섬유화로 이어진다 - 의 원인으로 생각된다. 1320과 1078 nm 파장의 발색단은 물이며 다른 파장들은 주로 헤모글로빈을 노린다.

모의 보고서에 따르면 1320 nm 레이저를 사용할 경우에 멍이나 염증이 적을 것이라고 한다. 그러나 1320 nm 파장의 안정성과 단기적 효력에 대한 믿음을 뒷받침할만한 데이터는 부족하다(오직 3명의 환자들만이 1년 가량 연구됐으며 그 이상의 기간의 효력에 관한 데이터는 없다). 이 시점에서는 다양 파장에 따른 차이는 크지 않은 것으로 추정된다. 810 nm와 940 nm 에 관한 초기 자료에 따르면 70 J/cm 이상의 에너지로 시술받은 경우 실패는 대단히 드물다고 추측할 수 있다.

14W의 출력으로 초당 2 mm 이동시키면 70 J/cm 정도의 에너지를 혈관에 전달한다. 시술 후 6~12개월 정도 후에 초음파검사상 혈관 폐색이면 일단 단기적 성공이라 규정하며, 이는 90~100%에 이르는 것으로 보고됐다. 810 nm 로 시술하고 2년 후에 관찰된 499명의 환자 자료에 따르면 재발률은 7% 미만이었고, 3년 후에 관찰된 40명에서는 추가적인 재발이 없었다.

RFA와 마찬가지로, 6개월 정도 후에 혈관이 막혀있다면 재발할 가능성은 매우 낮다고 볼 수 있다. EVLA 시술을 받은 환자들의 삶의 질이 수술(surgery)을 받은 환자들의 삶의 질보다 낫다는 레벨 4 증거(case series에 의한 결과)가 있다.

정맥내 시술에 필요한 기술

- 정맥 해부학, 질병, 생리학, 병리생리학에 대한 지식
- 규제된 기술을 수행할 수 있는 능력과 체력
- 정맥 진단, 지도화(mapping), 경피적 접근, 수술 중 관찰, 추적 평가를 위한 DUS 수행 능력
- 유효한 치료 선택, 위험, 이득 그리고 금기에 대한 지식
- 정맥내 레이저/RF 절제을 하기 위한 지식 및 기술
- 적절한 수술 후 관리에 대한 지식
- 경화요법, 초음파 유도하 경화요법, 통원 정맥절제술과 같은 보조적 시술을 수행할 수 있는 지식과 기술
- 잠재적 합병증에 대한 이해도, 예방과 인지, 관리법

Box 8.4 정맥내 시술에 필요한 기술

필요한 기술

정맥내 시술을 하기 위해 의료진이 갖춰야 할 지식과 기술들은 Box 8.4에 정리되어 있다.

치료 전략에 대한 개관

치료적 접근

적절한 병력조사, 신체검사와 진단이 DUS으로 이루어진 후에야 국소적 치료 계획을 짤 수 있다. GSV 기능부전에 대한 고전적인 치료법은 결찰수술(surgical ligation)이나 제거술(stripping)이다. 대안 치료법으로 EVLA, RFA 와 초음파 유도 경화요법 등이 있다.

주 결정요소

ELVA와 RFA는 결찰이나 제거술에 비해 손상을 덜 주며 국소 마취와 무절제 시술 후 바로 퇴원이 가능하다. 결찰, 제거술 후의 주 재발 원인으로 지목되는 신생혈관증식(neovascularization) 역시 일반적으로 훨씬 적은 것으로 보인다. 이것은 아마 연결부의 피 흐름을 방해하지 않기 때문인 것으로 추측되고 있다. 정맥내 시술의 총 비용(시술비 + 사회적 비용)은 수술할 때의 총비용과 비슷하거나 더 적은 것으로 나타난다. 이 기술들은 빠른 속도로 정착되고 있으며 미국에서는 이미 기존의 방법(결착술, 제거술)보다 더 많이 사용되고 있는 것 같다.

EVLA와 RFA는 모두 두렁정맥 기능부전증에 대한 효과적인 치료법으로 보인다. 두 가지중 EVLA의 장점으로는 빠른 시술시간과 적은 시술준비 비용이며, 단점은 수술 직후의 통증이나 붓기 등이 RFA에 비해 다소 심하다는 점이다. 양 기술은 현대 계속 발전되고 있으며, 이는 앞으로의 결과가 더욱 좋아질 것임을 암시한다. 양 기술 모두 튜메선트 마취(tumescent anesthesia)와 함께 사용될 때 낮은 합병증 발병률을 보인다. 피하두렁정맥 역류에 대한 새로이 떠오르고 있는 치료법으로는 거품상태의 경화제를 초음파를 이용해 전달하는 방법이다.

공기나 CO_2 등을 액체상태의 경화제와 섞어서 만든 기포상태의 경화제는 액체상태일 때보다 효과가 4배가량 더 강하다고 추측된다. 초기 결과는 이것이 유용한 치료법이 될 수도 있음을 암시한다. 이 방법은 싸고 빠르며 단기 결과와 중기 결과가 80% 가량의 성공률을 보이고 있기 때문이다.

거품에는 여러 가지 다양한 요소들이 있다(주입되는 기체의 종류와 양, 기포를 만드는 방법, 경화제의 농도와 종류, 주입하는 양 등). 거품 경화요법은 다른 방법에 비해 심부정맥혈전증(DVT)을 유발할 가능성이 높으므

정맥류 환자에게 얻어야 하는 정보 목록

- 일반적인 의학 병력
- 현재의 투약/치료
- 임신 또는 수유의 경우
- 약물 알러지
- 하지 정맥의 시작과 경로
- 주목할 만한 하지 정맥의 종류: 거미정맥, 돌출정맥, 복부정맥, 골반정맥
- 증세:쑤심, 무거움, 통증, 경련, 하지불안, 소양증, 다리 피로, 기타 증세들
- 증세를 악화시키는 요인들: 서서 있기, 앉아 있기, 생리, 열, 하루의 끝 무렵, 기타 증세들
- 증세를 개선시키는 요인들: 압박 스타킹, 다리 올리기, 운동, 다른 요인들
- 정맥 질병의 합병증: 홍반, 정맥 혈전색전증(언제, 무엇을, 어떻게 치료했나), 자연 출혈, 색소침착, 지질성 피부경화, 정맥 궤양
- 현재 및 과거 정맥 치료와 결과: 압박, 경화요법(지질성 및 거품), 피부 레이저, 통원 정맥절제술, 초음파 유도하 경화요법, 정맥내 시술, stripping/stab 박리, 항응고
- 진단 테스트: DUS 시험(언제, 무슨 목적으로, 결과)
- 통원의 어려움(신체적 한계, 통원 계획 등)
- 거미정맥/정맥류, 궤양, 정맥 혈전색전증의 가족 병력

Box 8.5 정맥류 환자에게 얻어야 하는 정보 목록

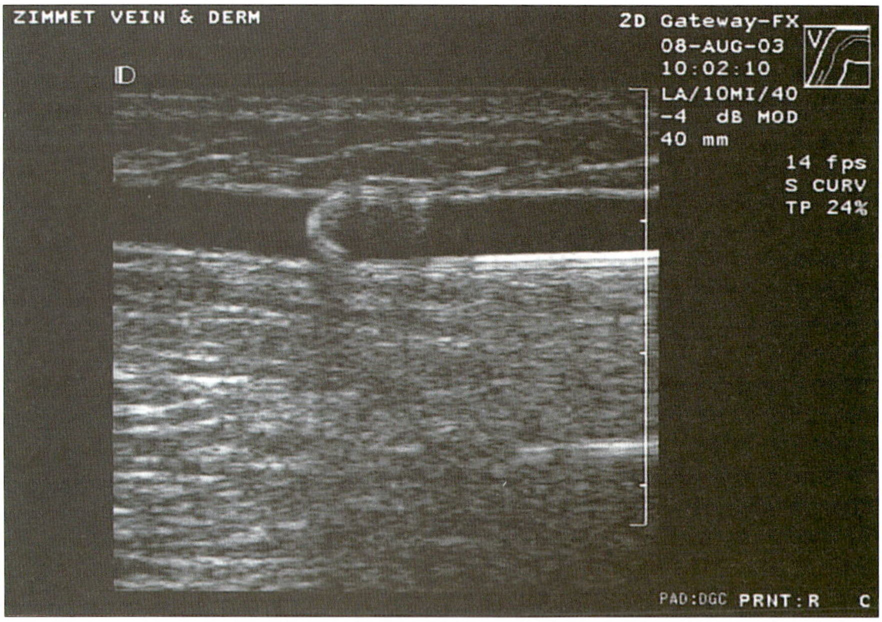

그림 8.3 GSV에 있는 J-tipped guidwire의 초음파 영상

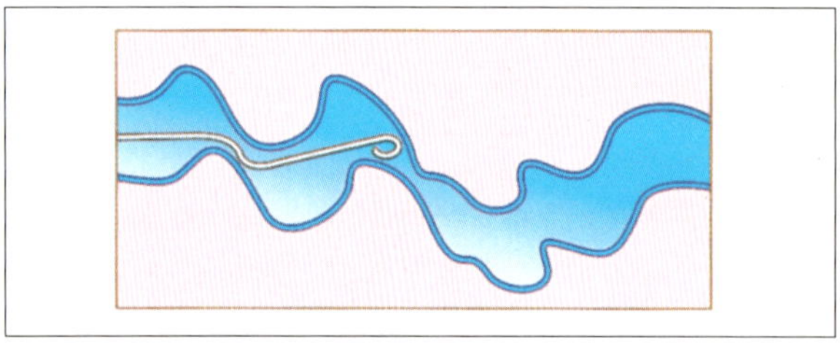

그림 8.4 사행정맥(tortuous vein)을 가로지를 수 없는 J-tipped guidwire

로 이 위험을 줄이기 위해 정확한 시술이 요구된다. 현재까지 보고된 거품 경화요법의 다른 부작용에는 시각과 신경계에 대한 영향도 있다.

아직까지는 시각과 신경계에 장기적인 영향을 끼쳤다는 보고는 없다. 추가적인 연구와 경험은 새로이 떠오르고 있는 이 치료법의 위험과 장기적인 효과를 차후에 더 잘 알 수 있게 해줄 것이다.

환자 상담

환자에게서 얻어내야 할 정보의 목록을 Box 8.5에서 확인할 수 있다.

시술 기술

환자

정맥내 시술은 외래 환자가 GSV의 기능부전이 있고 이에 의한 피하부의 정맥류나 정맥 질환/증세를 보이는 경우에 사용된다. 사용해서는 안되는 경우는 Box 8.2에 등재되어 있다.

장비

EVLA 와 RFA에 공통적으로 쓰이는 장비들이 몇 가지 있다. 전원선, DUS, 무균 가운, 장갑, 마스크, 드레이프, 거즈, 줄자, 초음파용젤, 초음파 프로브와 커버, 소독약, 국소마취제, 11호 blade, 18~19게이지 주사관(entry 용), 21게이지 spinal needle(tumescent anesthesia 투여용), 주사기, introducer sheath 셋(예, sheath, dilator, 0.035 in J-tipped guidewire), 압박용 붕대/스타킹. 작은 정맥에 시술할 때는 Micropuncture kit도 유용하다.

Benefit/cost analysis of endovenous procedures done in-office

Cost assumptions	
Laser 1	$30,000
Laser 1	$70,000
RF generator	$30,000
EVLA disposables (per case)	$325
RFA disposables (per case)	$825
EVLA facility/staff costs (per case)	$150
RFA facility/staff costs (per case)	$175
Income assumptions	
Laser 1	$2041
Laser 1	$2041
RFA	$2216
Benefit/cost ratio (50 cases annually)	
Laser 1	3.43
Laser 1	2.70
RFA	1.98
Benefit/cost ratio (100 cases annually)	
Laser 1	3.82
Laser 1	3.32
RFA	2.09

The cost of the laser/radiofrequency generator, disposables and facility/staff are estimates. straight-line depreciation over a 5-year term is assumed for the capital expenditures. the income assumptions use the national average the centers for medicare and medicaid services have established for EVLA and RFA to treat a single vein. this benefit/cost analysis is from the standpoint of the physician's practice.

Box 8.6 benefit/cost analysis of endovenous procedures done in-office

정맥내 절제술에서 튜메선트 마취의 마취의 이점

- 마취
- 열 감소. 이것으로 인해 정맥 주위 조직의 최고 온도가 낮아진다.
- 정맥 압박. 이것으로 인해 정맥 벽의 치료 효과가 극대화 된다.

Box 8.7 정맥내 절제술에서 튜메선트 마취의 이점

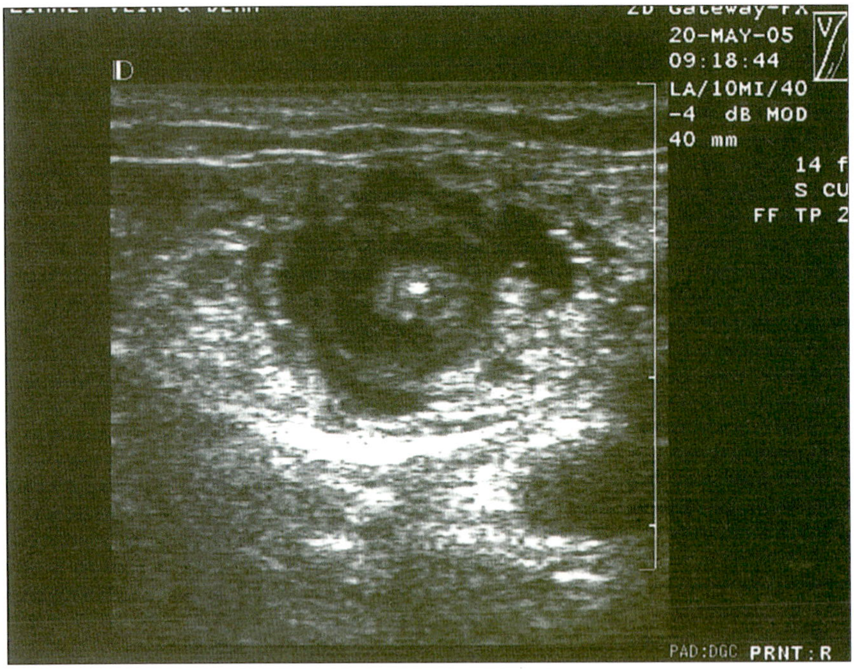

그림 8.5 GSV를 둘러싼 튜메선트 마취 용액. 사진 중앙에서 sheath/fiber가 밝은 하얀 영상으로 보인다.

EVLA 시에 사용되는 추가 기자재로는 레이저와 무균 레이저 섬유이며 RFA에 쓰이는 기계는 VNUS 고주파 생성기, RF카테터(6Fr 내지는 8Fr), 헤파린(heparinized) 첨가 식염수, intravenous access set, pole, pressure bag 등이다. 6Fr 카테터는 8 mm까지 확장되며 8Fr 카테터는 12mm까지 확장된다. 유도철사 A 0.025는 카테터가 잘 진입을 못할 때 사용하면 유용하다(그림 8.3, 8.4).

고무 Esmark(Curin Laboratories, Monrovia, CA)나 기타 밴드류도 수술 중에 사용될 수 있다. EVLA와 RFA 제조사는 필요한 대부분의 자제가 포함된 킷을 판매한다.

레이저 기계 구입비용은 $30,000~$70,000가량 하며 1회용품이 시술 당 $325정도 든다. VNUS RF 생성기는 $30,000정도로 더 싸지만 1회용품이 시술 당 $825로 더 비싸다. 수익성 조사표는 Box 8.6에 있다.

튜메선트 마취 (tumescent anesthesia)

EVLA와 RFA는 탄산수소나트륨(sodium bicarbonate)로 완충한(buffer) 리도카인과 에피네프린의 희석액을 다량 사용하여 국소 마취한 상태에서 진행해야 한다(Lidocaine 0.1%, epinephrine 1:1000000 희석액 200~400 ml 가량). 이것은 직접(manually) 전달될 수도 있고 주입 펌프(infusion pump)를 이용하여 전달될 수 도 있으며, 마취 완료 시 시술

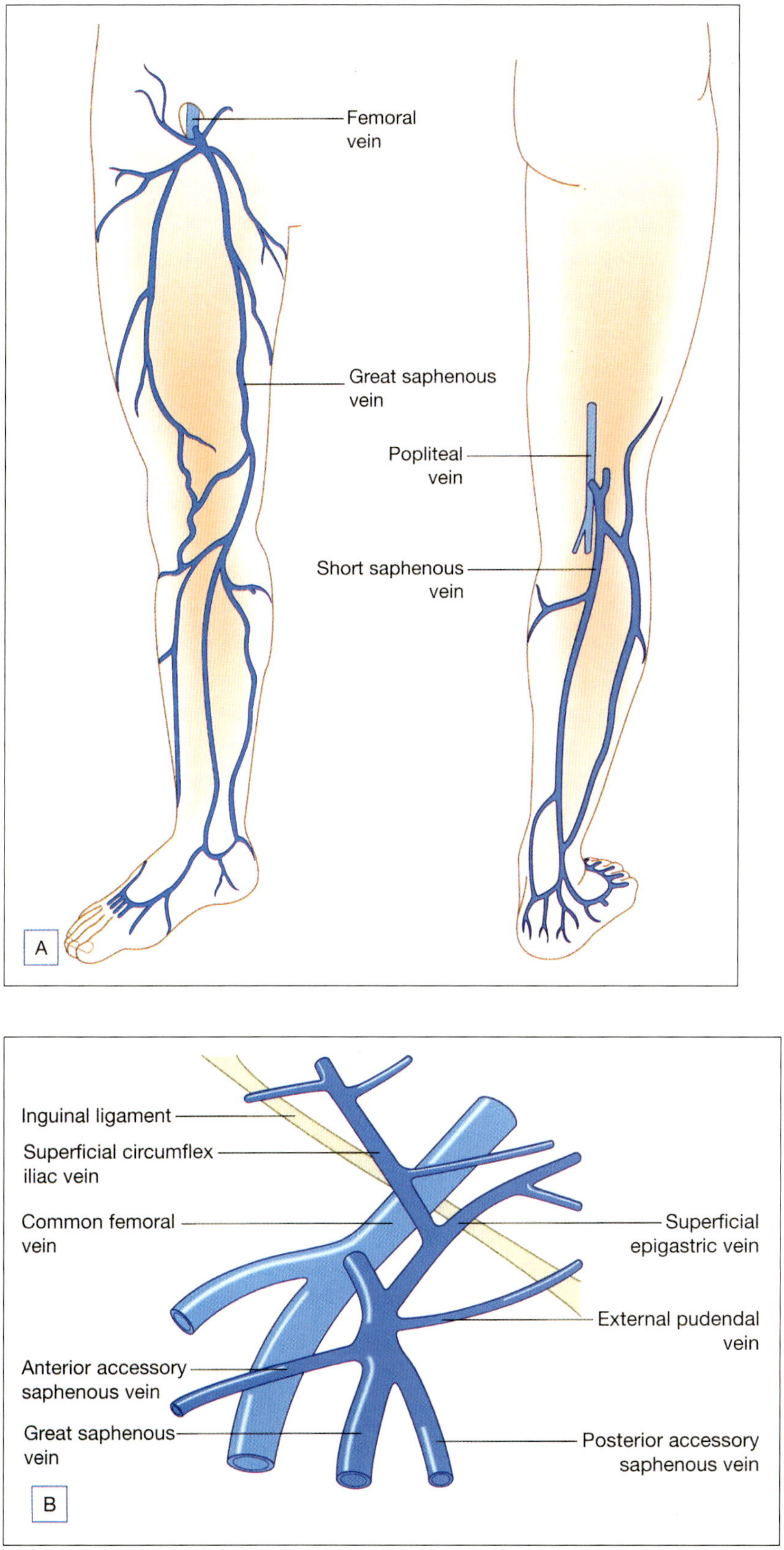

그림 8.6 (A)GSV와 SSV (B) 오른쪽 두렁대퇴부이음부의 해부도: AL=anterolateral tributary, FV=fermoral vein, IL=inguinal ligament, GSV=great saphenous vein, PM=posteromedial tributary, SCI=superficial circumflex iliac vein, SE=superficial epigastric vein, EP=external pudendal vein, Pentti Rautio의 그림에서 변형시킨 것임.

할 정맥의 주위가 완전히 마취액으로 뒤덮어야 한다(그림 8.5).

튜메선트 마취의 장점은 Box 8.7에 설명되어 있다. 마취를 할 때 리도카인의 안전한 최대 투여량이 얼마까지인지는 잘 연구되지 않았지만, 35 mg/kg이 적당한 선으로 추정된다. 지방흡입술에서의 튜메선트 마취는 대단히 안전한 것으로 추정되는 반면, cytochrome p450 pathway를 통해 대사되는 다른 약을 동시에 사용하고 있는 환자의 경우에는 리도카인의 제거속도가 조금 느려짐으로 투여량 조절이 필요하다.

추가적인 정보는 http://www.liposuction.com/pharmacology/drug_interact.php를 참조.

시술 원리

EVLA 와 RFA 양쪽에서 공통된 과정은 다음과 같다.

1. 필요한 사전 진단, 검사 등을 한 후 환자에게 내용을 알리고 위험, 이득, 대안 등에 대해 알리고 동의를 구한다.
2. DUS 지도화(mapping)을 통해 시술이 필요한 피하 정맥의 위치를 파악하고, SFJ와 주사기 투입위치(access site)를 표시한다.
3. 시술 장비들을 준비한다.
4. 무균 환경을 만들고 시술할 다리를 드레핑(draping) 한다.
5. DUS 로 투입위치를 본다.
6. 투입위치를 국소마취한다.
7. 19게이지 주사관을 초음파유도로 GSV로 삽입한다. GSV가 직경 4mm 이하일 경우에는 미세한 구멍(micropuncture)을 사용한다.
8. 0.035 in J tipped guidewire를 주사관을 통해 정맥 안으로 삽입한다.
9. 초음파 검사로 잘 위치했는지 확인한다.
10. 주사관을 제거하고 introducer sheath와 확장기(dilator)를 와이어에 놓는다. sheath가 피부를 통과해 들어가도록 필요하다면 피부를 조금 절개하도록 한다. sheath가 정맥 안에 잘 들어갔는지 초음파검사로 확인한다.
11. RFA 시: sheath를 끝까지 집어넣는다(6Fr은 1 cm 8Fr은 11 cm).
    EVLA 시: sheath를 SFJ의 1 cm 아래쪽에 위치시킨다.
12. 와이어, dilator 순으로 제거한다. sheath에 연결된 주사기를 빨아들여 정맥환류(venous return)가 있는지 확인한다.

EVLA에 대한 추가적인 단계는 다음과 같다.

1. 수술실에 있는 모든 사람들에게 보안경을 쓰게 하고 기타 적절한 레이저 관련 안전 조치를 취한다.
2. 레이저 섬유(laser fiber)를 레이저에 연결하고 세팅을 확인한다. 권장 세팅을 다양하지만, 70 J/cm의 에너지를 전달하는데 초점을 둔

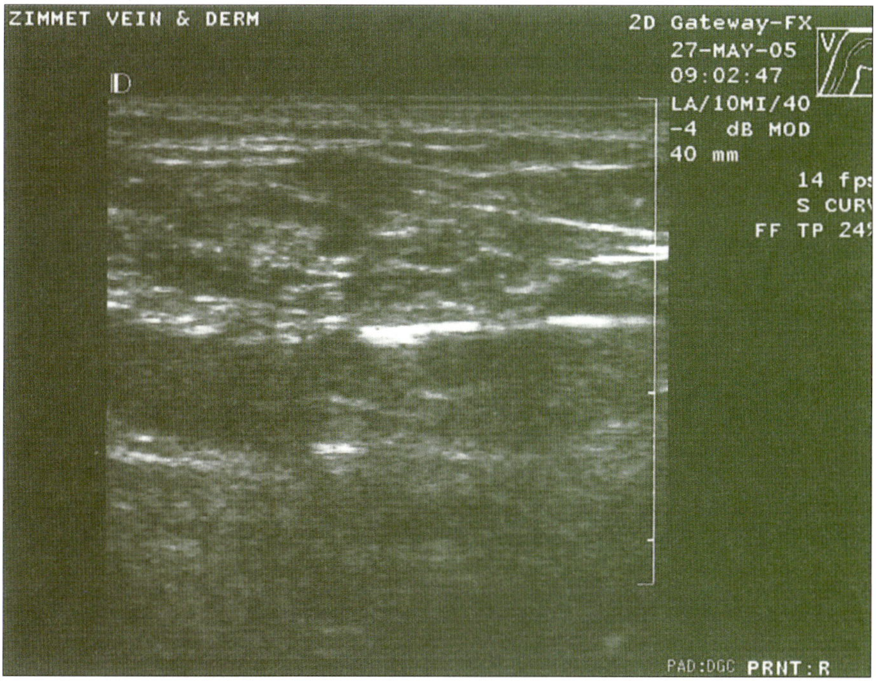

그림 8.7 두렁대퇴부이음 아래 GSV의 레이저 섬유팁의 DUS 영상

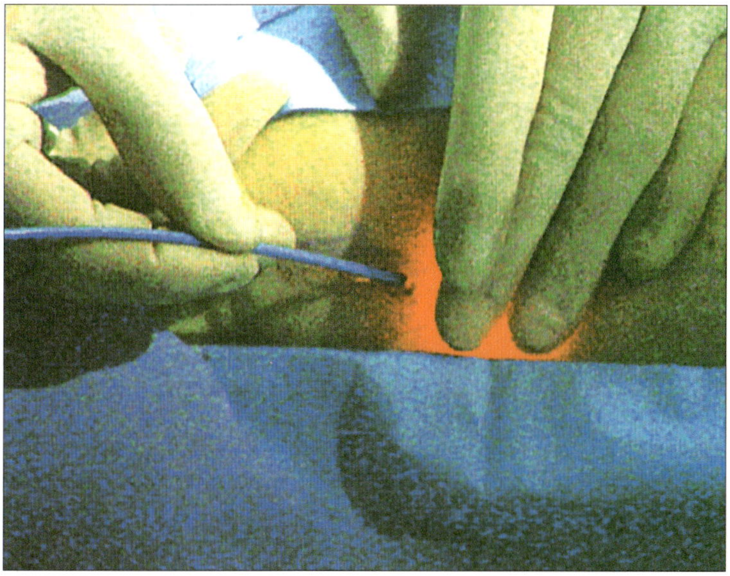

그림 8.8 EVLA 동안 피부를 통해 볼 수 있는 레이저 섬유팁의 조준빔(aiming beam)

다. 초당 2 mm 잡아당길 때, 14W 의 출력이 필요하다.

3. sheath을 통해 적절히 표시된 레이저 섬유(SiteMarks〈EVLT Laser fiber, Diomed Inc, Andover, MA〉에서 제조된 것, 혹은 Steristrip으로 sheath보다 3 cm 길게 직접 마킹한 것)를 위치시켜 섬유의 끝이 sheath의 끝과 닿도록 sheath 안으로 집어넣는다.
4. sheath를 3 cm만 당겨서 레이저 섬유(laser fiber)의 몸 쪽 끝이 3 cm 가량 드러나도록 한 후 sheath와 섬유(fiber)를 고정시킨다.
5. 레이저 섬유의 끝부분을 미세하게 조정해서 SFJ 의 1 cm 아래 면에서 표면배벽정맥(superficial epigastric vein)의 밑에 위치하도록 한다.
6. 초음파를 사용하여 정맥에 삽입을 시작한 곳을 표시하여 시술이 그 위치에서 종료될 수 있도록 한다.
7. 튜메선트 마취를 한 후 환자에게 트렌델렌버그(Trendelenburg) 자세를 취하게 한다. 레이저 팁(laser tip)의 위치를 초음파검사와 조준빔(aiming beam)을 피부 너머로 관찰하는 것으로 다시 확인한다. 또한 섬유(fiber)의 길이를 통해 팁(tip)의 위치를 확인할 수 있다(그림 8.7, 그림 8.8).
8. 레이서 세팅을 다시 한 번 확인한다.
9. 레이저를 연속 모드로 키고 sheath와 섬유를 초당 1~2 mm 정도씩 당긴다.
10. 정맥의 끝에 도달하면 레이저를 대기 모드에 놓는다.
11. DUS로 시술한 정맥을 확인한다(부서져 있어야 한다).

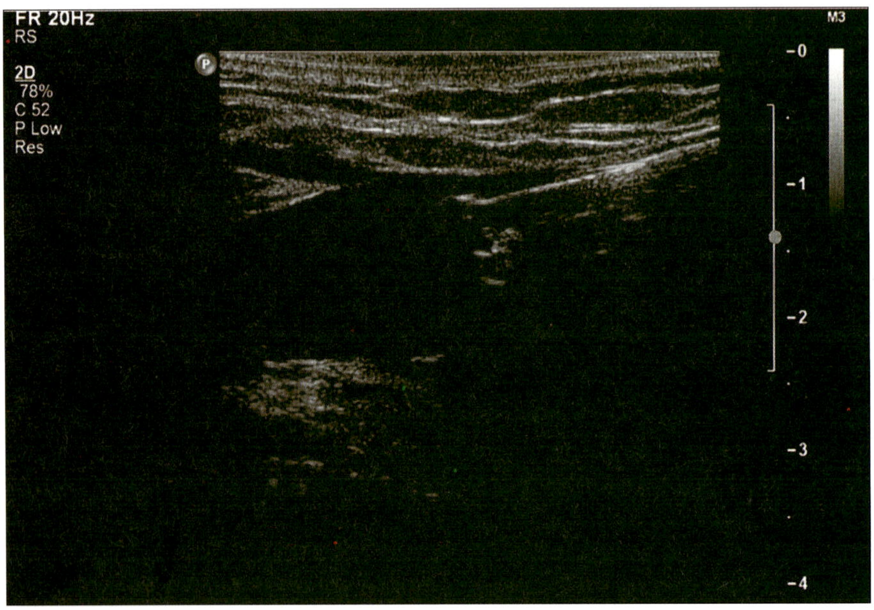

그림 8.9 배벽정맥 바로 아래 GSV 가까운 곳에서 배치된 RF 전극들(자료제공: Dr. Nick Morrison)

12. 섬유와 sheath를 제거한다.
13. 출력(watts), laser 기동시간, 전달된 총 에너지량, 치료된 혈관 길이 등을 기록하고 당긴 속도와 전달된 에너지 J/cm을 계산한다.

RFA에 대한 추가적인 단계는 아래와 같다.

1. RF 카테터를 RF 발생기에 연결한다.
2. RF 카테터에 pressurized 헤파린 첨가 식염 방울을 RF 카테터에 연결한다.
3. 전극들을 무균 상태의 일반 식염수에 넣고 테스트 버튼을 눌러 저항값을 확인한다. 저항값은 100~150 Ω(6Fr) 이나 40~7Ω(8Fr)일 것이다.
4. RF 카테터를 sheath를 통해 넣고 팁을 초음파 제어를 통해 SFJ 바로 아래까지 연결한다. 카테터가 정맥 안에서 잘 움직이지 못할 경우 유도철사 0.025를 사용한다.
5. 헤파린 첨가 식염수가 흐르고 있는 것을 확인한 후 전극을 넣고 저항을 확인한다. 6Fr에서 200 Ω 이하, 8Fr에서 150 Ω 이하일 것이다. 접어 넣은 전극들이 SFJ의 1~2 cm 아래, 표면배벽정맥(superficial epigastric vein)의 아래에 있는지를 확인한다(그림 8.9).
6. 튜메선트 마취를 한 후 환자에게 트렌델렌버그자세를 취하게 한다.
7. 전극들의 위치를 다시 확인한다.

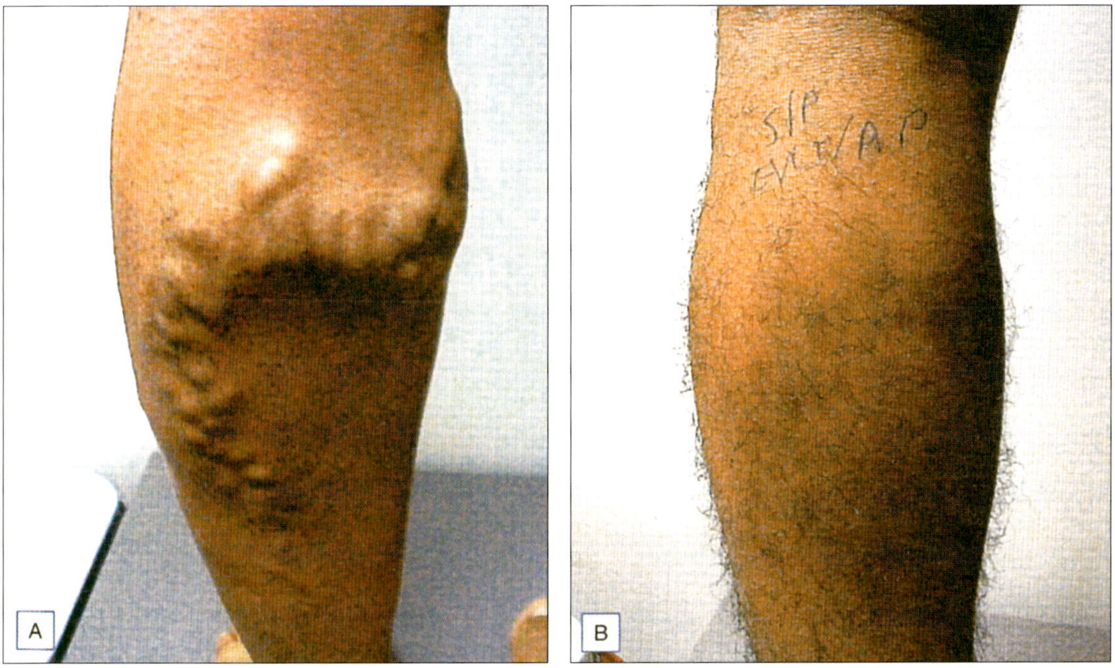

그림 8.10 GSV의 EVLA와 표면정맥류의 통원정맥절제술 전 정맥류 (A), 1개월 후 (B)

8. 생성기를 작동하고 목표 온도에 도달한 후 15초 후에 빼기 시작한다. 온도를 85도로 해두었다면 초당 2.5 cm, 90도라면 초당 4 cm의 속도로 빼낸다.
9. 빼는 중에 온도가 목표 온도에서 3도 이내의 범위에서 유지되고 소모전류가 6W 이하로 유지되도록 한다. 저항은 150Ω 이하(6Fr), 100Ω 이하(8Fr)이여야 한다. 온도가 지나치게 올라가거나 저항수치가 이상해지면 에러 메시지가 표시된다. 전극과 혈관벽의 접촉이 불량하거나 thermocouple tip에서 응혈이 일어날 때 저항수치가 이상한 경우가 많다. 저항이 낮을 경우, 외부 압력을 높여서 전극과 혈관벽 사이의 접촉을 증가시킨다. 저항이 높을 경우, 팁에 응혈이 일어났을 가능성이 있다. 이 경우 작업을 멈추고 카테터 비드를 잘 조절해서 현재 카테터의 위치가 마킹되도록 한 후 카테터를 빼서 응혈을 씻어낸 후, 마킹한 비드로 다시 카테터를 집어넣고 테스트 한 후 작업을 재개한다.
10. 카테터 끝이 introducer sheath안에 도달했을 때 작업을 종료한다. 저항이 갑자기 올라가는 것으로 여기까지 왔음을 알 수 있다. RF 카테터를 제거한다.
11. DUS로 시술한 정맥을 확인한다(부셔져 있어야 한다).
12. fiber와 sheath를 제거한다.
13. 각종 수치, 치료 기간, 치료한 정맥의 길이 등을 기록한다.

최소절개수술법이나 경화요법 등의 보조적인 치료도 동시에 진행될 수 있다(그림 8.10).

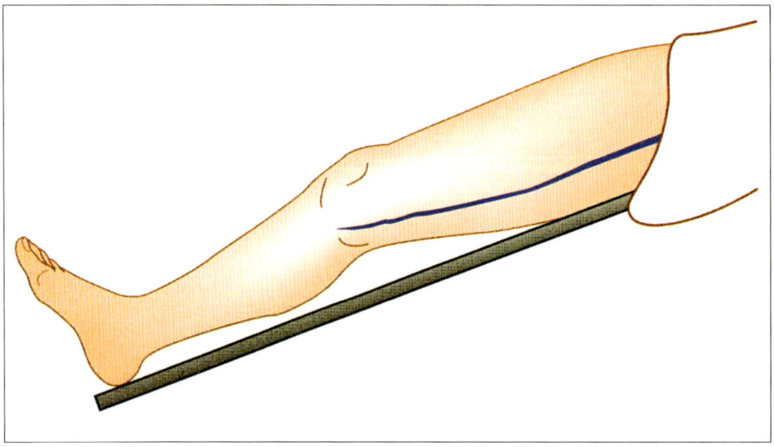

그림 8.11 GSV에 접근할 수 있는 정맥 절개 시술

시술 후의 관리 지침

시술 후 관리과정은 효과를 극대화하고 합병증의 위험을 최소화하도록 설계되어 있다. 시술 후 즉시 2급 고탄력 스타킹(3~40 mmHg)을 입히며, 최소한 1주일동안을 입도록 한다. 멍과 통증을 줄이기 위해 조금 늘어나는 붕대를 사용할 수 도 있다. 이 경우 스타킹을 입기 전에 한다.

환자들은 병원을 떠나기 전에 최소한 20분가량은 걸어 다녀야 하며, 1주일 동안은 하루에 최소한 한 시간씩은 걸어야 한다. 뜨거운 물에 목욕이나, 무거운 물건을 들거나, 과다한 운동을 하는 것 역시 1주일 동안은 피해야 된다. 비 스테로이드계 소염제도 필요에 따라 사용할 수 있다.

시술 후 3~7일 정도 후에 병원을 재방문하여 DVT여부 등을 확인하기 위해 DUS 검사를 해야 된다.

문제해결

피부를 관통해서 정맥에 접근하는 것이 정맥내 시술에서 가장 어려운 부분일 것이다. 이 부분을 성공하기 위한 몇몇 팁이 있다. 방은 따듯하게 하고, 환자에게 역 트렌델렌버그자세를 취하게 해서 안정시킨다.

불안해하는 환자들은 혈관이 수축할 위험이 있으니(클로니딘 0.1 mg 같은) 항불안제가 도움이 될 수 도 있다. 환자의 호흡을 방해하지 않으면서 불안감을 감소시키고 안정시키려면 클로니딘(clonidine)과 함께 로라제팜(lorazepam)을 소량(1mg) 사용할 수도 있다.

Micropuncture kit 을 이용하면 작은 정맥에 접근하는데 도움이 될 수 있다. 첫 번째 시도에서 주사관을 연결하려고 애를 쓰면 여러 번 구멍을 뚫을 필요가 없다(구멍을 여러 번 뚫을 경우 혈관경련〈vasospasm〉이 올 수 도 있다). 혈관경련이 일어날 경우 정맥접근을 위해 기부 쪽으로 움직일 수 도 있고, 아니면 경련이 진정되기를 기다릴 수도 있다. 작업을 잠시 멈추고 환자에게 15분가량 걸어 다니게 한 후 다시 시도하는 것이 도움이 가장 효율적일 수도 있다. 정맥절개가 필요한 경우는 매우 드물다(그림 8.11).

일단 접근이 이뤄졌으면, 유도철사와 유도기기(introducer)의 삽입을 재빨리 하는 것이 혈관경련의 위험성을 줄일 수 있다. sheath가 정맥 안으로 들어갔지만 전진이 힘든 경우, 일반 식염수를 sheath 안으로 흘려보내는 것도 효과적일 수 있다. RF 카테터를 집어넣을 때는 유도철사 0.025를 이용해서 삽입 과정을 도와줄 수 있다.

위치시킨 후에 레이저 섬유 팁(laser fiber tip)이나 RF 전극이 초음파로 잘 보이지 않을 경우에는, 팁이나 전극이 대퇴부정맥(femoral vein)으로 들어갔거나 inductor sheath 안에 남아있을 수도 있다. 환자가 비만일

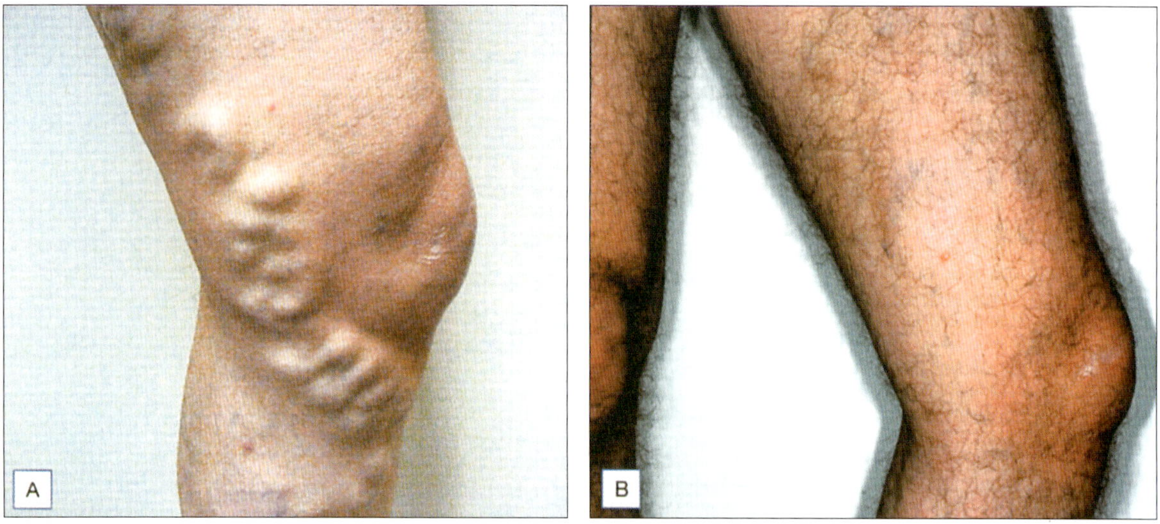

그림 8.12 (A) 전신적 정맥류와 부전증의 GSV를 가진 53세 백인 남자. 그는 1회 경화요법에 이어 표면 정맥류의 통원정맥절제술로 정맥내 레이저 절제를 시술받았다. (B) 치료 6개월 후 사진

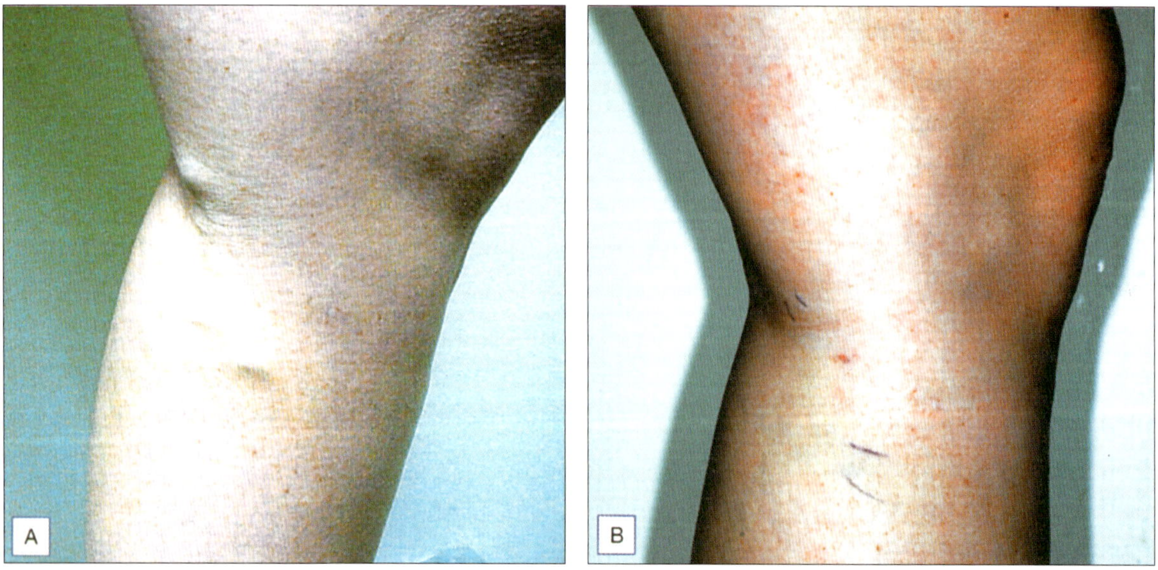

그림 8.13 (A) 왼쪽 다리에 심한 전신적 정맥류를 가진 34세 백인 여성. EVLT로 부전증의 왼쪽 GSV를 치료했다. (B) GSV를 6주 후까지 초음파 가까이 놓았다. 환자는 그녀의 다리가 훨씬 많이 좋아지는 느낌이라고 말했다. 경도의 여분 정맥은 경화요법으로 치료될 것이다.

경우에도 잘 안보일 수 있다. 끝의 위치를 확인하는 다른 방법으로는 접근점(access point)로부터의 거리를 섬유의 길이를 알고 있음으로 알 수 있고, 이를 (레이저의 경우) 조준빔(aiming beam)을 통해 확인하는 것이다.

부작용, 합병증, 대안 요법들

EVLA와 RFA 모두 합병증 등의 위험이 적다. 비록 멍이나 통증이 흔히 발생하며 EVLA에서 증세가 더 심하기는 하지만, 대부분의 환자들에게서 증세는 미미하고 자연히 사라진다. EVLA의 경우 레이저를 펄스(pulse) 모드보다는 연속(continuous) 모드로 해놓고 빼는 것이 통증이나 멍이 더 적을 수 있다. 붕대와 고탄성 스타킹을 쓰기 때문에 물집이나 피부염이 다소 발생할 수 있다. 수술 부위에의 이상 감각은 ELVA에서 1~5%, RFA에서 5~15% 가량 보고 됐다.

일반적으로 수개월 이내에 해소되지만 , RFA를 받은 환자들중 3% 가량이 이상 감각이 1년가량 남은 것으로 보고되고 있다. 색소과다침착 역시 자연적으로 해소되는 것으로 보이며 환자들 중 1% 가량에서 보고된다.

화상은 RFA 초창기에는 종종 보고되었지만 지금은 적절한 튜메선트 마취와 시술이 이뤄진 경우에는 매우 드물게 일어난다. 피부 밑으로 최소한 1 cm 이상 떨어진 혈관으로 시술을 제한할 경우 화상, 이상 감각, 색소 침착 등의 위험을 줄여준다.

Hingoraniu 등이 한 연구에서 RFA 이후 16% 가량에서 DVT가 발생했다는 결과가 있지만, 대부분의 연구 결과는 1% 내외의 발생률을 보여준다. EVLA의 경우에는 DVT가 보고된 사례는 매우 적으며, 주로 전신마취 상태에서 시술한 환자에서 나타났다.

정맥염은 양 시술 모두 약 10% 정도의 확률로 발생할 수 있다. 감염의 확률은 매우 낮다. SSV에 EVLA 한 후 동정맥루(arteriovenous fistula)가 형성됐다는 유일한 보고가 있다(그림 8.6A).

초음파 유도 경화요법은 부분적인 실패나 재소통(recanalization)이 일어날 경우 사용될 수 있다. RFA나 EVLA가 효과가 전혀 없었을 경우에는, EVLA/RFA로 재시술하거나 초음파 유도 경화요법을 하거나, 결찰 및 제거술 등을 고려할 수도 있다.

경험자들을 위한 고급 주제

정맥내 시술은 GSV 기능부전을 치료하기위해 널리 쓰인다. 비슷한 방법으로 SSV와 같은, 역류의 원인이 되는 다른 정맥들을 치료했다는 초기 보고들도 있다. SSV 주위에 튜메선트 용액이 충분히 있도록 해서 장딴지 신경(sural nerve)을 보호하고 치료받는 혈관을 다른 혈관들로부터 떼어 놓는 게 중요하다. SSV를 치료할 경우에는 GSV를 치료할 때보다 레이저 섬유/RF 카테터를 빨리 빼는 편이 현명하다. 그림 8.12, 8.13에 시술 전후의 사진이 있다.

참고문헌

Goldman MP, Maritess M, Rao J 2004 Intravascular 1320-nm laser closure of the great saphenous vein: A 6- to 12-month follow-up study. Dermatologic Surgery 30:1380–1385

Hingorani AP, Ascher E, Markevich N, et al 2004 Deep venous thrombosis after radiofrequency ablation of greater saphenous vein: a word of caution. Journal of Vascular Surgery 40:500–504

Lurie F, Creton D, Eklof B, et al 2003 Prospective randomized study of endovenous radiofrequency obliteration (closure procedure) versus ligation and stripping in a selected patient population (EVOLVeS Study). Journal of Vascular Surgery 38:207–214

Merchant RF, DePalma RG, Kabnick LS 2002 Endovascular obliteration of saphenous reflux: a multicenter study. Journal of Vascular Surgery 35:1190–1196

Min RJ, Khilnani N, Zimmet SE 2003 Endovenous laser treatment of saphenous vein reflux: long-term results. Journal of Vascular Interventional Radiology 14:991–996

Min RJ, Zimmet SE, Isaacs MN, Forrestal MD 2001 Endovenous laser treatment of the incompetent greater saphenous vein. Journal of Vascular Interventional Radiology 12:1167–1171

Perkowski P, Ravi R, Gowda RC, Olsen D, Ramaiah V, Rodriguez-Lopez JA, Diethrich EB 2004 Endovenous laser ablation of the saphenous vein for treatment of venous insufficiency and varicose veins: early results from a large single-center experience. Journal of Endovascular Therapy 11:132–138

Proebstle TM, Krummenauer F, Gul D, Knop J 2004 Nonocclusion and early reopening of the great saphenous vein after endovenous laser treatment is fluence dependent. Dermatologic Surgery 30(2 Pt 1):174–178

Proebstle TM, Lehr HA, Kargl A, Espinola-Klein C, Rother W, Bethge S, Knop J 2002 Endovenous treatment of the greater saphenous vein with a 940-nm diode laser: thrombotic occlusion after endoluminal thermal damage by laser-generated steam bubbles. Journal of Vascular Surgery 35:729–736

Rautio T, Ohinmaa A, Perala J, et al 2002 Endovenous obliteration versus conventional stripping operation in the treatment of primary varicose veins: A randomized controlled trial with comparison of costs. Journal of Vascular Surgery 35:958–965

Teruya TH, Ballard JL 2004 New approaches for the treatment of varicose veins. Surgery Clinics of North America 84:1397–1417

Timperman PE 2004 Arteriovenous fistula after endovenous laser treatment of the short saphenous vein. Journal of Vascular Interventional Radiology 15:625–627

Weiss RA, Weiss MA 2002 Controlled radiofrequency endovenous occlusion using a unique radiofrequency catheter under duplex guidance to eliminate saphenous varicose vein reflux: A 2-year follow-up. Dermatologic Surgery 28:38–42

Zikorus AW, Mirizzi MS 2004 Evaluation of setpoint temperature and pullback speed on vein adventitial temperature during endovenous radiofrequency energy delivery in an in-vitro model. Vascular Endovascular Surgery 38:167–174

Zimmet SE, Min RJ 2003 Temperature changes in perivenous tissue during endovenous laser treatment in a swine model. Journal of Vascular Interventional Radiology 14:911–915

9 외과적 접근법

Surgical Approaches

Joseph R. Schneider, Joseph A. Caprini, with an invited addendum by Andreas Oesch

서론

외과 수술은 하지정맥류의 치료에 중요한 역할을 하고 있다. 수술은 7장에서 논의되었던 것처럼 국소정맥절제술만큼 작은 범위일 수도 있고 근막 밑 내시경 관통정맥 수술(subfascial endoscopic perforator surgery)이나 정맥절제술과 결합한 큰/작은두렁정맥(great and small saphenous veins) 박리술만큼 침습적일 수도 있다.

수술은 환자가 갖고 있는 문제와 꼭 들어맞아야 한다. 비침습적 검사의 역할이 외과적 교정보다 우선한다는 것은 아무리 강조해도 지나치지 않다.

이번 장에서는 하지정맥 질환 환자의 치료에 적합한 주요 외과적 절제술의 선택에 대한 간단한 설명이 나올 것이다. 앞으로 나올 저자들은 최근에 이루어진 명명법 합의에 따라 큰/작은두렁정맥('great' and 'small' saphenous veins)이란 용어로 통일하여 사용할 것이다.

큰/작은두렁정맥 절제법

기본 개념, 적응증, 환자의 선택

대부분의 만성 정맥 질환의 증상은 역류 때문에 일어난다. 숙련된 임상의에게 치료를 받는 대다수의 환자들에게 이중스캔(duplex scanning)은 역류의 정성검사(qualitative assessment)를 포함한 모든 정맥 검사를 대체했다. 환자들은 발판 위에 두 발을 놓고 양쪽 다리에 힘을 뺀 상태로 똑바로 서서 검사를 받는다.

환자가 기사와 마주하고 검사하는 쪽 다리는 약간 앞으로 내밀고 바깥으로 약간 회전시킨 상태로 큰두렁정맥(GSV)을 영상화한다.

큰두렁정맥이 팽창했는지, 수축됐는지, 가로지른 방향(transverse orientation)의 에코 발생도(echogenicity)는 어떤지 검사한다. 종단면(longitudinal view)도 검사하는데 이를 통해 정맥벽의 두께나 판막의 변화 또는 어떤 에코 발생이 있는지 기록된다. 검사자는 색혈류영상(color

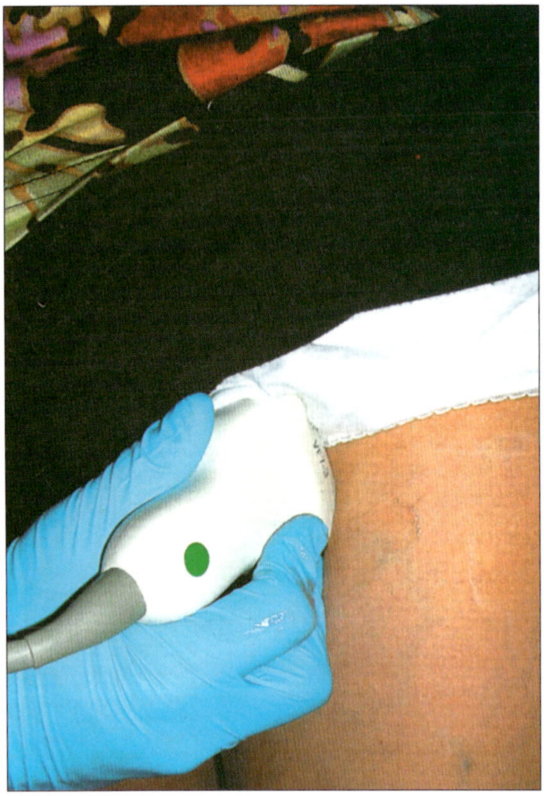

그림 9.1 상부 앞안쪽 왼쪽 넓적다리에 수행될 종단면 이중 탐침 선형배열 검사. 색혈류영상과 펄스 도플러를 이용해 몸 속에 있는 넙다리정맥과 두렁넙다리이음부에 신호를 보낸다.

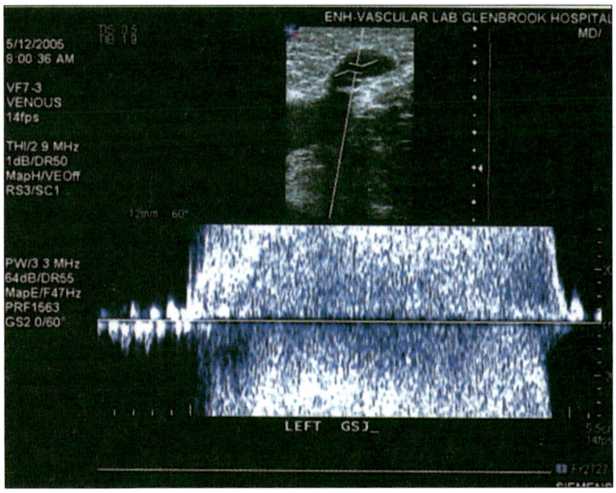

그림 9.2 그림 9.1와 같이 탐침을 이용해서 얻은, 즉, 펄스 도플러를 통해 두렁넙다리이음부로부터 온 신호로 얻은 이중 스캔 영상과 도플러 스펙트럼. 프레임의 윗부분에 있는 영상에서 환자의 머리(몸의 위쪽)는 왼쪽, 발(몸의 아래쪽)은 오른쪽에 있다. 프레임의 아랫부분은 도플러 혈류 흐름 신호이다(시간의 진행방향은 왼쪽에서 오른쪽). 스펙트럼에서 0 line 위를 가리키는 혈류의 흐름은 발살바조작 동안 역류가 일어난 것을 나타낸다. 이 경우, 화상이 들쭉날쭉하는 모습을 보이거나 발살바조작을 시행한 바로 다음 아래 그림의 왼쪽 부분에서 순간적인 큰 신호가 나타나고 2초 이상 지속되는 도플러 스펙트럼을 보이며 심한 역류가 일어난다.

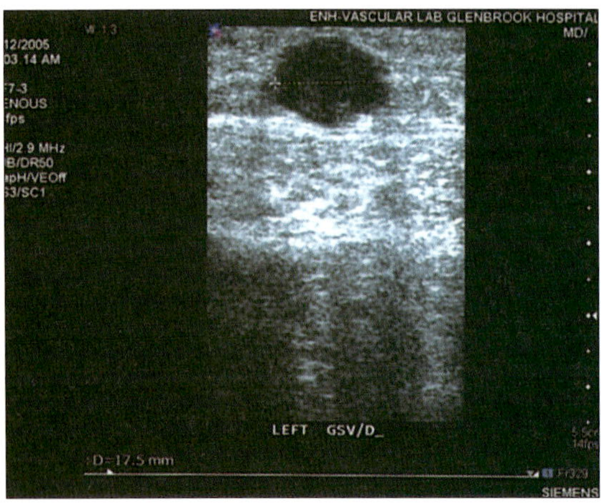

그림 9.3 넓적다리 중앙부의 큰두렁정맥의 횡단면 영상. 프레임의 위쪽 중앙의 상대적으로 에코가 없고(어두운) 달걀 모양의 형태를 보이는 것이 큰두렁정맥이다. 큰두렁정맥은 개방되어있고 팽창되어 있다(17.5mm).

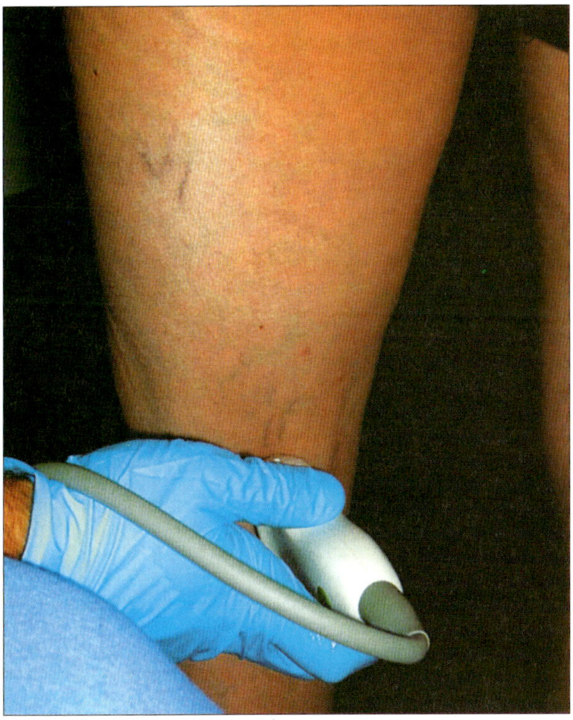

그림 9.4 왼쪽 오금 부위(뒤쪽 부분)에 수행되는 종단면 이중 탐침 선형 배열 검사. 색혈류영상과 펄스 도플러를 이용해 몸속에 있는 오금정맥(popliteal vein)과 두렁오금이음부(saphenopopliteal junction)에 신호를 보낸다.

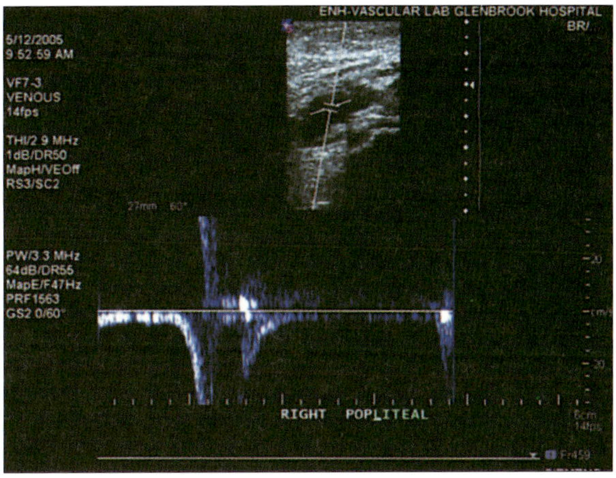

그림 9.5 그림 9.4와 같은 방법을 이용해서 얻은, 즉, 펄스 도플러를 통한 두렁오금이음부 바로 위의 오금정맥으로부터 온 신호로 얻은 이중 스캔 영상과 도플러 스펙트럼. 프레임의 윗부분에 있는 영상에서 환자의 머리(몸의 위쪽)는 왼쪽, 발(몸의 아래쪽)은 오른쪽에 있다. 이 경우, 장딴지의 압박과 함께 정상 방향의 흐름이 나타나고(도플러는 0 line 아래의 흐름과 프레임의 아래쪽 왼쪽 부분의 순간적인 큰 신호, 그리고 이후에 나타나는 0 line 위의 들쭉날쭉거림을 감지한다) 장딴지 압박이 풀린 상태에서도 역류가 일어나지 않음을 보인다(0 line 위의 어떤 흐름도 감지되지 않는다).

flow)을 이용해 축정맥(axial vein)과 관통정맥(perforating vein)에 역류가 있는지 검사한다. 또한 두렁넙다리이음부(the saphenofemoral junction), 두렁넙다리이음부 위아래에 있는 온넙다리정맥(the common femoral vein), 몸 쪽(proximal) 큰두렁정맥 부분에서의 역류를 검사하기 위해 펄스 도플러(pulsed Doppler)를 사용해 종단면 방향으로 탐침을 넣어 검사한다. 발살바조작(the Valsalva maneuver)은 샅고랑부위(groin)에서의 역류를 일으킬 가능성이 있지만 샅고랑부위에 제 기능을 하는 판막이 있다면 샅고랑부위의 아랫부분에는 역류를 일으키지 않을 것이다. 따라서 신호를 보낸 그 부위 위와 아래의 다리에 압박을 가하는 것은 대상 부위에서 역류가 일어나는 증거를 발견하는데 이용된다.

예를 들어, 몸쪽 온넙다리정맥에 제 기능을 하는 판막이 존재하면 두렁넙다리정맥, 몸쪽 큰두렁정맥의 역류는 발살바조작 동안 나타나지 않을지도 모른다. 저자는 이를 알아보기 위해 두 손으로 넓적다리 윗부분을 쥐어짜면서(옆부분과 안쪽부분) 펄스 도플러를 이용해 몸쪽 큰두렁정맥에 신호를 쏘아서 전후 유동이 있는지 살펴보았다.

발살바조작은 역시 큰두렁정맥의 더 아래쪽 부분에서의 역류를 일으키지 않을 것이고 두렁대퇴부이음부의 한참 아랫부분에 역류가 있을 때 진료의는 역류를 밝혀내기 위해 몸쪽과 먼쪽 압박 조작에 의존해야만 한다.

환자는 선채로 기사로부터 멀리 떨어진 상태로 작은두렁정맥(SSV)이 팽창과 역류가 있는지의 여부를 검사하고 오금정맥 또한 이 방법으로 영상화된다. 작은두렁정맥의 검사는 발목 뒤쪽에서 시작하여 외측복사(lateral malleolus)까지 이루어진다. 작은두렁정맥의 경로는 몸 쪽으로 이동하는데 그것은 매우 빠르게 장딴지의 중앙선을 돌아 얇은근막 부분(superficial fascial compartment)안쪽에서 분명하게 확인된다.

가지혈관(branches)과 그것들이 연결된 모습이 장딴지 중앙에서 보이고 결과적으로 수술자는 수술할 때 이 혈관들을 따라간다. 하지만 검사하는 작은두렁정맥 경로 끝까지 따라가는 것은 아니다.

작은두렁정맥의 경로가 모두 기록될 때까지 검사는 가로면 영상(transverse view)으로 이루어진다. 보통 작은두렁정맥은 다리오금(popliteal fossa) 주변을 지나서 뻗쳐나갈 것이고 끝부분은 Giacomini 정맥이라 불리는 샅고랑부위의 큰두렁정맥으로 연결될 것이다. 큰두렁넙다리이음부를 기록하기 위해 작은두렁정맥은 오금주변의 종단면으로 영상화될 것이다. 이 단계는 매우 중요한데 그 이유는 작은두렁정맥은 장딴지근 안쪽으로 들어가 오금으로 들어갈 수도 있기 때문이다.

만약이 외과의사가 이것을 잘 이해하거나 발견하지 못한다면 중대한 실수를 범할 수 있고 깊은정맥계(deep venous system)에 혈전증(thrombosis)을 일으키거나 피해를 줄 수 있다.

만약 깊은정맥 전체를 재래식 바로 누운(supine) 정맥 이중 스캔을 이용하여 기록한다면 수술자는 사전에 예상치 못한 깊은정맥 이상의 특정 증거를 찾아야 하기 때문에 역류와 온넙다리정맥과 오금정맥 내의 판막 구조와 혈관의 결점은 주의 깊은 기록이 요구된다.

깊은정맥계에 심각한 만성 질환이 나타난 증거를 발견하기 위해 표면정맥(superficial veins)을 계획적으로 제거할 필요는 없지만 환자에 대해 더욱 신중히 고려하고 검토하는 것이 필요할 것이다.

깊은정맥 기능저하가 발생하기 직전에 얕은 정맥 질환을 교정하는 것은 환자가 가진 임상적 장애를 나아지게 할지도 모르지만 그렇다고 강한 압박 스타킹을 착용할 필요성이 없어지는 것은 아니다. 이 사실은 환자에게 자세히 설명되어야 한다. 왜냐하면 많은 환자들은 외과수술이 이 스타킹을 신을 필요가 없게 해준다고 믿기 때문이다. 스타킹은 가장 좋은 치료법과 깊은정맥 질환을 예방책이 되고 의사의 말을 따라 오랜 기간 동안 스타킹을 잘 신으면 나아질 가능성이 매우 높아진다. 특히 수술 후에는 더욱 그렇다. 외과의사가 환자의 병리생리학적 상태를 이해하고 계획된 수술을 최종적으로 성공하기 위해서는 물리 치료를 잘 해두는 것이 중요하다. 더 자세한 진단 기준(diagnostic standards)에 관심이 있는 독자들은 Mattos와 Sumner 또는 Nicolaides에 자문을 구하길 바란다.

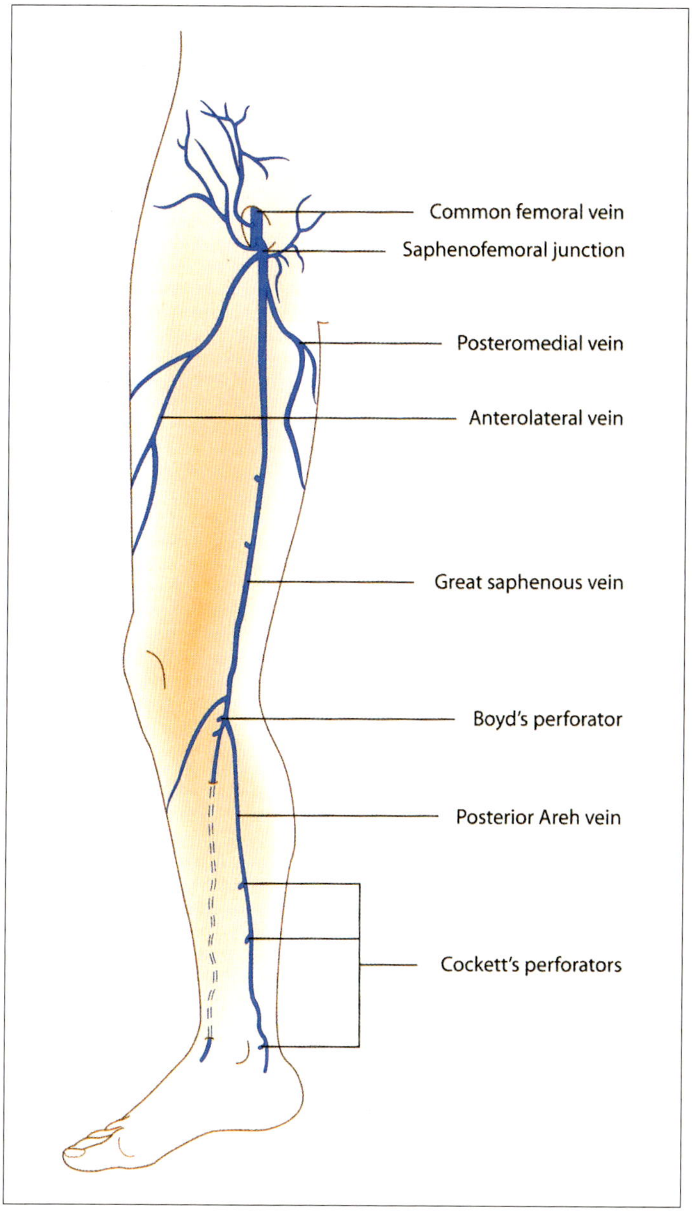

그림 9.6 축 큰두렁정맥(axial GSV)이 아닌 뒤고리정맥과 상호작용하는 무릎 아래의 중요한 관통정맥

박리술(stripping procedure)

큰두렁정맥 박리술을 처음 도입한 사람은 Babcock이다. 이 수술은 일반적으로 초기 정맥류성 정맥(primary varicose veins)을 가진 일반적인 환자들에게 수행된다. 보통 초기 정맥류성 정맥은 안쪽다리의 깊은 또는 얕은 정맥을 잇는 다양한 이름이 붙여진 관통정맥 근처의(근처에 존재하고 또한 상호작용할 수도 있는) 대복재정맥의 정맥류성정맥 혈관의 다발을 말한다. 이 접근방법은 장축도관(major axial conduit)을 제거하기 위한 것

이다. 정맥 판막이 제기능을 못하는 환자는 정맥 고혈압(venous hypertension)이 우심방부터 시작하여 다리의 얕은 정맥으로 나타난다.

더군다나 축정맥을 제거하는 것은 이론적으로 대복재정맥과 직접 연결되어 있는 관통정맥에 혈전폐색을 나타나게 한다. 그러나 관통정맥을 제거하는 박리술의 효과는 확실하지 않다.

특히 무릎 아래, 즉, Cockett 관통정맥을 연결하고 주축방향을 향한 뒤고리(posterior arch, Leonardo)정맥에서 확실하지 않다. 뒤고리정맥은 재래식 박리술로는 제거할 수 없다(그림 9.6).

큰두렁정맥을 고전적 박리술로 제거하기에 알맞은 환자는 다음의 조건들을 갖춰야 할 것이다. (1) 확장된 큰두렁정맥(두렁넙다리이음부와 인접한 부분의 직경이 8mm 이상), 더불어 두렁넙다리이음부 또는 몸쪽 큰두렁정맥의 역류가 적어도 1.5초 이상 지속됨. (2) 넓적다리에 정맥류 다발이 존재. (3) 관통정맥에 심각한 역류가 일어나지 않음. (4) 깊은정맥혈전(DVT, deep vein thrombosis)의 결정적인 변화의 증거가 없음. 역류가 있는 보통 직경의 큰두렁정맥의 먼쪽 상호작용 다발(distal communicating

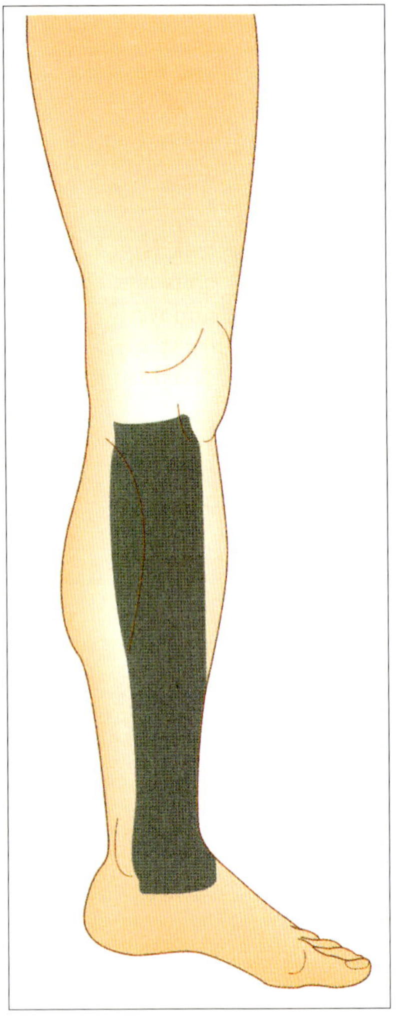

그림 9.7 두렁신경은 큰두렁정맥의 근처에 존재하고 장딴지 윗부분부터 발목에 이르는 부분까지 손상을 입을 위험이 가장 높은 부분에 있다.

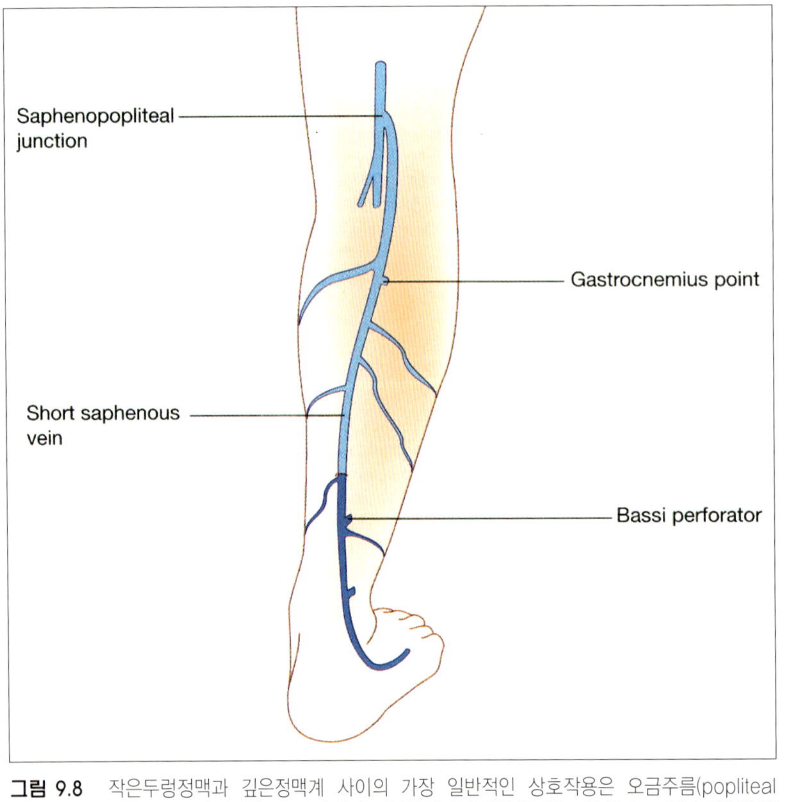

그림 9.8 작은두렁정맥과 깊은정맥계 사이의 가장 일반적인 상호작용은 오금주름(popliteal crease)으로부터 5cm 안에 있는 오금정맥과 직접적인 상호작용을 하는 것이다. 그러나 1/3에 이르는 환자들은 오금주름으로부터 5cm 이상 떨어진 곳에 말단을 가지고 있다. 또한 10%나 그 이상의 환자들은 뒤넓적다리에 어떤 상호작용도 없을 것이고 오금정맥이 Giacomini 정맥보다 높은 위치에 이어질 것이다.

branches) 또는 역류가 나타나지 않고 큰두렁정맥이 확장되어있는 환자들에게는 제거술이 필요할지도 모른다.

실제로는 대부분의 환자들이 직경이 8mm보다 훨씬 크고 역류 시간이 1.5초보다 훨씬 긴 큰두렁정맥 영역을 가지고 있다. 가장 낮은 연결천공지(connecting perforator)는 보통 먼쪽 넓적다리나 가장 몸쪽의 장딴지에 있는데 이중검사(duplex examination) 동안 기록된다. 그보다 낮은 위치의 정맥은 자를 필요가 없을 뿐만 아니라 자를 경우 두렁신경(saphenous nerve)의 손상을 초래할 가능성이 높아지게 할 수 있다(그림 9.7).

작은두렁정맥 박리술은 비교적 작은 빈도로 수행된다. 그리고 수술을 하더라도 전체 작은두렁정맥이 아닌 일부분만으로 제한하여 수행된다. 작

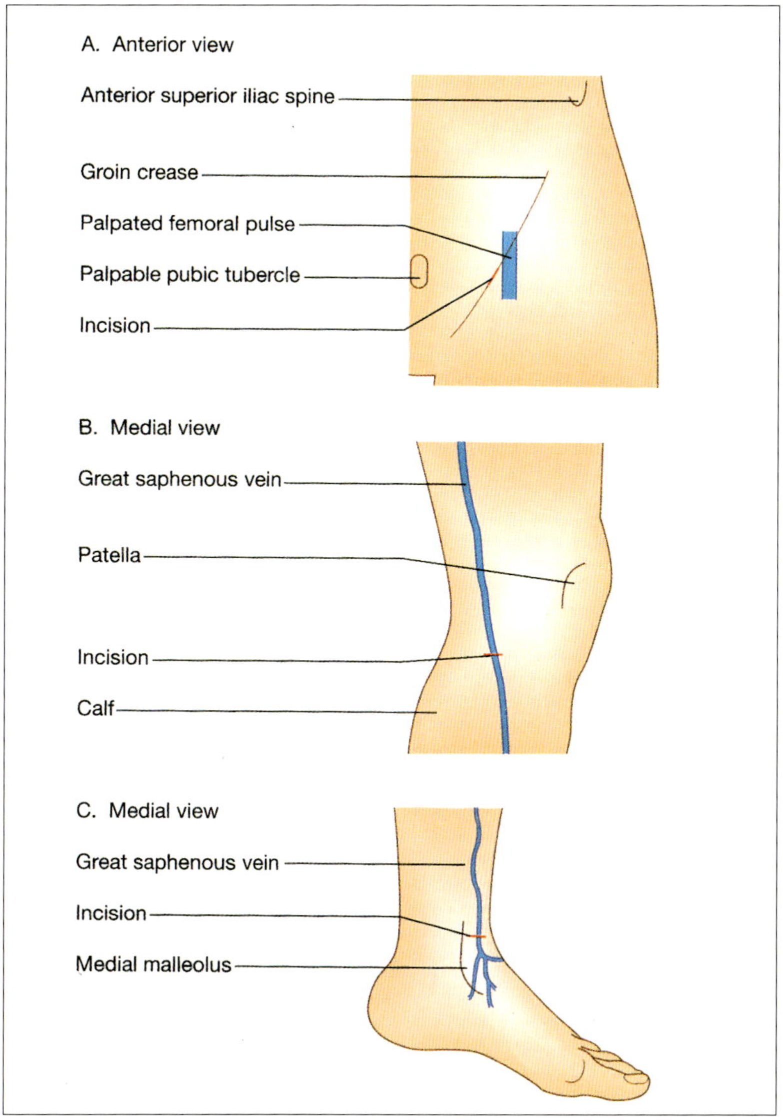

그림 9.9 큰두렁정맥의 고전적 박리술을 할 때 전형적인 절개부위. 왼쪽 다리 그림이다. (A) 넙다리동맥의 맥박을 재는 부위의 딱 가운데 부분에 있는 샅고랑부위주름에 대략 3cm의 절개부위가 있다. 이곳을 절개하면 두렁넙다리이음부를 제대로 노출시킬 수 있지만 필요한 만큼만 절개해야 하는데, 비만 환자들은 적당한 정도로 안전하게 노출시켜야 하고 혈관(the branches)들이 안전하게 확인되어야 하기 때문에 특히 주의해야 한다. (B) 큰두렁정맥은 장딴지 맨 윗부분에 상대적으로 바깥쪽에 위치한다. 뒤안쪽(posteromedial) 장딴지 상부에 2.5cm를 절개하면 보통 큰두렁정맥을 확인하고 제어할 수 있다. 이를 통해 넓적다리 부분의 큰두렁정맥을 박리술을 통해 제거할 수 있다. (C) 장딴지부위의 큰두렁정맥을 제거해야만 할 경우 내측복사(medial malleolus)의 위앞쪽 부분을 2.5cm 절개하면 쉽게 확인하고 제어할 수 있다. 발목 부위를 가로로 절개하는 것은 세로로 절개하는 것에 비해 비교적 길지만 흉터가 덜 남고 치료할 수 있는 경향이 있다. 발목의 정맥을 드러낼 때 두렁신경이 손상될 위험이 있기 때문에 수술자는 큰두렁정맥을 두렁신경으로부터 분리하는데 주의를 기울여야 한다.

은두렁정맥의 상부 말단(superior termination)의 위치는 다양하고(그림 9.8) 치료 결정에 기초가 될 충분한 정보를 제공하는 영상진단검사를 할 때마다 명확히 윤곽을 그려놓아야 한다.

그렇게 하면 절개할 정확한 위치를 지정하기 위해 수술직전 환자를 재촬영하거나 무릎이나 그 위에 있는 작은두렁정맥이나 작은두렁정맥 말단의 위치를 표기하는데 매우 유용하다. 이것은 수술실에서 수술대 위에 환자가 엎드려있을 때에도 가능할 것이다. 명백히 역류가 일어나는 4 mm 이상의 직경을 가진 작은두렁정맥 부분은 박리술을 고려해볼 수 있다. 작은두렁정맥의 먼 쪽 세 번째 부분은 거의 제거할 필요가 없다.

그리고 보통은 이중검사(duplex examination)동안 확인되는 마지막 주요 상호작용 정맥류(the last major communicating varicosity)의 바로 아래 작은두렁정맥의 몸 쪽 또는 장딴지 중심부분이 제거될 수 있다.

테크닉

거미막밑차단마취(Subarachnoid block, spinal) 또는 전신마취는 고전적 박리술을 할 때 사용된다. 대다수의 환자들의 경우, 두 작은 부분을 절개하여 큰두렁정맥을 제거할 것이다. 그 중 한 곳은 넙다리동맥의 맥박(femoral pulse)을 재는 부위의 딱 가운데 부분에 있는 샅고랑부위주름인데 그곳을 절개하면 몸쪽큰두렁정맥과 두렁넙다리이음부를 쉽게 노출할 수 있다(그림 9.9). 안전하고 완전한 시술을 할 수 있도록 적절하게 노출시켜야 하는데 절개하는 부위는 적절하게 노출될 수 있을 정도의 크기여야 한다, 특히 비만환자일 경우에 더욱 그렇다.

절개는 절대로 샅고랑부위주름(groin crease) 아랫부분에 해선 안 되는

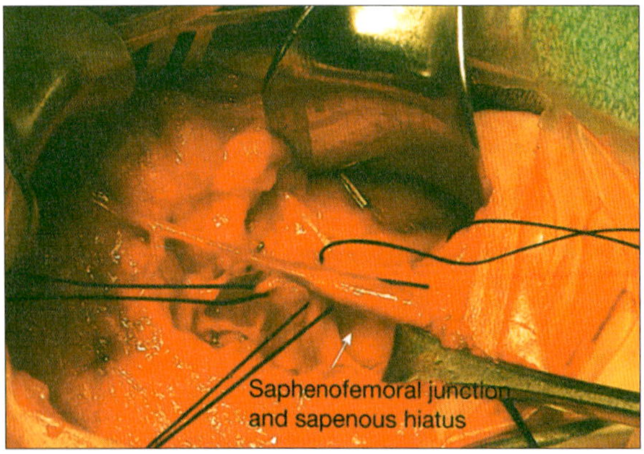

그림 9.10 두렁넙다리이음부의 확장 절개. 환자의 머리가 왼쪽이고 발이 오른쪽이다. 신생혈관증식(neovascularization)과 재발의 위험을 줄이려면 얕가쪽두렁혈관, 외음부혈관, 얕은배벽혈관, 엉덩휘돌이혈관과 이 혈관들의 일차혈관(primary branches), 축큰두렁정맥 등의 두렁넙다리이음부의 보조적인 것들을 묶는 것이 중요하다.

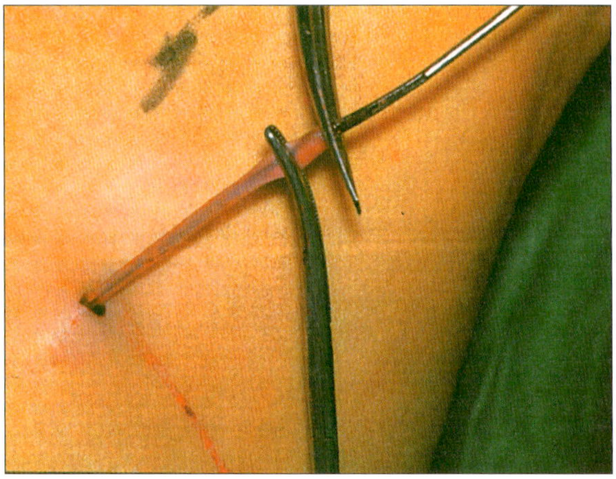

그림 9.11 큰두렁정맥의 일부분을 제거하는 핀 절제기. 핀 절제기는 왼쪽 두렁넙다리이음부로부터 역행했고 넓적다리 중간부분에 조그마한 상처만 남기고 끄집어낼 수 있다. 핀 절제기는 작은 상처부분으로부터 끌어져 나오고 제거술을 하는 동안 큰두렁정맥은 뒤집힌다.

데 만약 부적절하게 아래쪽을 절개하면 큰두렁정맥을 제외한 다른 혈관(branches)들을 제어하는 것이 더욱 어려워진다.

이제 정맥을 묶기만 하면 큰두렁정맥을 제어할 수 있게 된다. 정맥을 묶는 이유는 여러 가지가 있는데 나중에 나오게 될 것이다. 우선 수술자는 모든 혈관들을 확인하려고 노력해야 할 것이다.

주로 앞가쪽(anterolateral) 두렁혈관, 외음부(external pudendal) 혈관, 얕은배벽(superfucial epigastric)혈관, 엉덩휘돌이(circumflex iliac)혈관들을 포함한다(그림. 9.10). 이렇게 각각의 일차혈관들(primary branches)을 묶는 것을 시도하면 각각의 말단 혈관들은 나누어지고 깊은정맥계와 얕은정맥계 사이에 끊임없이 재발되는 상호작용(persistent or recurrent communication)의 위험을 줄여준다. 온넙다리정맥의 뒤안쪽면이 검사된다. 동시에 보조적인 것을 자주 확인하고 재발을 일으키는 부위의 작은(2~4 mm) 혈관을 분열시킨다. 이 부분의 수술이 끝날 때 축큰두렁정맥만이 유일하게 두렁넙다리이음부의 혈관에 묶여있지 않게 된다.

저자들은 1500명이 넘는 환자들 중 대다수는 큰두렁정맥의 일부분만을 제거해야 한다고 언급해왔다. 그 중 많은 경우에 두 번째 절개(second incision)를 이용해서 무릎에서 샅고랑부위에 이르는 부분의 정맥을 제거한다. 두 번째 절개는 내측복사대신 무릎의 중간 부분을 절개하는 것이다.

Oesc가 설명한 역행 핀-절제 기술(retrograde pin-stripping technique)은 환자의 수술로 인한 외상을 훨씬 더 제한된 부분에서만 생겨나게 할 것이다. 동시에 비정상적인 축큰두렁정맥을 적절하게 제거할 수 있게 할 것이다(그림 9.11). 중요한 것은 정맥 구조의 이중 스캔을 이용하여 수술 전 조사를 할 수 있다는 것이다. 많은 환자들에서 확장되거나 역류하거나 제 기능을 하지 못하는 관통정맥은 무릎이나 그 바로 아래에서 끝날 것이다. 제 기능을 못하는 관통정맥과 연관되어 있지 않다면 정상적인 정맥(normal vein)을 더 이상 제거할 필요는 없다. 그리고 이렇게 제한된 부분으로 접근하면 두렁신경이 손상될 위험을 줄일 수 있다.

외과의사가 진단이중스캔정맥평가(diagnostic duplex scan venous evaluation)를 하지 않으면 이 필수적인 수술상의 결정을 할 수 없게 된다. 전체 큰두렁정맥이 역류와 함께 확장되었을 때 축큰두렁정맥을 제거해야만 한다. 축큰두렁정맥은 내측복사를 절개하여 확인할 수 있다. 축큰두렁정맥의 꼭대기부분을 조심스럽게 해부하고 뒷부분을 조심스럽게 세척하면 두렁신경이 손상될 위험을 최소화시킬 수 있다.

고전적 기술을 사용할 때 수술자는 무릎 뒷면이나 발목 절개부위의 정맥을 묶고 일회용 플라스틱 코드만 절제 와이어(disposable plastic Codman stripper wire)의 끝부분을 묶여있는 위쪽의 절개된 부분을 통해 삽입한다. 그 다음엔 큰두렁정맥을 따라 샅고랑부위가 있는 위쪽까지 들어간다. 이렇게 하면 샅고랑부위에서 확인된 고유의 구조를 독립적으로

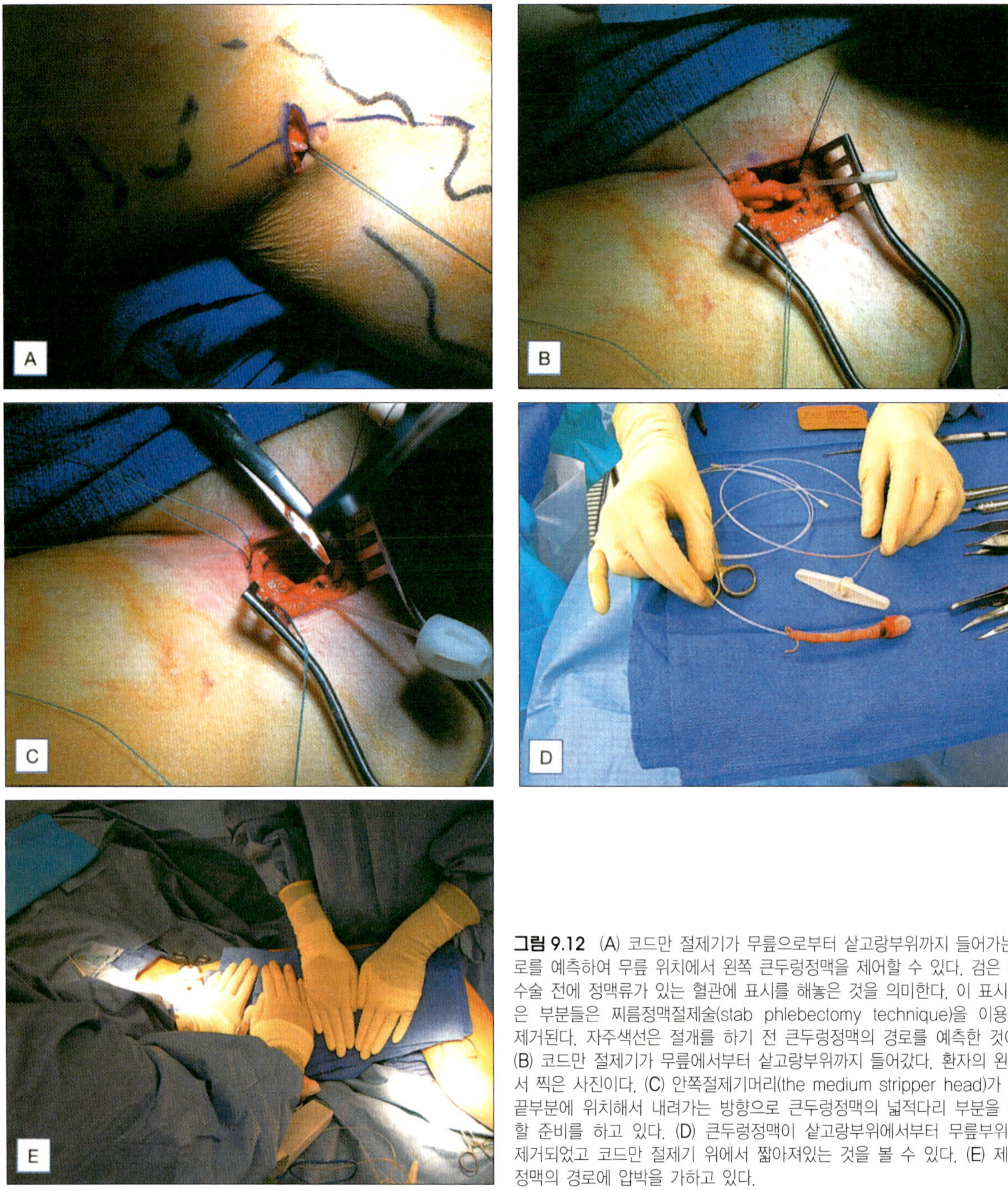

그림 9.12 (A) 코드만 절제기가 무릎으로부터 샅고랑부위까지 들어가는 경로를 예측하여 무릎 위치에서 왼쪽 큰두렁정맥을 제어할 수 있다. 검은 선은 수술 전에 정맥류가 있는 혈관에 표시를 해놓은 것을 의미한다. 이 표시해놓은 부분들은 찌름정맥절제술(stab phlebectomy technique)을 이용하여 제거된다. 자주색선은 절개를 하기 전 큰두렁정맥의 경로를 예측한 것이다. (B) 코드만 절제기가 무릎에서부터 샅고랑부위까지 들어갔다. 환자의 왼쪽에서 찍은 사진이다. (C) 안쪽절제기머리(the medium stripper head)가 위쪽 끝부분에 위치해서 내려가는 방향으로 큰두렁정맥의 넓적다리 부분을 제거할 준비를 하고 있다. (D) 큰두렁정맥이 샅고랑부위에서부터 무릎부위까지 제거되었고 코드만 절제기 위에서 짧아져있는 것을 볼 수 있다. (E) 제거된 정맥의 경로에 압박을 가하고 있다.

확정지을 수 있다. 때때로 절제기가 샅고랑부위의 넓적다리정맥에 있는 것을 관찰할 수 있다. 그것은 아마도 다리의 관통정맥 중 특정 부분을 통해 와이어가 깊은정맥계로 들어갔다는 것을 의미한다. 확실히 이렇게 되면 와이어를 제거하고 와이어가 예상했던 곳으로 들어갈 때까지 반복해야 된다.

이론적으로는 절제 와이어가 관통정맥을 따라 깊은정맥계로 들어갔다가 또다른 관통정맥을 통해 큰두렁정맥으로 돌아올 수 있다. 하지만 여기의 저자들은 이것이 증명된 사례가 있다는 것을 들은 적이 없다. 어떤 외과의사들은 와이어를 샅고랑부위로 집어넣어서 발목 부위까지 집어넣는 것을 선호한다. 하지만 많은 외과의사들은 와이어를 발목으로 집어넣어서 샅고랑부위까지 집어넣어서 샅고랑부위의 예상했던 부분에 제대로 와이어가 있는지 확인하는 것을 더 선호한다. 절제기를 먼 쪽 위치에서부터 몸쪽 위치로 집어넣고 몸 쪽 위치에서부터 먼 쪽 위치로 제거하는 것이 두렁신경을 손상시킬 가능성을 줄여줄 것이라고 알려져 있다.

그 다음 절제 와이어는 큰두렁정맥의 위쪽 부위에서 정맥절개술을 하면서 바깥으로 빠져나온다. 그리고 그 정맥은 절제 와이어 주변에 묶이고 발목 또는 무릎에서 나누어진다. 두렁넙다리음부는 나누어지고 묶여지고 봉합되는데, 넙다리정맥의 몸 쪽 홍조를 띤 부분과 묶이게 된다.

코드만 손잡이(Codman handle)은 절제 와이어의 낮은 끝부분(발목이나 무릎)에 위치해 있고 작거나 중간크기의 코드만 절제기 머리(Codman stripper head)는 와이어의 위쪽 끝부분에 붙어있다(그림 9.12). 절제기는 샅고랑부위에서 무릎으로 당겨지고 무릎 절개부위에서 빠져나갈 수 있다. 하지만 오로지 정맥의 위쪽 절반이 제거되었을 때만 가능하다.

발목에서부터 샅고랑부위에 이르는 정맥 전체 부분이 제거되어야 할 경우에 배꼽의 끈은 절제기 머리의 바로 아랫부분의 와이어에 묶인다. 그 다음 절제기를 아래로 종아리 중간 부분까지 당겨서 정맥을 부분적으로 제거한다. 손잡이는 빨리 제거되고 절제기 와이어의 아래쪽 끝부분에 있는 작은 코드만 절제기 머리(small Codman stripper head)로 대체된다. 배꼽의 끈은 와이어를 샅고랑부위로 당기는데 이용된다. 이렇게 작은 머리에 있는 정맥의 먼 쪽 끝(distal end)을 위쪽으로 제거하도록 하면 두렁신경의 손상을 줄이는 효과를 기대할 수 있다.

어떤 외과의사들은 코드만 절제기와 비교했을 때 머리가 없거나 머리가 많은 것을 선택할 수 있는 재활용이 가능한 피셔 금속 와이어 절제기(Fischer metal wire strippers)를 사용하기를 선호한다. 특히 큰두렁정맥의 주요 부분을 제거할 때 이 기구는 다리에 수술할 때 발생하는 외상을 최소화하는 것을 도와준다. 에피네프린을 적신 거즈 롤(epinephrine-soaked gauze roll)은 큰두렁정맥 바탕의 넓적다리 부분에 묶이고 다리는 이 때 들어올려진다. 이 방법들은 모두 혈관의 벗겨진 부분과 관통정맥에서의 출혈을 줄이기 위해 만들어졌다.

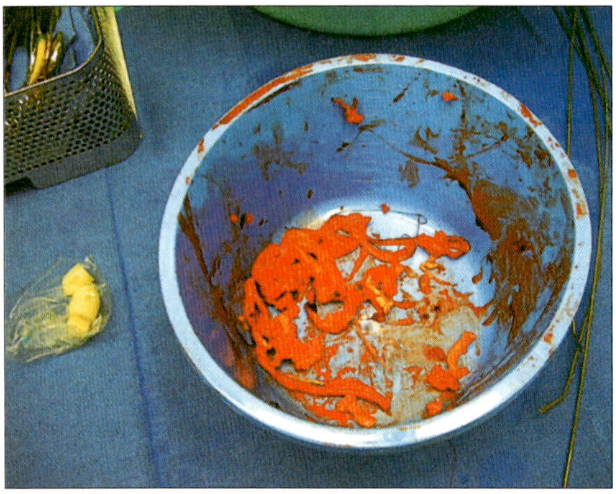

그림 9.13 발목-샅고랑부위 제거(ankle-to-groin stripping)와 찌름정맥절제를 결합하여 정맥류 수술을 했을 때 제거된 양의 예. 큰 코드만 제거기 머리와 중간 크기의 코드만 제거기 머리를 양동이 왼쪽 작은 플라스틱 가방 안에서 볼 수 있다. 금속 핀 제거기는 양동이 오른쪽에서 볼 수 있다.

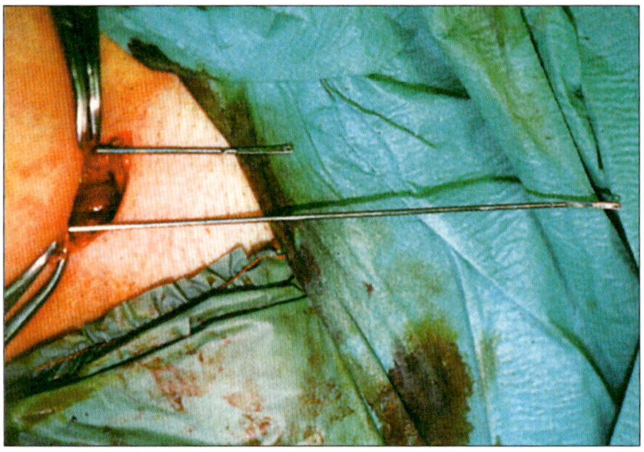

그림 9.14 큰두렁정맥과 앞가가지혈관(anterolateral branch)를 평행 제거하는 모습(parallel stripping). 핀 제거기는 오른쪽 두렁넙다리이음부로부터 두 정맥으로 역행해 들어간다. 두 정맥은 넓적다리의 찌름상처(stab wounds)를 통해 밖으로 나와 있다.

모든 경우에 정맥의 바탕에 7분 동안 압박을 가한다. 어떤 경우에는 큰두렁정맥을 제거한 후에 적어도 10분 정도 탄력성이 있는 밴드 6개로 넓적다리를 덮은 상태로 까치발을 들어 다리를 들어 올려 출혈을 최소화하는 것이 더 나을 수도 있다. 이렇게 하면 큰두렁정맥의 제거는 끝나게 된다.

Oesch는 또한 핀-제거(pin-stripping)이라고 이름 붙인 방법을 개발하였다. 단단한 금속 제거기(rigid metal strippers)는 정맥의 특정 부분을 50mm 길이까지 제거하는데 이용된다. 핀-제거는 일반적으로 역류가 존재하는 경로를 윗부분에서 아랫부분으로, 즉, 역행하는 방법으로 와이어를 집어넣는다. 중요한 것은 핀 제거기를 관통정맥을 통해 깊은정맥계 내로 잘못 들어갈 일이 거의 없다는 것이다.

핀-제거는 아마도 최초로 선을 이용한 기술일 것이고 또한 재래식 제거기 와이어를 먼 쪽에서 몸 쪽 방향으로 집어넣을 수 없을 경우에 완벽한 대안이다. 이 방법은 표준 샅고랑부위 절개와 큰두렁정맥과 그 곁가지혈관의 해부와 함께 정밀한 국소마취를 사용하여 할 수 있다.

핀 제거기는 수술 전 이중스캔에 의해 결정된 역류 부위에 와이어를 넣을 때 샅고랑부위에서 먼 쪽으로 역행해야 하는 반면에 핀-제거는 먼 쪽에서 몸 쪽으로 집어넣을 때도 똑같이 효과적이다. 핀-제거의 경우 정맥의 추가적인 부분을 제거하는 과정이 반복적으로 이루어질 수 있다. 주로 얕은 정맥을 촉진(觸診, palpate)할 수 있는 곳인 발목에서 시작하는 정맥일 경우 그렇다. 몸 쪽으로 집어넣든지 먼 쪽으로 집어넣든지, 핀 제거기의 '이끄는' 쪽 끝은 정맥 벽을 따라가서 피부까지 들어간다. 와이어는 피부 아래로 느껴질 수 있고 피부의 작은 상처 구멍을 통해 바깥으로 나온다.

수술 후 이중-안내 기술(duplex-guided technique)이 깊은정맥계에 손상이 없이 정맥을 완전히 제거할 때까지 의심스러운 부위는 가만히 놔두어야(untreated) 한다(그림 9.11과 그림 9.13을 참고).

핀-제거 방법은 샅고랑부위의 재발 비율에 매우 높은 것과 관련이 있다. 게다가 재발이 일어나는 환자는 이중 평가를 다시 하는데 이 기술을 사용하면 어떤 신생혈관증식도 발견되지 않는다. 제 기능을 못하고 앞가쪽에 정맥류가 있는 가지혈관(샅고랑부위에서부터 역행접근을 통해 도달)을 치료하는데 특히 유용한 것으로 생각된다(그림 9.14).

Rivli은 작은두렁정맥을 치료하는 기술 발전에 명성이 높다. 그 기술은 엎드려있는 환자에게 사용할 수 있는 가장 좋은 방법이다. 앞에서 언급했듯이 작은두렁정맥이 깊은정맥계와 상호작용하는 방법이 다양하기 때문에 주의 깊게 이중 촬영을 해야 한다. 작은두렁정맥의 위쪽 끝에 역류가 있는지 확인하려면 정맥을 어떤 점 위에 묶어야 한다.

수술자는 그 점 사이에 어떤 가지혈관도 없고 깊은정맥계와 어떠한 상호작용도 없다고 확신할 수 있는 점 위에 묶어야 한다. 이것은 종종 오금굽힘주름(popliteal flexion crease)이나 그 위에 가로로 절개하는 것을 필요로 한다. 이렇게 하면 외과의사는 오금에 있는 다른 구조들(오금정맥, 오금동맥, 정강신경〈tibial nerve〉과 같은)을 손상시키지 않고 작은두렁정맥에서부터 오금정맥과의 접합부분까지 따라갈 수 있다. 장

딴지 신경(sural nerve)은 다리 하부 작은두렁정맥의 말단을 따라 근처에 쭉 있다. 장딴지 신경은 수술하는 동안 절대로 손상을 입혀서는 안 된다. 작은두렁정맥은 거의 모든 경우가 핀 제거기를 이용하여 제거된다.

핀 제거기를 이용하여 작은두렁정맥을 제거하면 '함입(invagination)' 기술을 사용할 수 있다는 이점이 있다. 함입기술은 조직 손상을 줄일 수 있다. 그리고 이렇게 하면 장딴지 신경이 손상될 가능성이 줄어들고 특히 정맥의 위쪽 끝만 이상이 있고 정맥의 일부분만 제거되어야 할 때 유리하다(그림 9.11). 핀 제거기는 작은두렁정맥에 있는 마지막 주요 관통정맥에 다다를 때까지 먼 쪽으로 집어넣는다.

정맥의 몸 쪽 끝을 묶고 핀 제거기에 부착시킨 후 핀 제거기는 피부의 찌름상처를 통해 빠져 나온다. 정맥은 함입을 통해 몸 쪽에서 먼 쪽 방향으로 제거할 수 있다. 전에 언급했듯이 먼 쪽 작은두렁정맥의 제거는 거의 필요하지 않다는 사실에 주목하길 바란다.

결과

동시 정맥절제술(concomitant phlebectomy)로 큰두렁정맥을 제거하는 것은 초기 정맥류 (primary varicose veins)에 효과적이고 지속성이 있는 방법이다. Dwerryhous와 그의 동료들은 그들 환자 52명중 3명(6%)

이 재래식 무릎-샅고랑부위 제거술(conventional knee-to-groin stripping)을 받은 후 5년 안에 재수술이 필요했다는 사실을 보고했다.

이것은 두렁넙다리이음부를 묶기만 했을 때 58명중 11명(19%)의 환자가 재발한 사실과 비교된다. 두 그룹 모두 연합정맥류보조혈관(associated varicose tributaries)의 동시 국소 치료를 받았다.

무릎-샅고랑부위 제거술을 받은 환자의 29%가 잔(무릎아래)큰두렁정맥(residual 〈infragenicular〉 GSV)의 이중 스캔을 해서 역류가 있다는 사실을 관찰했음에도 불구하고 이 조사의 결과는 이 환자들은 제거 치료 없이도 잘 낫는다는 사실을 의미한다.

추가 조사를 통해 제거술을 받고 86%는 11년 동안 재수술로부터 자유롭다는 결과를 알아내고 생명표를 만들었다.

축정맥 제거를 보조하는 정맥절제술 또는 경화요법의 사용

얕은정맥고혈압증상(symptomatic superficial venous hypertension) 환자의 대다수는 중대한 가지혈관(branch vein) 정맥류를 앓게 될 것이다. Berga은 이것들이 위치와 병태생리학에 따라 관통정맥과 관련이 되어있다고 주장해왔다. 특히 먼쪽넓적다리와 장딴지 위쪽에서 특히 그렇다고 주장했다. 축정맥을 제거해서 근본적인 혈류역학적 문제를 중점적으로 다루고 나서 이 가지혈관들을 치료할 수 있는 한 가지 방법은 경화요법(sclerotherapy)을 수행하는 것이다.

그러나 경화요법은 최소한의 불편함만 겪고 일찍 좋은 결과를 얻을 수

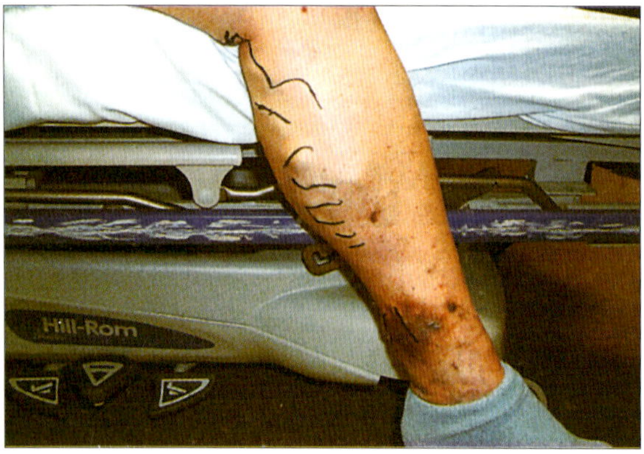

그림 9.15 수술로 제거될 정맥류 가지혈관은 당일 수술 전에 진료실에서 서서 또는 수술 직전에 고정 위치에서 가지혈관 정맥류가 있는 부위에 지워지지 않는 마커를 이용하여 표시를 한다. 왜냐하면 환자가 수술대에 누운 상태에서 표시를 하면 자국이 명확하지 않기 때문이다.

있는 반면에 7장에서 언급했듯이 실험을 해본 결과 정맥절제술이 오랜 기간 동안 더 효과적이고 잘 지속되는 방법이라고 밝혀졌다.

게다가 가지혈관 정맥류를 제거하는 방법과 치료요법(treatment)을 한 번의 절차로 같이 사용하면 더 효과적이다(그림 9.13). 당일 수술 전에 진료실에서 서서 또는 수술 직전에 고정 위치(holding area)에서 가지혈관 정맥류가 있는 부위에 지워지지 않는 마커를 이용하여 표시를 한다(그림 9.15). Mulle는 최초의 현대 국소정맥절제술 개발로 명성이 높다. 하지만 실제로 국소 정맥 절제술은 약 2000년 전에도 행해졌던 것으로 보인다.

지난 40년간, 특수한 갈고리의 개발은 작은 상처를 통하여 국소정맥절제를 가능하게 해왔다. 대부분의 수술자들은 Muller에 의해 개발되고 Oesch과 Ramelet 그리고 다른 많은 사람들에 의해 변경된 기술과 유사한 기술을 사용하고 있다.

Oesch 갈고리를 사용할 때, 11번 작은 칼이나 18번 게이지 바늘(gauge needle)로 작은 상처를 내어서 그 상처를 통해 갈고리를 삽입한다. 몇몇 저자들은 축정맥을 제거하기 전에 정맥절제술을 수행해야 한다고 주장한다. 왜냐하면 제거를 할 때 말단 정맥에 고혈압이 나타날 수 있기 때문이다. 투사력(transilluminated powered)을 통한 정맥절제술은 가지혈관정맥류의 완전히 제거시켜줄 새로운 기술이 나올 수 있다는 가능성을 보여준다.

무릎아래큰두렁정맥(Infragenicular GSV)의 제거

두렁신경은 무릎 바로 아래부터 내측복사를 넘어서까지 큰두렁정맥을 따라서 존재한다. 그리고 두렁신경은 큰두렁정맥의 무릎 아래 부분을 수술할 때 손상될 위험이 있다. 따라서 몇몇 사람들은 큰두렁정맥이 무릎부터 샅고랑부위까지만 제거되어야 한다고 주장한다(접근을 위해 무릎 뒷중간 부분을 작게 절개한다).

또한 몇몇 사람들은 제거기가 당겨지는 방향도 중요하다고 주장한다. 그러나 두렁신경의 손상 위험 정도가 큰두렁신경을 무릎에서 샅고랑부위로 제한하여 달라질 수 있다는 사실에 대해서 모든 저자가 동의하는 것은 아니다. 게다가 두렁신경 손상에 의한 후유증은(흔하지만) 실제적인 결과(practical consequence)로 나타날 일은 거의 없거나 아예 없을 것이다.

결과적으로 무릎부터 샅고랑부위까지만 제거하여 보존한다고 해도 그렇게 보존하려던 부분이 실질적으로 손상을 입어 잔무릎아래대복재정맥(the residual infragenicular GSV)에 심한 이상(역류)이 생겼다는 사실이 발견되었다. 비대하게 확장된 몸쪽대복재정맥은 중간 크기의 제거기 머리(medium-sized stripper head)로 다루는 게 가장 적절할 것이다.

하지만 저자들은 이것이 장딴지 중앙부분에서 발목에 이르는 부분을 양

방향으로 왔다 갔다 하는 것이 꺼림칙하다. 왜냐하면 이것의 크기 때문에 다리의 낮은 부분에서 주로 발견되는 제한된 피하층에 있는 주변의 두렁신경을 손상시킬 수 있기 때문이다.

대신에 작은 제거기 머리는 사용될 수 있다. 발목-샅고랑부위에 이르는 큰두렁신경을 제거한 후 두렁신경장애 증상이 지속될 일은 드물다. Oesch 함입 기술이나 매우 작은 머리를 가진 금속 제거기를 이용하는 것도 대안이 될 수 있다.

두렁넙다리이음부 간단히 묶기

Trendelenburg는 얕은 정맥의 혈압이 두렁넙다리이음부 아래로 이동하는 현상을 줄이기 위해 두렁넙다리이음부를 묶어야 한다고 최초로 주장한 사람으로 알려져 있다.

이 과정은 몇몇 사람들에 의해 축대정맥이 동맥을 우회하는 관으로서 기능할 수 있게 보존해주는 방법이라고 주장되어 왔다. 또 다른 사람들은 최소한 이 방법을 정맥고혈압을 낮춰주고 가지혈관정맥류를 더 치료효과가 지속적인 침습적 접근법으로 이용했다(정맥절제술 또는 경화요법에서). 그러나 이 접근법은 비교적 실패할 가능성이 높다.

대비적으로 큰두렁정맥의 무릎-샅고랑부위 부분을 가지혈관정맥류 치료와 같이 제거하면 재발가능성이 줄어든다.

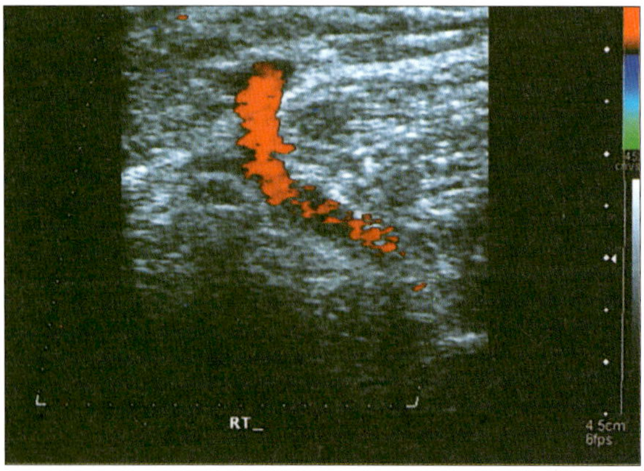

그림 9.16 발살바조작 동안 이 큰 관통정맥에 역류가 발견되었다.

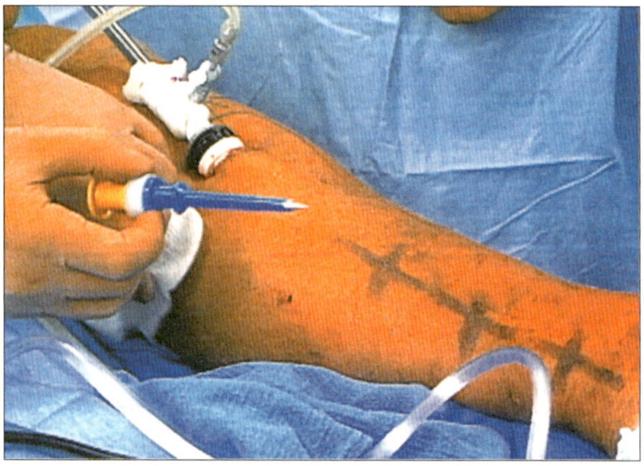

그림 9.17 두 개의 포트 체계를 이용해서 왼쪽 다리에 SEPS를 수행하는 모습. 제 기능을 못하는 세 개의 관통정맥들이 이중 스캐너를 통해 수술 전에 미리 표시되고 있다. 카메라 포트와 카메라는 이미 제 위치에 가있다. 외과의사의 오른손에 있는 작업 포트는 카메라 포트의 앞과 뒤에 위치할 예정이다.

근막 밑 내시경 관통정맥 수술 (SEPS)

기본 개념, 필요성, 환자의 선택

높이고 압축하는(elevation and compression) 방식의 정맥궤양(venous ulcers)의 보존치료(conservative treatment)는 낫는데 실패할 가능성이 매우 높고 지시에 매우 잘 따른 환자들조차도 잦은 재발이 일어난다. 이것은 Rhodes와 Gloviczki가 인용한 것처럼 1867년에 Gay가 언급한 내용이다. Linton은 관통정맥이 얕은정맥고혈압을 일으키는데 기여한다는 사실을 알아차렸다. 그리고 관통정맥을 묶는 근본적인 수술법을 개발하였다. 그것으로 인해 깊은정맥계와 얕은정맥계가 서로 격리되었다.

그러나 Linton의 수술은 상처 합병증(wound complications, 약 25%)의 실질적인 위험성이 있었고 정맥궤양이 확실히 치료되는 경우가 더 적어졌다. 몇몇 사람들이 Linton 방법의 변형시켜서 합병증의 위험을 약간 줄이게 되었다. 하지만 상처 문제는 수술을 받은 환자들이 용납하기 어려운 상태로 계속 남아있었다. 이 이환률(morbidity)은 부분적으로 피부관 혈류(skin flaps)의 동시절충(concomitant compromise)과 관계가 있다.

Hauer는 제 기능을 못하는 관통정맥를 가로막기 위한 덜 침습적인 내시경 접근법(a less invasive endoscopic approach)을 최초로 보고한 사

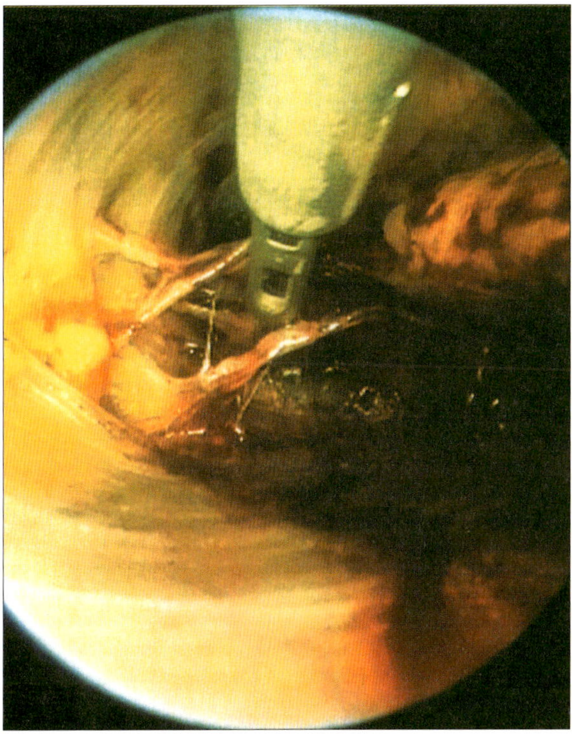

그림 9.18 SEPS동안 고정된 관통정맥을 현미경으로 본 사진.

람으로 알려져 있다. 그리고 Bergan이 근막 밑 내시경 관통정맥 수술(subfascial endoscopic perforator vein surgery, SEPS)라는 영어 단어를 최초로 사용하였다.

관통정맥을 가로막기 위한 기본적인 전제는 궤양이 지속적으로 이동하는 정맥고혈압(persistent ambulatory venous hypertension)과 관련이 있다는 것과 제 기능을 못하는 관통정맥이 이동하는 정맥고혈압을 유발한다는 것이다. 정말로 궤양은 제 기능을 못하는 얕은 정맥과 떨어져 있는 경우가 드물다. 그리고 정맥궤양환자의 혈류역학적 연구는 73%가 얕은정맥이나 깊은정맥에 역류가 일어나면서 동시에 제 기능을 못하는 장딴지 관통정맥을 갖고 있다는 사실을 보여준다.

따라서 큰두렁정맥만을 제거하는 것은 정맥정체궤양(venous stasis ulcers)을 치료하는데 효과적이지 못할 가능성이 높다.

SEPS에 대한 환자의 선택

외과의사는 계속 환자 내에서 정맥정체궤양에 대해서 적절한 징후가 있는지 또는 SEPS의 임무가 있는지 계속해서 찾는다. 이 치료법에 대해서 이상적이라고 생각되는 환자는 고전적인 내위쪽복사정맥정체궤양(classic medial supramalleolar venous stasis ulcer)이 있고 비정상적인 관통정맥의 혈류역학적 증거가 있고 깊은정맥에 혈전증이 없다는 증거가 있는 경우이다. 과정으로(최초의 Linton식 과정과 비슷하다.) 우선 어느 정도 진행된 정체피부염을 가진 환자를 준비시키고 궤양부위를 연다(CEAP class 6, Clinical Efficacy Assessment Project class 6).

하지만 이른 고무적인 결과는 많은 외과의사로 하여금 CEAP class 5 또는 class 4 과정으로 진행하게 했다. 비침습적인 검사, 그 다음으로 이중스캔을 하는 것이 환자 검사에서 수술자가 SEPS를 고려할 때 첫째 방법이다. 그리고 이러한 검사는 수술 전 제 기능을 못하는 관통정맥들을 지도화하는데 결정적인 역할을 한다. 정상적인 관통정맥들은 이중스캔으로 확인되기 어렵거나 아예 불가능하다. 하지만 비정상적인 관통정맥들은 일반적으로 확장되거나 역류하는지의 여부를 쉽게 확인할 수 있다.

다리는 정맥류정맥을 검사하는데 사용했던 방법과 똑같이 기본적인 기술로 스캔되는데 다리의 안쪽 면을 따라 가로방향으로 직선 탐침으로 쭉 지나가는 방식으로 스캔된다. 환자에게 급성 혹은 만성 깊은정맥혈전증(deep vein thrombosis, DVT)이 확실히 없어야만 한다는 사실은 중요하다. 왜냐하면 깊은정맥혈전증은 SEPS의 효력에 강하고 부정적적인 영향을 미칠 수 있기 때문이다.

관통정맥들은 색혈류영상과 도플러 신호(Doppler interrogation)를 이용해 역류가 있는지 확인되고 검사된다(그림 9.16). 그리고 피부 위에 지워지지 않는 마커로 표시해서 나중에 SEPS를 하는 동안 가로막게 해준다.

최상의 결과를 얻기 위해서는 외과의사와 초음파 기사 모두가 이중 스캔과 영상화를 감독해야 한다.

테크닉

SEPS는 일반적으로 전신마취나 국소마취 모두에서 수행되어 왔다(거미막밑 차단마취(subarachnoid block) 또는 경막외 마취(epidural)). 하지만 튜메선트마취(tumescent anesthesia)도 가능할 것이다.

수술할 관통정맥들은 정강뼈의 안쪽뒤 가장자리와 장딴지의 중앙선 뒤 어디에든 위치해있을 수 있다. 관통정맥들을 가로막는데 유용하게 하기 위해 해부되어야만 하는 부분은 이 근막 아래 부분이다. 가장 중요한 안쪽 관통정맥들은 뒤고리정맥(the posterior arch vein)과 상호작용을 한다.

하지만 무릎 근처의 축대정맥과 상호작용을 하는 경우도 있다. 보통 위쪽 또는 중간 안쪽 장딴지부분을 절개해서 다리 하단부의 근막밑공간으로 접근하는 반면에 그 기술은 가운데에서 가운데로(from center to center) 약간의 변화로 수행된다. 예를 들어, Hauer는 단일 포트(single port)을 사용했고 Pierik은 세로칸내시경(mediastinoscope)과 단일 포트를 이용한 기술을 개발했다. Loma Linda 그룹 또한 단일 포트 기술을 사용했다.

Mayo Clinic 그룹은 두 개의 포트(하나는 복강경검사를 위한 것, 다른 하나는 작업을 위한 것)를 이용한 기술을 개발했다(그림 9.17).

팔다리의 방혈법(exsanguinated limb)과 넓적다리 위의 공기압지혈대(pneumatic tourniquet)와 이산화탄소 삽입법(CO_2 insufflation)의 이용은 많은 해부에서 이용되었다. Conrad는 이산화탄소 삽입법과 비슷한 방법을 개발했지만 방혈과 지혈은 할 수 없었다.

더욱 최근에 개발된 두-포트 접근법(two-port approaches)은 더 작은 상처자국만을 남기고 시각적인 면이 향상되어(이산화탄소 삽입법을 사용하여 널찍한 작업 공간을 확보할 수 있었기 때문에 그렇게 되었다) 사람들의 마음을 끌리게 했다. 그러나 지금은 한 개의 포트만으로도 이산화탄소 삽입법을 이용하여 작업 공간을 확보할 수 있게 되었다. 또한 두 개의 포트를 이용하고 방혈법을 사용하지 않는 대신 풍선을 이용하여 많은 해부를 수행할 수 있게 되었다.

어떤 기술을 이용하든지 관통정맥들은 확인되어 클립이나 조화 작은칼(harmonic scalpel) 또는 다른 기술로 차단되어야 한다(그림 9.18). 해부학적으로 고려하면 깊은뒷부분(the deep posterior compartment)으로 들어가도록 명령받을 것이다. 그리고 모든 관통정맥이 확실히 보내지도록 명령받을 것이다. 매우 먼 쪽에 있는 Cokett I 관통정맥은 내시경과 관련된 도구로 닿지 않을 것이다. 그리고 내측복사의 특정 위치에 또 다른 절개를 필요로 할 것이다. SEPS는 종종 큰두렁정맥 제거 또는 얕은정맥의 역류를 다루도록 계획된 다른 적절한 과정과 함께 진행된다.

환자가 제 기능을 하지 못하는 큰두렁정맥이 동시에 여러 개가 나타날 때, 이것은 정말로 SEPS의 성공에 결정적인 역할을 하는 것으로 보인다.

결과

Pierik 등은 정맥궤양에 관해서 SEPS와 재래식 열린 관통정맥 가로막기(conventional open perforator interruption, Linton operation)를 비교한 (임의로 시행된) 연구의 결과를 발표했다. 이 저자들은 SEPS 후에는 큰 상처 합병증이 나타나지 않았지만 그와 대비되게 열린 관통정맥 제거 후에는 53%가 큰 상처 합병증이 나타났다고 말했다. 그리고 그들은 양쪽 그룹 모두에서 궤양이 재발하지는 않았다고 말했다.

그들의 연구에 비수술적 치료는 없었다. 그렇다 하더라도 Pierik의 연구에 단 한 가지 예외적인 것은 SEPS의 경우 저자들의 지식에 따라 임의적인 시도를 예상하기 어려운 반면에 재래식 열린 관통정맥 가로막기의 경우 궤양과 이동하는 정맥고혈압(ambulatory venous hypertension with ulceration)에 대한 대안적 치료방법이 있다는 것이다.

Level I 증거가 없는데도 불구하고 초기의 짧은 기간 혹은 중간 정도의 기간 동안 나타난 결과는 이환률과 초기 궤양치료와 궤양 재발에 관하여 상당히 고무적이다.

Rhodes와 Gloviczki는 유용하고 평가 가능한 SEPS 초기 결과들을 이용해 도표를 작성했다. 결과들은 다양하다. 이 항목들 중 몇 개는 수술 전 임상적 상태(CEAP 분류)와 혈류역학적 상태(검사) 에 대하여 분명하지 않다. 많은 수술은 큰두렁정맥을 제거를 포함하고 있다. 그리고 추적(follow up)은 종종 짧거나 애매하다. 그럼에도 불구하고 SEPS 치료를 받은 대략 400명 이상의 사람들 중에 단지 5%만이 상처 합병증이 생기고 90%는 궤양이 조기에 회복되었다. 그리고 12%가 궤양이 재발된 것으로 보아 이 방법은 꽤 유용하다. 12%가 궤양이 재발되었다는 사실은 추적이 짧거나 애매해서 그런 것으로 볼 수 있다.

하지만 이 연구모음들은 SEPS가 궤양을 합병증 위험이 별로 없이 효과적으로 치료하고 예방할 수 있다는 긍정적인 면을 보여준다. Tawes등은 최근에 5군데의 다른 치료센터에서 평가와 치료에 대한 연구계획서(single protocol)를 이용하여 만든 832명의 환자들의 SEPS 결과를 발표하였다. 그들은 단지 8%만이 궤양을 치료하는데 실패하거나 수술로 전혀 효과를 보지 못했고 4%만이 SEPS 이후 6개월에서 2년간 궤양이 재발하거나 다른 악화가 발생했다고 보고했다.

TenBrook 등은 영어로 된 SEPS 보고서를 논평했다. 88%가 궤양이 조기에 회복되었고 그 중 13%가 21달 사이에 재발을 일으켰다는 사실을 발견했다. 그러나 그들은 또한 걱정스럽게도 SEPS 이후 7%가 신경통을 앓았다고 발표했다. 열린 관통정맥 제거의 결과는 초기 판막 이상(primary valvular incompetence) 환자들과 혈전증 후 정맥 고혈압(post-thrombotic venous hypertension, 정맥염 이후 팔다리에서 나타남) 환자들 간에 매우 다르다. 혈전증 후 팔다리에서 궤양이 재발하는 비율은 초기 판막 이상 팔다리에서 재발하는 비율의 약 두 배이다(46% 대 20%, 생명표를 비교해서 2년간 재발한 비율을 측정했을 때).

한 가지 흥미로운 사실은 초기 판막 이상의 SEPS 치료가 정맥염 후 팔다리에 SEPS 치료를 한 경우보다 혈류역학적으로 더 나아졌다는 관찰결과와 유사하다는 것이다. 독자들은 치료요법 결정을 하고 잠재적으로 SEPS를 받을 가능성이 있는 사람과 상담을 할 때 이 관찰 결과를 유념하길 바란다. 그러나 정맥 정체 궤양을 가진 2/3에 이르는 환자들은 '정맥염 후 증후군'이 아닌 초기 정맥 판막 이상을 앓고 있다.

따라서 SEPS나 직접 깊은 정맥 판막 수술(direct deep venous valvular surgery)을 받을 환자들은 조금이라도 고려되어야 한다.

요약

특히 광범위하고 복잡한 정맥류의 상황에서는 큰/작은복재정맥의 절제는 여전히 얕은정맥이상 치료에 필수적인 부분으로 남아있다.

넓적다리 신경과 장딴지 신경의 손상을 포함하여 합병증을 최소화하는 기술이 발전하여왔다. SEPS는 정맥 고혈압을 완화시켜주고 정체궤양을 치료해주는 극도로 제한된 환자들에게 이용되는 새로운 기술이다.

Andreas Oesch의 보유(補遺)

오늘날 수술의 필요성

정맥절제술 (Phlebectomy)

레이저나 고주파열을 응용한 정맥류의 정맥 내 치료가 정맥 수술의 전성기는 이제 끝났다는 얘기가 나올 만큼 지금 활성화되고 있다. 그러나 이 비수술적 치료방법만으로 충분하다는 케이스가 거의 없다.

만약 두렁이상(saphenous insufficiency)이 그러한 치료를 명확히 필요로 한다면 정맥류의 곁가지 혈관들은 추가적인 정맥절제술이나 경화요법을 받아야 할 것이다. 다리가 이미 마비되었다면 논리적인 선택은 정맥절제술이다. 정맥절제술은 이 상황에서 주사요법(injection therapy)보다 더 안전하고 또한 더 신뢰할만하다.

넓적다리혈관절제술(saphenectomy)이 핀-제거 방법으로 수행될 때 큰두렁정맥 또는 작은두렁정맥은 비정상적인 먼 쪽 부분부터 선택적으로 제거된다. 대부분의 정맥류는 이곳에서부터 시작하고 두렁정맥과 함께 퍼진다. 두렁정맥은 쉽고 통합적으로 역류가 일어나는 경로 전체를 절제할 수 있게 해준다.

확장된 정맥류 (extended varices)

피부 화상의 위험을 줄이기 위해 정맥 내 열 치료(endovenous heat treatments)는 튜메선트 마취(tumescent anesthesia)를 하고 수행해야 한다. 이 정밀하고 내성이 있는 마취는 두 가지의 결점이 있다. 즉 이것은 시간이 다소 오래 걸리고 이것이 적용된 곳에만 제한된다.

만약 확장된 정맥류를 일으키는 환자에게서 마취용액의 요구량이 임계 수준까지 도달했다면 두 가지의 치료법을 병행할 것을 권한다. 두 가지 치료법을 병행할 경우, 작업량과 비용이 외과적 수술만 했을 때보다 훨씬 적게 들 것이다.

작은두렁정맥 (Small saphenous vein)

모든 작은두렁정맥 치료법은 장딴지 신경의 손상을 야기할 수 있다. 대체로 위험성이 적은 두렁신경과 대조되게 장딴지 신경이 손상되면 지속되고 통증이 있는 경향이 있다.

작은두렁정맥의 제 기능을 못하는 부위를 선택적으로 제거하는 것은 장딴지 신경 근처에 열 손상을 입힐 위험성이 높다. 작은두렁정맥의 핀-제거를 위한 마취는 그 접합과 보조혈관에 제한된 침투만을 요구하고 시간이 매우 적게 든다.

짧은 몸쪽 역류 (Short proximal reflux)

이러한 상황에서, 두렁정맥의 짧은 부분만이 비활성화되어야 한다. 예를 들어 샅고랑부위부터 넓적다리 중간까지 또는 오금부터 장딴지 중간까지만 비활성화되어야 한다. 십자 형태로 절개하는 것은 제거기를 삽입하는 데 사용된다. 정맥의 부분은 핀-제거에 의해 쉽게 제거되는데 비만 환자에서도 쉽게 제거할 수 있다.

반면에 두렁정맥의 역류 끝 부분에서 시작되는 탐침을 먼쪽(distal)으로 집어넣는 것은 어렵다. 일반적인 접근법은 탐침을 열 제거를 통해 발목이나 무릎 아랫부분으로 삽입하는 것이다. 이렇게 건강한 정맥의 좋은 부분을 절개하여 삽입한다.

복잡한 해부학적 패턴

넓적다리의 정맥류는 주로 앞가쪽 정맥과 큰두렁정맥 자체에 의해 일어난다. 두 역류 시스템은 제거되어야만 한다. 그것들은 조직의 단지 몇 센티미터로만 분리되어있기 때문에 이 과정은 비외상적인 방법으로 수행될 때만 가능하다.

십자절개는 복잡한 접합(이것은 보통 앞가쪽 정맥의 시작부위의 동맥류(aneurysmal) 확장을 포함한다)의 열린 절제(open resection)와 정맥들의 핀-제거를 가능하게 해준다. 이 '이중-제거(double-stripping)'는 또한 두 역류 시스템 간에 정맥류가 연결되어있음을 보여준다.

큰두렁정맥 줄기 사이의 복잡하게 교차되어있는 역류 패턴과 큰 평행한 보조혈관들은 대체로 흔하다. 본래의 분절을 건드리지 않고 정맥 내 과정(또는 경화요법)을 통해 모든 경로를 제거하는 것은 어렵고 심지어 비만 환자들의 경우는 아예 불가능하다.

고전적인 Bobcock 제거법은 다양한 병리생리학적 방해 없이 줄기 전체를 제거하고 역류하는 보조혈관들을 제자리에서 치료할 수 있다. 핀-제거는 외과학적으로 혈류가 벗어난 곳에 탐침을 다시 집어넣어 역류네트워크(reflux network)를 따라갈 수 있게 해준다.

특정한 구획화 (Special localization)

무릎 관절과 같은 중요한 부분의 관통정맥은 열 치료로 안전하게 다루어질 수 없다. 국소마취를 통한 수술이 신경학적 합병증을 막는데 도움이 된다. 유일한 대안은 초음파를 이용한(ultrasound-guided sclerotherapy) 경화요법뿐이다. 직경이 작은 깊게 위치한 Giacomini 정맥은 치료하기 어렵다. 저자의 생각으로는 가장 좋은 방법은 오금접합부터 대복재정맥까지 핀-제거를 이용하는 것이다. 탐침이 깊은정맥계로 벗어나지 않도록 주의를 기울여야 한다.

정맥 내 시술에서의 수행능력 부족

고주파 치료에 대한 초기의 보고는 제거 과정보다 훨씬 더 정밀하다는 사실을 보여준다. 그것들은 대부분 피부 화상, 감각의 마비와 경화와 같은 사소한 문제이다. 하지만 또한 넓적다리정맥을 포함한 깊은정맥혈전(DVT)의 갑작스러운 발생도 있다.

비록 열폐색(thermal occlusion)의 고유의 문제지만 몸쪽 깊은정맥혈전이 경험이 증가하면 그 수술에 대한 합병증 발생률이 줄어드는 것 같다.

탐침이 적합한 온도로 접합 밑에 정확히 자리를 잡으면 오랜 기간 동안 절충한 좋은 결과를 얻는 대신 깊은정맥혈전을 줄일 수 있는 길잡이가 될 것이다. 정맥 내 치료에서는 초음파 기술에 대한 실질적인 지식이 필수적이다. 불행하게도 정맥 내 장치들은 종종 어떤 이도 수행할 수 있을 정도로 쉬운 방법으로 퍼진다. 기술은 실질적인 경험을 대체할지도 모른다.

제한적인 재정 자원

정맥 내 레이저와 고주파 치료는 고도의 기술을 이용한 치료법이다. 재활용이 불가능한 탐침기 뿐만 아니라 작동기도 비싸고 고품질의 영상화 시스템이 필요하다. 재정적 자원이 부족할 때 이 기술들을 이용하는 것은 간단히 말해서 불가능하다. 고수입의 환자에게 초기 비용은 잠깐 일을 안 하는 것과 비슷할 것이다.

결론

외과 수술은 여전히 정맥 질환의 치료에서 그만의 분야를 가지고 있다. 새 기술을 퍼뜨리는 사람들은 종종 시대가 지난 외과적 방법과 새로운 기술을 비교해서 제거술의 부정적인 면을 과하게 강조하는 경향이 있다. 실제 수술은 함입과 갈고리 정맥절제술을 이용한 선택적인 제거를 의미한다.

이 최소한의 침습적 접근은 혈전증을 일으킬 확률이 적다는 것과 신경을 거의 손상시키지 않는다는 것과 피부에 거의 문제를 일으키지 않는다는 이점이 있다. 그리고 다른 치료법들과 견줄만하다.

미용적인 결과가 좋고 수술 후 통증이 거의 없다. 그럼에도 불구하고 큰두렁정맥 제거는 두 가지 단점이 있다: 넓적다리에 불쾌한 타박상과 샅고랑부위에 정맥류 재발. 타박상은 부수혈관의 절개를 통해 즉시 국소압박(immediate local compression)을 하여 줄일 수 있다. 본 저자의 환자의 경우 넙다리의 잘린 끝(femoral stump)을 반대로 봉합하는 것이 샅고랑부위에 혈관을 이식하는 것보다 효과적인 것으로 밝혀졌다.

정맥 질환의 역학은 최근 10년간 변화되어왔다. 오늘날의 환자들은 가벼운 증상의 정맥류가 나타난다. 동시에 이러한 환자들이 더욱 요구되고 있다. 결과적으로 더 간단한 형태의 정맥류를 다루는 덜 침습적인 치료에 대한 개념이 발전해왔다.

이것들이 확장되고 복잡한 상황에 대해서도 적합한지 또한 그것들이 오랜 시간 지속될지는 명확하지 않다. 현재에도 여전히 복잡한 형태의 정맥류에 대해서는 외과적 수술이 우선적으로 선택되고 있다.

참고문헌

Aremu MA, Mahendran B, Butcher W, et al 2004 Prospective randomized controlled trial: conventional versus powered phlebectomy. Journal of Vascular Surgery 39:88–94

Bergan JJ 2001 Surgical management of primary and recurrent varicose veins. In: Gloviczki P, Yao JST (eds) Handbook of Venous Disorders. 2nd ed. Arnold, London, pp 289–302

Bergan JJ 2002 Varicose veins: hooks, clamps, and suction. Application of new techniques to enhance varicose vein surgery. Seminars in Vascular Surgery 15:21–26

Bergan JJ, Murray J, Greason K 1996 Subfascial endoscopic perforator vein surgery: a preliminary report. Annals of Vascular Surgery 10:211–219

Bianchi C, Ballard JL, Abou-Zamzam AM, Teruya TH 2003 Subfascial endoscopic perforator vein surgery combined with saphenous vein ablation: results and critical analysis [see comment]. Journal of Vascular Surgery 38:67–71

Caggiati A, Bergan JJ, Gloviczki P, Jantet G, Wendell-Smith CP, Partsch H 2002 Nomenclature of the veins of the lower limbs: an international interdisciplinary consensus statement. Journal of Vascular Surgery 36:416–422

Conrad P 1994 Endoscopic exploration of the subfascial space of the lower leg with perforator vein interruption using laparoscopic equipment: a preliminary report. Phlebology 9:154–157

Conrad P, Gassner P 1996 Invagination stripping of the long and short saphenous vein using the PIN stripper. Australia and New Zealand Journal of Surgery 66:394–396

Dwerryhouse S, Davies B, Harradine K, Earnshaw JJ 1999 Stripping the long saphenous vein reduces the rate of reoperation for recurrent varicose veins: five-year results of a randomized trial. J Vasc Surg 29:589–592

Fronek A, Denenberg JO, Criqui MH, Langer RD 2003 Quantified duplex augmentation in healthy subjects and patients with venous disease: San Diego population study. Journal of Vascular Surgery 37:1054–1058

Gloviczki P, Bergan JJ, Rhodes JM, Canton LG, Harmsen S, Ilstrup DM 1999 Mid-term results of endoscopic perforator vein interruption for chronic venous insufficiency: lessons learned from the North American subfascial endoscopic perforator surgery registry. The North American Study Group. Journal of Vascular Surgery 29:489–502

Hauer G 1985 Die endoskopische subfasziale Diszision der Perforansvenen: vorläufige Mitteilung [Endoscopic subfascial division of perforating veins-preliminary report] Vasa 14:59–61

Kalra M, Gloviczki P 2003 Surgical treatment of venous ulcers: role of subfascial endoscopic perforator vein ligation. Surgical Clinics of North America 83:671–705

Kistner RL, Eklof B, Masuda EM 1996 Diagnosis of chronic venous disease of the lower extremities: the CEAP classification. Mayo Clinic Proceedings 71:338–345

Kistner RL, Eklof B 2001 Classification and diagnostic evaluation of chronic venous disease. In: Gloviczki P, Yao JS (eds) Handbook of Venous Disorders. 2nd edn. Arnold, London, pp 94–103

Labropoulos N, Leon M, Geroulakos G, Volteas N, Chan P, Nicolaides AN 1995 Venous hemodynamic abnormalities in patients with leg ulceration. American Journal of Surgery 169:572–574

Labropoulos N, Mansour MA, Kang SS, Gloviczki P, Baker WH 1999 New insights into perforator vein incompetence. European Journal of Vascular and Endovascular Surgery 18:228–234

Linton RR The communicating veins of the lower leg and the operative technic for their ligation. Ann Surg 107:582–593

Magnusson M, Kalebo P, Lukes P, Sivertsson R, Risberg B 1995 Colour Doppler ultrasound in diagnosing venous insufficiency. A comparison to descending phlebography. European Journal of Vascular and Endovascular Surgery 9:437–443

Mattos MA, Sumner DS 2001 Direct noninvasive tests (duplex scan) for the evaluation of chronic venous obstruction and valvular incompetence. In: Gloviczki P, Yao JST (eds) Handbook of venous disorders. 2nd edn. Arnold, London, pp 120–131

McMullin GM, Coleridge Smith PD, Scurr JH 1991 Objective assessment of high ligation without stripping the long saphenous vein. British Journal of Surgery 78:1139–1142

Morrison C, Dalsing MC 2003 Signs and symptoms of saphenous nerve injury after greater saphenous vein stripping: prevalence, severity, and relevance for modern practice. Journal of Vascular Surgery 38:886–890

Nicolaides AN 2000 Investigation of chronic venous insufficiency: A consensus statement. Circulation 102:E126–E163

Oesch A 1993 'Pin-stripping': A novel method of atraumatic stripping. Phlebology 8:171–173

Pierik EG, van Urk H, Hop WC, Wittens CH 2001 Endoscopic versus open subfascial division of incompetent perforating veins in the treatment of venous leg ulceration: a randomized trial. J Vasc Surg 26:1049–1054

Proebstle TM, Bethge S, Barnstedt S, Kargl A, Knop J, Sattler G 2002 Subfascial endoscopic perforator surgery with tumescent local anesthesia. Dermatologic Surgery 28:689–693

Rhodes JM, Gloviczki P 2001 Subfascial endoscopic perforating vein surgery. In: Gloviczki P, Yao JST (eds) Handbook of venous disorders. 2nd edn. Arnold, London pp 391–400

Ricci S, Georgiev M, Goldman MP 1995 Ambulatory phelebectomy. A practical guide for

treating varicose veins. Mosby-Year Book, St Louis
Rigby KA, Palfreyman SJ, Beverley C, Michaels JA 2004 Surgery versus sclerotherapy for the treatment of varicose veins. Cochrane Database of Systematic Reviews CD004980
Stonebridge PA, Chalmers N, Beggs I, Bradbury AW, Ruckley CV 1995 Recurrent varicose veins: a varicographic analysis leading to a new practical classification. British Journal of Surgery 82:60–62
Tawes RL, Barron ML, Coello AA, Joyce DH, Kolvenbach R 2003 Optimal therapy for advanced chronic venous insufficiency. Journal of Vascular Surgery 37:545–551
TenBrook JA Jr, Iafrati MD, O'Donnell TF Jr, et al 2004 Systematic review of outcomes after surgical management of venous disease incorporating subfascial endoscopic perforator surgery. Journal of Vascular Surgery 39:583–589

찾아보기

Index

ㅍ

ㅎ

A

B

C

D

E

F

G

하지정맥술

Treatment of Leg Veins

인 쇄	2010년 7월 10일
발 행	2010년 7월 30일
저 자	Murad Alam and Tri H. Nguyen
역 자	대한미용외과학회 편찬위원회
발 행 인	김정찬
발 행 처	도서출판 정담
주 소	서울특별시 송파구 가락동 10-2 동원빌딩 4층
전 화	430-4734~5
팩 스	430-7370
홈페이지	www.jdb.co.kr
등 록	제 22-135호
정 가	90,000원

ISBN 978-89-8085-466-0